食品表示基準対応

早わかり
食品表示Q&A

食品表示研究会＝編集

中央法規

はじめに

　2013（平成25）年、わが国の食品表示制度は「食品表示法」という新たな法律によって規定されることになりました。それ以前は、衛生、栄養に関する食品表示は厚生労働省で、品質に関する食品表示は農林水産省で、酒類の表示は国税庁でそれぞれ所管・規定してきましたが、消費者庁のもとで一本化されて新法となり、現在はこの「食品表示法」に則った制度として運用が始まっています。

　制度運用の詳細は、「食品表示基準」（平成27年3月20日内閣府令第10号）及びその運用通知、Q＆A等によって細かく定められています。これらも、食品表示法になる以前の運用ルールを、食品表示法の制定に合わせて一本化したものになっていますが、アレルギー表示のルールの改善や加工食品における栄養成分表示の義務化などが盛り込まれたほか、用語の不統一や定義の微妙な違いなどが是正され、新たなルールとして規定されています。

　従来の制度に基づき食品表示を作成し、管理し、チェックしてきた食品関連事業者等の皆さまは、法体系が大きく変わったなかで、従来運用から変わらない部分と変わった部分とを把握し、正しくルールを守っていかなければなりません。

　また、新たな制度のもとでは、一本化されたことによって基準や運用通知類の一つひとつが長くなったため、知りたいルールがそれらのどの箇所に規定されているか、また過不足なくルールを確認できているか等を読み取るには、繰り返し基準やQ＆Aを確認し、全体像を把握しなければなりません。

　本書は、食品表示法が成立するはるか以前の時代から、食品表示に関する制度をやさしくQ＆A形式に仕立て、多くの食品関連事業者等の皆さまに手引書として親しまれてきた書籍『食品表示Q＆A』を、食品表示法に対応させ、大幅にアップデートしたものです。旧制度から新制度へ、法体系としては大きく変化していますが、運用面において、従前から変わっていない部分と変わっている部分を全て洗い出して精査し、「現場に即応し、やさしく理解できる」コンセプトはそのままに、新法完全対応版として再編集しました。

　新法によって、旧制度では任意であった栄養成分表示が義務付けられ、さらに、2017（平成29）年9月には、全ての加工食品に原料原産地表示が義務付けられる改正が行われています。移行期間があるとはいえ、制度を十分に理解し、準備に費やす期間を鑑みれば、余り猶予はないといえます。

　食品の表示は食品関連事業者等に課せられた義務ですが、それは同時に作り手の誇り、つまり、安全で、かつ品質が担保された食品を食卓に届けることを法的に表明する大切な手段でもあります。本書に収載された、現場ですぐに役立つ厳選されたQ＆Aが、食品の表示を作成する人、点検する人、管理指導する人、国、地方公共団体、メーカー、流通小売等、業種業態を問わず、食品に携わる全ての方に、制度を正しく運用できるツールとして役立つことを切に願っています。

ご利用にあたって

本書のコンセプト

　本書は、2005（平成17）年12月に発行し、制度改正の都度改訂を重ねてきた書籍『食品表示Q＆A』を、食品表示法の施行にあわせて大幅に加筆・再編集したものです。国から新たに公表されたQ＆Aや、従来から収載していた重要項目を精査し、「現場ですぐに役立つ」ことをコンセプトとして、簡潔で分かりやすいQ＆Aにまとめました。

　食品表示法に基づき具体的な表示基準を定めた「食品表示基準」に完全準拠し、2017（平成29）年に義務化となった原料原産地表示の内容も収載しています。

構成について

- 本書は、「食品表示基準」の構成などを参考に、序章を含め次のように5つの章に整理しています。

  序　章　食品表示制度のあらまし
  第1章　加工食品の表示に関するQ＆A
  　　第1部　一般用加工食品の表示に関するQ＆A
  　　第2部　業務用加工食品の表示に関するQ＆A
  第2章　生鮮食品の表示に関するQ＆A
  　　第1部　一般用生鮮食品の表示に関するQ＆A
  　　第2部　業務用生鮮食品の表示に関するQ＆A
  第3章　保健機能食品等の表示に関するQ＆A
  第4章　不当表示に関するQ＆A

- 各章においては、表示事項ごとに、概要として基本的なしくみを解説し、続いて実務において役立つQ＆Aを掲載しています。

  ※解説については初任者の方にも簡単に理解していただけるよう、短く簡潔に整理しています。制度の詳細については、消費者庁のホームページ等をご確認ください。

Q＆Aについて

- Q＆AにおけるAについては、まず要約を示し、次にその詳細を記す形式としています（要約が無い場合もあります。）。
- 各Q＆Aの末尾には、「**参考法令等**」として、根拠となる法令や参考とした法

令等を掲載しています。
　　例：参考法令等⇒「食品表示基準」第8条第1項第9号
　　　　参考法令等⇒「食品表示基準Q&A」（加工-100）
● 参考法令等の多くは以下の法令、通知、Q&Aとなります。

> 食品表示基準（平成27年3月20日内閣府令第10号）
> 食品表示基準について（平成27年3月30日消食表第139号）
> 食品表示基準Q&Aについて（平成27年3月30日消食表第140号）

※各Q&Aの「参考法令等」では、上記の法令通知等の発簡年月日及び発簡番号は省略しています。

● 上記の法令、通知等はそれぞれ以下の時点の改正まで確認しています。
　　食品表示基準　　　　：平成29年9月1日内閣府令第43号
　　食品表示基準について：平成30年7月10日消食表第375号
　　食品表示基準Q&A　　：平成30年1月19日消食表第21号
● 消費者庁のQ&A等のほか、参考とした法令や通知を示している場合がありますが、ここで示した法令等が当該Q&Aの表現と必ずしも一致しない場合がありますのでご注意ください。

表示例・図表等について

　本書中、一括表示例を適宜掲載し、内容に応じて解説を加えています。また、具体的な説明となるように、できるだけ例示や図表を掲載しています。

索引について

　巻末には事項別索引を掲載しています。目次では目的のQ&Aにたどり着けない場合等に、食品名や表示事項の名称から関連するQ&Aを探すことができます。

※なお、新法により任意から原則義務化になった栄養成分表示については、本書の姉妹本である『食品表示基準対応　早わかり栄養成分表示Q&A』にて詳しく解説していますので、本書と併せて参考にしてください。

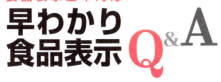

目　次

序章 ● 食品表示制度のあらまし

第1　食品表示の一元化……2

第2　食品表示法

1　目的、基本理念…5　　2　食品表示基準…5　　3　行政処分、罰則等…7

第1章 ● 加工食品の表示に関するＱ＆Ａ

第1部　一般用加工食品の表示に関するＱ＆Ａ

第1　表示対象等

1　表示対象について…10　　2　加工食品と生鮮食品の区分…11　　3　「製造」と「加工」の定義…12

Q001　食品表示基準は、どのような食品に適用されるのですか？お酒や配合飼料にも適用されますか？……………………………………………13

Q002　「容器包装に入れられた加工食品」とはどのようなものですか？……13

Q003　容器包装しないでばら売りするような加工食品の場合、表示義務はありますか？………………………………………………………………14

Q004　「製造」と「加工」との定義の違いについて教えてください。………14

Q005　食品関連事業者の行為における「加工」とは、具体的にはどのような行為を指しますか？…………………………………………………14

Q006　食品表示基準が適用されない「設備を設けて飲食させる場合」、「製造、加工した場所で販売する場合」とは、どのような場合をいうのですか？具体的な例を教えてください。……………………………………15

i

Q007　鍋物セットやカットフルーツをインストア加工等した場合、表示義務はありますか？自らその場で販売する場合は、原材料名等の表示は必要ですか？ ……………………………………… 17

Q008　インストア加工で表示が免除になるのは、どのような場合ですか？ ………………………………………………………………………… 17

Q009　別の場所にあるセントラルキッチンから配送されてきたものを販売する場合は、表示が必要ですか？ ……………………………… 18

Q010　店頭で漬物、つくだ煮、菓子等を量り売り等する場合、多忙時を見込んであらかじめその日の販売見込量を包装して店頭に陳列している場合、表示義務はありますか？ ……………………………… 18

Q011　カタログや注文書に表示すれば、商品の容器包装に表示しなくてもよいですか？ ………………………………………………………… 19

Q012　食品表示基準において、一部の表示を省略することができる容器包装とは、どのようなものがありますか？ ……………………… 19

Q013　一般消費者に販売しない試供品については、どのような表示義務がありますか？ ………………………………………………………… 20

第2　表示方法

1　表示の様式…21　　2　プライスラベルによる表示…22　　3　文字の大きさ…23　　4　外装が伴う場合…24

Q014　食品表示基準で定められている表示事項以外の情報を、義務表示事項と一緒に別記様式（一括表示様式）枠内に表示することはできますか？ ……………………………………………………………… 25

Q015　条例で食品表示基準と異なる事項やさらに細かい事項等が規定されている場合は、どのように表示すればよいですか？ ………… 25

Q016　お客様問合せ先やホームページアドレスのように、法令や条例等で定めがない内容を一括表示枠内に表示することはできますか？ …… 26

Q017　食品表示基準における「表示可能面積」とは、ラベルの面積、容器包装の表面積のどちらをいうのですか？ ……………………… 26

Q018　表示事項を表示する順序は、食品表示基準で規定されている別記様式で示された順序で表示しなければならないのですか？また、2枚のラベルに分けて表示してはいけないのですか？ …………… 27

Q019　日付や内容量を印字する都合上、賞味期限と内容量を別記様式の最下段に表示することができますか？ ………………………… 28

Q020	複数の表示事項について、表示箇所を一括表示部分に表示すれば、他の箇所に表示することはできますか？	28
Q021	容器包装の表示を誤った場合、上からシール等を貼り付けて訂正することは可能ですか？	29
Q022	一括表示様式の事項名について、「原材料名」を「原材料」等として表示することはできますか？	29
Q023	ケーキの詰め合わせのように、数種類の製品を詰め合わせた場合の表示は、どのようにすればよいですか？	29
Q024	販売者が、2製造者以上の製品を詰め合わせて販売する場合の表示は、どのようにすればよいですか？	30
Q025	クッキーの缶詰のように販売方法がばら売りであったり、詰め合わせであったりする場合の表示は、どのようにすればよいですか？	31
Q026	めん類に添付するスープやかやく、たれやシロップなど添付品については、どのように表示するのですか？	31
Q027	一括表示の枠は、必ず線で示さなければいけないのですか？	33
Q028	プライスラベルにより表示をする場合、原産国表示や原料原産地表示は、どのように行えばよいですか？	33
Q029	プライスラベルとは別に一括表示を製品の裏側に表示してもよいですか？	34
Q030	表示に用いる文字の大きさについて教えてください。	34
Q031	表示に用いる文字の色について、何か規定がありますか？	34
Q032	輸入品の場合、義務表示事項が外国の製造業者により記載されていれば、表示されているとみなされますか？	35
Q033	輸入品について、現地の言語による原材料名等の表示でもよいのですか？	35
Q034	栄養成分表示について、食品表示基準別記様式2又は3と同等程度に分かりやすく一括して表示する方法について教えてください。	35

第3 名称等

1 表示方法…37　　2 商品名との関係について…38　　3 表示する箇所…38　　4 食品の名称に冠する事項名…40

Q035　商品名を名称としたり、名称に商品名を併記することはできます

か？‥‥‥‥‥‥‥‥‥‥‥‥‥‥‥‥‥‥‥‥‥‥‥‥‥‥‥‥‥‥‥‥‥‥‥‥‥ 41

Q036 商品の主要面に、商品名として「とんかつソース」と表示すれば、一括表示部分から名称の表示を省略してもよいですか？‥‥‥‥‥‥‥ 41

Q037 弁当、惣菜の名称の表示は、どのような名称を用いればよいですか？‥‥‥‥‥‥‥‥‥‥‥‥‥‥‥‥‥‥‥‥‥‥‥‥‥‥‥‥‥‥‥‥ 42

Q038 ばれいしょ加工品の名称は、どのように表示すればよいですか？‥‥ 43

Q039 名称として、「黒糖」と表示することができるのはどのようなものですか？‥‥‥‥‥‥‥‥‥‥‥‥‥‥‥‥‥‥‥‥‥‥‥‥‥‥‥‥‥‥ 43

Q040 乳固形分が3％以上の缶コーヒーの種類別名称は「コーヒー飲料」でよいのでしょうか？‥‥‥‥‥‥‥‥‥‥‥‥‥‥‥‥‥‥‥‥‥‥ 44

Q041 果汁と野菜汁の混合飲料の名称は、どのように表示すればよいですか？‥‥‥‥‥‥‥‥‥‥‥‥‥‥‥‥‥‥‥‥‥‥‥‥‥‥‥‥‥‥‥‥ 44

Q042 ミネラルウォーターの商品名に、「○○アルプス」、「○○の水」（○○は採水地）などと表示することはできますか？‥‥‥‥‥‥‥‥‥ 45

Q043 果汁入り飲料では、名称等に果汁の使用割合を表示しますが、この割合の数値の丸め方について、何か規定があるのですか？‥‥‥‥ 46

Q044 黒酢ベースの商品で、用途が飲料のほか調味料として使用できるものの名称は、「黒酢飲料」でよいでしょうか？‥‥‥‥‥‥‥‥‥‥ 46

Q045 チンゲンサイとえびと牡蠣をクリーム仕立てで煮込んだものの名称を、「えびと牡蠣のクリーム煮」としてよいですか？‥‥‥‥‥‥ 47

第4 原材料名

1 食品表示基準第3条による表示方法…48　2 個別の表示基準による表示方法…50　3 特色のある原材料等の表示…50　4 弁当の原材料表示の簡素化…51　5 水産物加工食品の原材料表示（「魚介類の名称のガイドライン」）…51

Q046 原材料を表示する順序は、製造時の原材料配合割合に従って決定するのですか？‥‥‥‥‥‥‥‥‥‥‥‥‥‥‥‥‥‥‥‥‥‥‥‥‥‥ 53

Q047 原材料名の表示は、添加物を含めて重量の割合の高い順に表示するのですか？‥‥‥‥‥‥‥‥‥‥‥‥‥‥‥‥‥‥‥‥‥‥‥‥‥‥‥‥ 53

Q048 フライ類の揚げ油やエキス抽出目的の茶やハーブ類、加熱した食肉を調味液に漬け込み調味液を捨てる場合などのように、製造時に配合した量と最終製品中に含まれる量が明らかに異なる場合の原材料表示はどのように行うのですか？‥‥‥‥‥‥‥‥‥‥‥‥ 53

Q049 濃縮原料や乾燥原料を使用するため、使用した原材料の重量を単純に比較することが適当でない場合の原材料表示はどのように行うのですか？……54

Q050 「最も一般的な名称をもって表示する」とありますが、どのように判断すればよいのですか？……54

Q051 原材料の表示で、牛肉のエキスやしいたけの粉末を使用した場合、どのように表示するのですか？……55

Q052 純米酢を惣菜に使用した場合、どのように表示するのですか？……55

Q053 姫鯛（ヒメダイ）を使った惣菜の商品名を「鯛の○○○煮」とし、一括表示枠内の原材料名欄に単に「鯛」と表示することができますか？……55

Q054 お菓子に黒糖を使用した場合、どのように表示するのですか？……56

Q055 野菜などのペースト状やピューレー状のものを使用した場合、どのように表示するのですか？例えば、「トマトペースト」、「トマトピューレー」を使用した場合、単に「トマト」とのみ表示すればよいですか？……56

Q056 調味料（アミノ酸等）、たんぱく加水分解物、○○エキス等の違いはどのようなものですか？……57

Q057 魚肉練り製品に複数の魚類の魚肉を使用した場合、全ての魚類を表示する必要があるのですか？……57

Q058 「本マグロ」と表示することはできますか？……58

Q059 サケ・マス類の魚種が混合されている「すじこ」を原材料名の表示として、「鮭鱒卵」と表示することはできますか？……58

Q060 黒糖と還元水あめを使用した場合にまとめて「砂糖」と表示することはできますか？……59

Q061 使用した大豆について、「有機大豆」、「NON-GMO 大豆」と表示することはできますか？……59

Q062 「野菜」、「魚介類」等のように、同種の原材料をまとめて表示することはできますか？……60

Q063 食品表示基準に規定されている調理冷凍食品の原材料名の表示の方法が適用されない冷凍食品について、例えば、食肉、魚肉、野菜、つなぎ、衣、皮、ソース等の原材料名は、調理冷凍食品の表示基準の規定に準じて、「食肉（牛肉、豚肉）」等と表示することができますか？……60

Q064 2種類以上の砂糖類を使用したものについて、食品表示基準の個別品目の中には、「砂糖類（砂糖、ぶどう糖）」等と、括弧でまと

め書きすることが規定されていますが、この規定を個別品目ではない横断的義務表示で定められている品目にも適用させて表示してもよいですか？また、はちみつと砂糖類を使用した場合、はちみつを砂糖類に含めて、「砂糖類（砂糖、はちみつ）」と表示してもよいですか？ ……… 61

Q065 原材料として、特定JASに基づき格付けされた地鶏肉や熟成ハム・ソーセージ類を使用した場合、その旨を一括表示枠内の原材料名欄に表示することはできますか？ ……… 61

Q066 原材料に占める重量の割合が2％以下の香辛料については、「香辛料」とまとめて表示することができるが、2％とは個別の香辛料についてですか？それとも香辛料の全てを合算したものですか？また、香辛料の一部を強調するために普通の原材料として表示することは可能ですか？ ……… 62

Q067 多種類の香辛料からなるスパイス商品の原材料名の表示で、カレー粉等多種類の香辛料からなるもの（スパイス商品）であって、小型容器包装に入れられたものについて、使用した全ての香辛料を表示しなければなりませんか？ ……… 62

Q068 原材料の香辛料と既存添加物の香辛料抽出物を併用した場合、まとめて1箇所に表示すればよいのですか？ ……… 63

Q069 複合原材料など、添加物を含む原材料の重量順位を決める際、当該原材料に含まれる添加物の重量は差し引いたうえで、表示順位を決定するのですか？ ……… 64

Q070 香辛料（ガーリックパウダー）の固結防止の目的で使用しているでん粉は、どのように表示するのですか？ ……… 64

Q071 弁当において、複合原材料となる煮物については、その原材料も全て表示する必要があるのですか？ ……… 65

Q072 複合原材料の原材料について、複合原材料に占める重量の割合が5％未満で重量順位が3番目、4番目の原材料を「その他」と表示し、5番目の原材料を抜き出して表示することはできますか？ ……… 65

Q073 複合原材料の原材料のうち、重量順が上位5位で、かつ5％未満の「小麦」については、アレルギー表示も考慮して、どのように表示すればよいですか？ ……… 65

Q074 弁当中ののりの佃煮やごまのように付け合わせ的に少量添えられ、その性格上日々変化する可能性のあるものまで、全て原材料表示をする必要があるのですか？ ……… 66

Q075 中間加工原料を使用した場合の原材料名の表示方法について教え

	てください。	66
Q076	複合原材料を分割して表示できる条件の詳細について教えてください。	67
Q077	複合原材料を使用した場合、分割して表示できない場合を教えてください。	68
Q078	「魚肉すり身」を原材料として使用する場合、その名称から原材料が明らかである複合原材料とみなされますか？	69
Q079	原材料が1種類の場合は原材料名の表示が省略できるとのことですが、添加物は含めないものと考えてよいですか？	69
Q080	原材料として少量しか使用しないものや通常は食さないものについても全て表示する必要がありますか？	70
Q081	柏もちの「柏の葉」についても、原材料名の表示をしなければなりませんか？	70
Q082	添加物製剤中の食品素材について、原材料として表示することが必要ですか？	70
Q083	砂糖やみりん等の調味料について、使用量が少ないことから表示を省略することはできませんか？	71
Q084	1つのパッケージに、「エビしゅうまい」、「カニしゅうまい」、「ホタテしゅうまい」等の一部異なった原材料を用いた商品を詰め合わせする場合、原材料の表示をその商品ごとにしてもよいですか？	71
Q085	複数の加工食品を組み合わせた製品の原材料の表示方法について教えてください。	71
Q086	どのような原材料が「特色のある原材料」に該当するのですか？	72
Q087	「特色のある原材料」に該当する「品種名等」及び「銘柄名、ブランド名、商品名」の具体的な範囲を教えてください。	73
Q088	食品表示基準第7条の表の「特色のある原材料等に関する事項」の項の1で原料原産地表示を除いている理由を教えてください。	74
Q089	「かに弁当」、「いくら弁当」、「松阪牛肉弁当」等は、製品の名称が特色のある原材料を使用した旨を示す表示に該当しますか？	75
Q090	「黒糖使用」の表示は、特色のある原材料の表示に該当しますか？	76
Q091	「青のりたっぷり」の表示は、特色のある原材料の表示に該当しますか？	76
Q092	「炭焼き焙煎麦使用」の表示は、特色のある原材料の表示に該当しますか？	77
Q093	「キリマンジャロブレンド」の表示は、特色のある原材料の表示	

　　　　　に該当しますか？……………………………………………………………… 77

Q094　「レモン風味」の表示は、特色のある原材料の表示に該当しますか？また、レモンを使用せず、香料で風味付けをした商品にこのような表示をしてもよいですか？………………………………………… 78

Q095　静岡茶に宇治茶をブレンドして製造した緑茶飲料の場合、「宇治茶○○％使用」の表示が必要ですか？……………………………… 78

Q096　通常の果汁と濃縮果汁を使用した製品の場合、使用割合の表示に際して、どのように重量の比較をすればよいのですか？……………… 79

Q097　バターを使用して製造した製品に、バターの原料である牛乳について「北海道産牛乳使用」のように表示することはできますか？また、黒糖を使用して製造した製品に、「沖縄県産さとうきび使用」のように表示することはできますか？……………………………… 79

Q098　「有機○○使用」等と、有機農産物や有機農産物加工食品を使用した旨を表示することができるのは、どのような場合ですか？…… 79

Q099　複数の産地のものを混合している旨を強調して表示する場合、どのように表示すればよいですか？……………………………………… 80

Q100　JASが制定されている品目で、JASの格付けを受けないものについては、原材料や添加物は何を使用してもよいのですか？………… 80

第5　添加物

1　基本…82　　2　物質名による表示…83　　3　用途名併記による表示…84
4　一括名による表示…84　　5　表示の省略…85　　6　添加物製剤を食品に使用した場合の表示…85

Q101　一般飲食物添加物リスト（一般に食品として飲食に供されている物であって添加物として使用される品目リスト）に収載がない食品は、添加物の目的で使用しても、表示は不要となりますか？……… 87

Q102　添加物の名称について、カタカナ表記をひらがなや漢字で表示することはできますか？………………………………………………… 87

Q103　アミノ酸液については、どのように表示するのですか？………… 87

Q104　寒天を使用した食品について、「寒天」はどのように表示すればよいですか？……………………………………………………………… 88

Q105　塩化マグネシウム又は粗製海水塩化マグネシウム（別名：塩化マグネシウム含有物）を使用した場合、付加的に「（にがり）」と表示してもよいですか？…………………………………………………… 88

Q106 「香辛料抽出物」の表示に、「コショウ抽出物」（香辛料（基原物質名）＋抽出物）といった、個別の原材料名を付与した名称を用いてもよいですか？……88

Q107 増粘剤として、指定添加物であるカルボキシメチルセルロースナトリウムと既存添加物であるカラギナン、ペクチンを併用した場合、「増粘多糖類」と表示することはできますか？……89

Q108 同一の簡略名を持つ亜硫酸ナトリウムとピロ亜硫酸カリウムを保存料として併用した場合、「保存料（亜硫酸塩）」と表示することはできますか？……89

Q109 同一の類別名を持つβ-カロテン、アナトー色素、トウガラシ色素を2種類以上併用した場合、1つの類別名で表示することはできますか？また、物質名と類別名を混用することはできますか？……89

Q110 ビタミン類を2種類以上併用した場合、「ビタミンA E B$_2$」、「ビタミンA、E、B$_2$」等と表示することができますか？……90

Q111 一括名に物質名を追加して表示したり、同じ一括名の範疇のものを併用したときに一括名と物質名の混用はできますか？……90

Q112 こんにゃくの凝固の目的で使用した消石灰を一括名で「凝固剤」と表示することはできますか？また、豆腐の製造時に消泡の目的で使用したグリセリン脂肪酸エステルについて、「消泡剤」と表示することはできますか？……91

Q113 豆乳に膨張を目的として炭酸水素ナトリウムを添加して油揚げを製造した場合、「膨張剤」の一括名を使用することはできますか？また、「ふ」を製造する場合はどうですか？……91

Q114 酢酸ナトリウムのように2種類以上の一括名に属している添加物の表示はどのようになりますか？……92

Q115 添加物の調味料の表示は、一括名で「調味料」とのみ表示すればよいですか？……92

Q116 主に調味目的として使用されるグリシンを日持ち延長効果で使用し、併せて調味の目的で5'-イノシン酸二ナトリウムも使用した場合、どのように表示すればよいですか？……93

Q117 しょうゆに使用されたエタノールは保存料として表示すべきですか？……93

Q118 香辛料としてパプリカ粉末の入った原料を使用したために、最終食品が着色した場合、どのように表示すればよいですか？……93

Q119 ブドウ果汁を用いて「ブドウゼリー」を製造したところ、製品に

ix

	紫色がつくのですが、着色料としての表示は必要ですか？	94
Q120	食用赤色3号とコチニール色素を併用した場合「着色料（赤3）、コチニール色素」と表示することはできますか？	94
Q121	天然香料の表示は一括名で「香料」と表示できますが、「オレンジ香料」や「リンゴ香料」と、基原物質名による表示はできますか？	94
Q122	亜硫酸Naは保存料、酸化防止剤、漂白剤と3つの用途名があります。どの場合にどの用途名を併記するのか決まっているのですか？	95
Q123	パラオキシ安息香酸エステル類を併用した場合、簡略名を活用して「保存料（パラオキシ安息香酸）」と表示することはできますか？	95
Q124	ゲル化剤としてペクチンとカラギナンを使用した場合、「増粘多糖類」と表示すれば「ゲル化剤」の表示を省略することができますか？	95
Q125	漂白デンプンは食品扱いになるとのことですが、漂白デンプンを使用して加工食品を製造した場合、「漂白デンプン」と原材料表示することはできますか？	96
Q126	加工デンプンとその他の食品素材を混合して加熱処理などの物理的処理等を行ったものは、食品又は添加物製剤のどちらに該当しますか？	96
Q127	加工デンプンのみで製造した「餅」や、加工デンプンに砂糖・香料・色素を加えて製造した「わらび餅」、さらに、加工デンプン100％の「片栗粉」や「わらび粉」は、食品とみなされますか？	97
Q128	数の子の漂白に過酸化水素を使用しますが、加工助剤として表示は免除されますか？	97
Q129	漬物の塩漬け工程で、変色防止のためにミョウバン（硫酸アルミニウムカリウム）を添加しますが、最終製品での残存量はごくわずかです。表示は必要ですか？	98
Q130	カステラ等の包装時の保存のため、二酸化炭素でガス置換する場合、当該添加物の表示は必要ですか？	98
Q131	キャリーオーバーの判断に際しては、量的基準等が設定されているのですか？	98
Q132	栗まんじゅう中の栗の甘露煮に含まれる添加物（焼ミョウバン、ビタミンC、黄色4号、次亜硫酸Na、重合リン酸塩）は表示が必要ですか？	99

Q133 すし揚げをしょうゆ、砂糖等で調味したものに、豆腐用凝固剤の表示は必要ですか？ 99

Q134 ミートボールやハンバーグステーキの原材料に、ベーコンやハムを細断混合して使用した場合、ベーコン等に含まれている発色剤は表示する必要がありますか？ 99

Q135 おでんに使用するしょうゆ加工品に含まれる調味料（アミノ酸等）や甘味料（甘草）は残留量が微量なので、キャリーオーバーに該当しますか？ 100

Q136 ピザのトッピングにソーセージを使用しますが、ソーセージに含まれる添加物は全て表示が必要ですか？ 100

Q137 キャンデーに使用するソルビン酸製剤に、分散性を良くするためグルコノデルタラクトン、ピロリン酸四ナトリウム及び酢酸ナトリウムを使用しますが、食品ではキャリーオーバーとみなされますか？ 100

Q138 清涼飲料水に添加する着香料製剤に含まれる乳化剤（ショ糖脂肪酸エステル）は、キャリーオーバーとみなされますか？ 101

Q139 レモン（輸入）のスライスに防かび剤（チアベンダゾール）が使用されていますが、皮が十分に洗浄されていればキャリーオーバーとなりますか？ 101

Q140 添加物製剤を食品に使用した場合、副剤として配合されている添加物は原材料として表示するのですか？ 102

Q141 プロピレングリコール等を含んだ「精米改良剤」を精米時に使用した場合、添加物の表示が必要ですか？ 102

Q142 白菜を濃縮したものを発色の目的で使用する「白菜エキス」は、一般飲食物添加物に該当しますか？また、「発色剤」の併記が必要になりますか？ 102

Q143 表示する添加物がない場合は、「無添加」、「不使用」、「保存料、化学調味料は使用していません。」等と、添加物を使用していない旨を強調して表示することができますか？ 103

Q144 「合成保存料、合成着色料は一切使用しておりません。」又は「天然着色料使用」と表示することはできますか？ 104

Q145 添加物に対する消費者の関心に応えるため「添加物は一切使用していません。」、「無添加」などと表示することはできますか？ 104

第6 アレルギー表示

1 対象範囲…105　　2 対象品目…105　　3 表示方法…105　　4 コンタミネーション…108　　5 その他の留意事項…109

Q146 個別表示の具体的な表示方法を教えてください。……………110
Q147 特定原材料等より製造された「添加物」を食品の製造に使用した場合も同様の表示が必要となるのでしょうか？……………110
Q148 個別表示する際、繰り返しになるアレルギー表示は省略できますか？……………111
Q149 個別表示の繰り返しになるアレルギー表示の省略については、新たな知見が得られた場合は、仕組みの一部改善を図るとのことですが、具体的にどのような改善を図るのですか？……………112
Q150 原則として、個別表示ということですが、一括表示をすることは可能ですか？……………113
Q151 一括表示の具体的な表示方法を教えてください。……………113
Q152 原材料と添加物をそれぞれ事項を設けて表示する場合、また、事項を設けないで区分する場合、一括表示はどのように表示すればよいですか？……………114
Q153 個別表示と一括表示を併用することは可能ですか？……………115
Q154 特定原材料の「乳」の表示はどのようにすればよいですか？……………115
Q155 特定原材料等を2つ以上複数含んでいる場合、その接続は「・」「、」どちらにすればよいですか？……………116
Q156 特定原材料等に関する表示は必ず定められた表示方法で表示しなければならないのですか？……………116
Q157 原材料にマヨネーズを使用した場合、一般的に卵（特定原材料）を使った食品であることが予測できることから、「卵を含む旨」の表示は不要でしょうか？……………117
Q158 卵黄と卵白については「卵」の文字が含まれていますが、「卵を含む」旨をなぜ表示しないといけないのでしょうか？……………117
Q159 特定原材料等が「入っているかもしれません。」「入っているおそれがあります。」などの可能性表示（入っているかもしれません。）について、何か規制はありますか？……………118
Q160 特定原材料等の名称以外に代替できる表記方法はありますか？また、禁止されている代替表記はありますか？……………118
Q161 複合原材料の規定で表示を省略できる原材料が、アレルギー表示

	の特定原材料等の場合はどのようにすればよいですか？	119
Q162	食品表示基準の個別的義務表示では、表示する原材料の種類が多い場合に省略できる規定がありますが、それが特定原材料等の場合どのようにすればよいですか？	121
Q163	消費者、特に食物アレルギー疾患を有する方にとって分かりやすい表示となるよう文字の色や大きさ等を変えてもよいですか？	121
Q164	複合原材料表示の「その他」に該当する食品に、魚種が特定できない「魚醤」が含まれる場合であって、アレルギー表示が一括表示である場合、原材料名の表示に「魚醤（魚介類）」等が出てきませんが特に問題はありませんか？	122
Q165	原材料としては使用していないのに、特定原材料等が意図せず混入（コンタミネーション）してしまう場合にも表示が必要ですか？	123
Q166	採取時の混獲や原材料の魚がえび、かにを捕食している、原材料の加工方法等の理由から最終製品にえび、かにがコンタミネーションしてしまう場合に表示は必要ですか？	123
Q167	海外から輸入される穀類において、原材料の段階で特定原材料等がコンタミネーションする場合に、注意喚起する必要がありますか？	124
Q168	コンタミネーションは、どのように注意喚起すればよいですか？	124
Q169	特定原材料等を使用していない旨の表示について具体的に教えてください。	125
Q170	特定の特定原材料等を使用していない旨の表示があれば、当該特定原材料等が含まれていないと考えてよいですか？	125
Q171	表示義務のない特定原材料に準ずるものについても、表示の対象としているかどうかについて情報提供を行うべきですか？	126
Q172	添加物としてペクチナーゼを使用するときに、酵素を培養するため小麦等のアレルゲンを混入している場合、その商品はアレルギー表示の対象になるのですか？	127
Q173	微量な特定原材料等を含む場合は、どこまでアレルギー表示する必要があるのですか？	128
Q174	卵を使用していない鶏肉製品で卵のたんぱく質が検出された場合、どのように表示すればよいですか？	128
Q175	調味料製剤中の食品素材が特定原材料等の場合、アレルギー表示はどのようにすればよいですか？	129
Q176	特定原材料等により製造される添加物であっても、アレルギー表	

　　　　　示が免除される場合がありますか？ ･････････････････････････････ 130
Q177　加工助剤やキャリーオーバー等、添加物のごく微量の残存についてもアレルギー表示は必要となるのですか？ ･････････････････ 130
Q178　添加物の安定化のために、特定原材料等から製造される食品を使用した場合は、特定原材料等に関する表示も必要になるのですか？ ･･･ 131
Q179　カゼインやコラーゲンのような一般飲食物添加物については、添加物における表示と同様に「(乳由来)」や「豚由来」と表示するのですか？ ･･･ 131
Q180　原材料にゼラチンを使用した場合は、「ゼラチン（牛由来）」や「ゼラチンを含む」と表示するのですか？ ･････････････････････ 132
Q181　「乳又は乳製品を主原料とする食品」を使用したものの原材料名及びアレルギー物質の表示はどのようにするのですか？ ･････ 132
Q182　乳糖のアレルギー表示は、具体的にはどのようにするのですか？ ･･･ 132
Q183　アレルギー表示（特定原材料7品目について）の監視は、どのように行われていますか？ ･･･････････････････････････････････ 133
Q184　事業者が行うべき情報提供は、どのような方法で行えばよいのですか？ ･･･ 133
Q185　アレルギー表示について、消費者からの問い合わせがあった場合、どのようなことに留意すればよいですか？ ･････････････････ 134
Q186　誤ったアレルギー表示がされた製品が出荷された場合、どのような対応をとればよいのですか？ ･･････････････････････････ 135

第7　遺伝子組換え表示

1　表示対象となる農産物（対象農産物）及び加工食品…136　　2　表示方法…138　　3　遺伝子組換え表示制度の見直し…139

Q187　豆腐を主な原材料とする麻婆豆腐を弁当の具材に使用した場合、遺伝子組換え表示の対象になりますか？ ･････････････････ 140
Q188　遺伝子組換えに関する表示が不要となる加工食品にはどのようなものがありますか？ ･･･････････････････････････････････ 140
Q189　調理冷凍食品のコロッケ等で原材料名の表示を衣とフライ種とに区分する場合、遺伝子組換えに関する表示はどうなりますか？ ･････ 141
Q190　とうもろこしの他にコーンスターチが主な原材料である食品の表示はどうなりますか？ ･･････････････････････････････････ 141

Q191 「大豆油(遺伝子組換えでない)」、「でん粉(遺伝子組換えでない)」のように、対象農産物名以外の原材料名に括弧を付した表示をすることはできますか？……141

Q192 「とうもろこし」と表示しないで、「スイートコーン(遺伝子組換え不分別)」と表示してよいですか？……142

Q193 「遺伝子組換えでない」旨を任意表示する場合の方法について教えてください。……143

Q194 商品全体について「遺伝子組換えでない」旨を強調する表示をすることはできますか？……143

Q195 分別生産流通管理が行われた農産物とみなされる「意図せざる遺伝子組換え農産物の一定の混入」とは、具体的にどのような値ですか？……146

Q196 遺伝子組換え表示に、「GMO」という表現を使用することは可能ですか？……146

Q197 「遺伝子組換え飼料不使用牛乳(卵)」や「遺伝子組換えでない牛乳(卵)」という表示はできますか？……147

Q198 「この商品の小麦は遺伝子組換えではありません。」と表示することはできますか？……147

Q199 添加物の原料が遺伝子組換えのものである場合、取引先にその情報を書類等で通知する必要はありますか？……148

第8 原料原産地名

1 食品表示基準による表示(別表第15に掲げる品目を除く。)…149　2 食品表示基準別表第15の1～6に掲げる対象品目の表示…151　3 東京都消費生活条例による原料原産地表示…152　4 豆腐・納豆の原料大豆原産地表示に関するガイドライン…152

Q200 原料原産地表示の対象となる加工食品はどのようなものですか？…154

Q201 原料原産地表示の対象となる原材料とはどのようなものですか？…154

Q202 米トレサ法に基づき、重量割合上位1位の米に対しWebサイト掲載で産地情報の伝達を行いますが、一括表示に原料原産地表示を行う必要はありますか？……155

Q203 酒類も原料原産地表示の対象になりますか？対象である場合、原料原産地表示の対象となる原材料とはどのようなものですか？……155

Q204 水も原料原産地表示の対象になりますか？……156

Q205	添加物も原料原産地表示の対象になりますか？	156
Q206	単に混合しただけなど、原材料の性状に大きな変化がない複合原材料について、原材料名欄で分割して表示している場合、どの原材料の原産地を表示すればよいですか？	157
Q207	同種の原材料をまとめ書きしている場合で、野菜が全て国産である場合は、どのように原料原産地を表示すればよいですか？	158
Q208	複数の加工食品Ａ、Ｂが個別に包装されるなど、区分けされ、それを組み合わせて１つの製品となる食品であって、その構成要素となる加工食品Ａ、Ｂに区分けして原材料表示をしている場合、どの原材料に原産地の表示義務がありますか？	158
Q209	原材料を「魚肉」等と括って表示している場合、原産地表示はどのようにするのですか？	159
Q210	重量割合上位１位の原材料が２つ以上ある場合、どの原材料に原料原産地表示を行う必要がありますか？	162
Q211	原料原産地表示は、どこに表示すればよいですか？	162
Q212	原材料が生鮮食品である場合の原料原産地表示の国別重量順表示について、基本的な表示方法を教えてください。	163
Q213	複数の原産地の原材料を混合している場合の表示の方法について教えてください。	165
Q214	原材料名欄には、アレルギー表示や遺伝子組換え表示を行うこともありますが、原料原産地表示、アレルギー表示、遺伝子組換え表示の順番について、優先順位はありますか？	167
Q215	原料原産地名の表示について、国名を「略称」等で表示することはできますか？また、米国をUSAやUSと表示することはできますか？	169
Q216	原材料に占める重量割合が最も高い原材料（重量割合上位１位の原材料）について、特定の原産地名とその使用割合を強調して表示していますが、別途、一括表示内に原料原産地の表示が必要ですか？	169
Q217	一括表示内に原料原産地を表示する際、使用割合の併記は必要ですか？	169
Q218	原料原産地表示対象の重量割合上位１位の原材料に加え、任意で上位５位の原材料にも原料原産地名を表示できますか？	171
Q219	「又は表示」が認められるのはどのような場合ですか？また、その根拠資料は、どの程度の期間、根拠として使用できますか？	171
Q220	「又は表示」の基本的な表示方法について教えてください。	173

Q221 「又は表示」をする際、使用割合が極めて少ない原産地については、消費者の誤認防止のためにどのような表示をするのですか？ ……… 175

Q222 「大括り表示」が認められるのはどのような場合ですか？また、「大括り表示」の根拠資料は、どの程度の期間、根拠として使用できますか？ ……… 176

Q223 「大括り表示」の基本的な表示方法について教えてください。 ……… 178

Q224 「大括り表示」と「又は表示」の併用（「輸入又は国産」や「国産又は輸入」）が認められるのはどのような場合ですか？ ……… 179

Q225 「大括り表示」と「又は表示」の併用（「輸入又は国産」や「国産又は輸入」）の基本的な表示方法について教えてください。 ……… 180

Q226 「又は表示」及び「大括り表示＋又は表示」において、過去の一定期間における産地別使用実績又は今後の一定期間における産地別使用計画に基づく表示であることを示す注意書きについて、どのような表現で書けばよいですか？また、どの程度の期間が認められますか？ ……… 181

Q227 「又は表示」、「大括り表示」又は「大括り表示＋又は表示」をする場合に保管すべき資料はどのようなものですか？ ……… 182

Q228 「又は表示」、「大括り表示」等の根拠資料等は、どの程度の期間、保管する必要があるのですか？ ……… 183

Q229 原料原産地表示の対象の原材料が中間加工原材料の場合の表示方法について教えてください。 ……… 184

Q230 中間加工原材料の製造地の決め方を教えてください。 ……… 187

Q231 輸入された中間加工原材料について国内で行う行為の中で、「国内製造」とならない行為には、どのようなものがありますか？ ……… 187

Q232 原料原産地表示の対象である中間加工原材料が複合原材料であって、「中間加工原材料の製造地表示」ではなく、生鮮原材料の原産地まで遡って表示する場合、複合原材料の中のどの原材料に原産地を表示する必要がありますか？ ……… 189

Q233 中間加工原材料の製造地表示においても、「又は表示」や「大括り表示」等は認められますか？ ……… 190

Q234 食品表示基準別表第4に個別の品目ごとに原材料名の表示方法の規定があるものがありますが、それに従い、中間加工原材料の名称に代えて生鮮食品の原材料名まで遡って表示している場合、原料原産地表示はどのようにすればよいですか？ ……… 191

Q235 表示した原材料名に対応して原産地又は製造地を表示することになっていますが、対象原材料が「はちみつ」や「食塩」等の場合

	はどのように表示すればよいですか？	193
Q236	別表第15の1〜5に掲げる加工食品（いわゆる「22食品群＋4品目」）については、「又は表示」や「大括り表示」、「中間加工原材料の製造地表示」はできますか？	194
Q237	いわゆる22食品群（別表第15の1に掲げる加工食品）の中で、原材料及び添加物に占める重量の割合が50％以上の生鮮食品がないものについては、どのように表示すればよいですか？	194
Q238	個別に原料原産地表示の対象となる「おにぎりののり」の「おにぎり」の範囲と原料原産地の表示方法を教えてください。	195
Q239	全ての加工食品への原料原産地表示の拡大に関して、経過措置の適用について教えてください。	196
Q240	海外で前処理された原料を使用し、国内で製品を完成させた加工食品に、原料原産地表示は必要ですか？	196
Q241	緑茶、緑茶飲料の原料原産地表示はどのようにすればよいのですか？	197
Q242	砂糖を加えた粉茶は、緑茶として別表第15の1に該当しますか？	198
Q243	別表第15の1の「緑茶及び緑茶飲料」において、カテキンなど特定成分の抽出に使用した原料茶葉は該当しますか？	198
Q244	もち米と米粉等を混合したもちは、別表第15の1の「もち」に該当しますか？	199
Q245	別表第15の1の「こんにゃく」の原料原産地表示は、どのようにすればよいのですか？	200
Q246	こんにゃく生芋とこんにゃく粉の両方を使用してこんにゃくを製造した場合、"製品の原材料に占める重量の割合"はどのように判断するのですか？	200
Q247	フライ種として衣を付けた食肉製品又は魚介類製品のうち、−15℃以下の冷凍ケースで販売するもの等は、別表第15の1の「フライ種として衣を付けた魚介類」に該当しますか？	201
Q248	A国産のわかめに「三陸種」と表示することはできますか？	201
Q249	マグロのすき身と生鮮のねぎを混合した「まぐろたたき」は、別表第15の1に掲げるものに該当しますか？また、これに食用油脂を加えたものも対象になりますか？	202
Q250	複数の野菜を混合したもの（乾燥野菜ミックス、カット野菜ミックスなど）は原料原産地表示をどのように考えればよいですか？	202
Q251	乾燥野菜に乾燥きくらげを混合したものは、別表第15の1に掲	

- **Q252** 複数の畜種の食肉を混合して調味液をかけたもの又はゆでたものは、それぞれ別表第15の1に掲げる食品に該当しますか？ 203
- **Q253** 複数の畜種の食肉をフライ種として盛り合わせたものは、別表第15の1に掲げる食品に該当しますか？また、魚介類の場合はどうですか？ 204
- **Q254** ロシア産と米国産の「たらこ」など複数の産地のものを混合した場合で、商品ごとに正確な重量順で表示することができないものについて、どのように原料原産地表示をすればよいですか？ 204
- **Q255** 小袋入りのドレッシングを添付したカット野菜ミックスなどは、別表第15の1に掲げる食品に該当しますか？また、水煮豆の場合はどうですか？ 205
- **Q256** 豚肉にたれを別袋で添付したものに、原料原産地表示は必要ですか？ 205
- **Q257** 牛肉と豚肉を盛り合わせてたれを別袋で添付したものは、別表第15の1に該当しますか？ 205
- **Q258** 原料原産地表示の対象である重量割合上位1位の原材料に加え、任意で上位5位の原材料について原料原産地を表示したい場合、上位2位から4位までの原材料には原料原産地を表示しなくてもよいですか？ 206
- **Q259** 一括表示枠外で特定の原産地の原材料を使用している旨を強調表示する際には、特色のある原材料等の表示の規定に従って、使用割合を表示することが必要ですか？ 206
- **Q260** 原料原産地の表示について、原材料名欄に重量の割合を併せて表示することはできますか？ 207
- **Q261** 遺伝子組換えに関する表示義務が課せられている加工食品について、どのように原料原産地表示を行えばよいですか？ 207
- **Q262** インド洋にあるフランス領で漁獲された魚については、どのように原料原産地表示をするのですか？ 208
- **Q263** 原料原産地表示と特色のある原材料等の表示の関係について教えてください。 208
- **Q264** 東京都内で販売される調理冷凍食品について、「小松菜のおひたし」、「ミートグラタン」等の商品名は、都条例に基づく原料原産地表示の対象となりますか？ 210
- **Q265** 東京都内で販売される調理冷凍食品について、商品名と同一面に、使用している原材料を表示している場合は、都条例に基づく原料

Q266　東京都内で販売される調理冷凍食品について、「つゆ」、「たれ」等の添付品及び詰め合せ品は、主な原材料の重量の割合を計算する際、どのように扱いますか？……………………………………212

Q267　東京都内で販売される調理冷凍食品について、産地が頻繁に変更する原材料があるため、ホームページでの情報提供を考えていますが、どのように行えばよいですか？…………………………212

Q268　商品パッケージに「国産大豆（50％）使用」と表示してもよいですか？……………………………………………………………214

Q269　「農林水産省ガイドラインに基づく表示」である旨を記載する際に、何か注意事項はありますか？…………………………215

第9　内容量

1　計量法の規定…216　　2　特定物象量の表記方法（内容量の表示方法）…218　　3　一括表示枠内の内容量表示の省略…219

Q270　商品の一部について、表示どおりの内容量でなく不足してしまうのですが、計量法違反になりますか？………………………220

Q271　通常の製品よりも増量した製品を期間限定のキャンペーンとして販売する場合、内容量はどのように表示したらよいですか？………220

Q272　包装紙やトレー、商品に添付される練りからしやたれ等は、内容量の表示をどのようにすればよいですか？……………………220

Q273　納豆等に添付するたれやからしの内容量は表示しなくてもよいですか？……………………………………………………………221

Q274　メープルシロップの内容量は、グラム（g）、ミリリットル（ml）のどちらで表示するのですか？……………………………………221

Q275　弁当、惣菜の内容量の表示は、内容重量をグラム単位で表示する必要があるのですか？……………………………………………222

Q276　内容量の表示義務がある特定商品「チルド食品」は具体的にどのような商品をいうのですか？…………………………………222

Q277　特定商品の詰め合わせ商品（同一商品）の内容量表示はどのように行えばよいですか？…………………………………………223

Q278　内容量を表示したうえで個数を併記する場合、内容個数に幅をもたせた表示はできますか？……………………………………223

Q279　一括表示枠内に内容量を表示したうえで、括弧を付して「220g（1

Q280 　内容量にばらつきがあるのですが、どれも400gを満たしていれば、「400g以上」と表示することはできますか？······224

Q281 　特定商品の内容量表示において、「標準○○g」、「約○○g」、「平均○個入り」という表示はできますか？······224

Q282 　どのような場合に、一括表示部分の内容量の表示を省略することができますか？······224

第10　期限表示・保存方法

1　用語と定義…226　　2　期限表示の方法…226　　3　期限表示の省略…227
4　適正な期限の設定…228　　5　保存方法…228

Q283 　食塩は、賞味期限及び保存方法の表示が省略できる品目ですが、他の食品原料や添加物を混ぜ合わせた場合でも、期限及び保存方法の表示は省略することができますか？······230

Q284 　期限表示にロット番号や工場記号などを併記することはできますか？······230

Q285 　記載箇所を指定する方法で、年月日を単独で期限表示をする場合、製造所固有記号、ロット番号、その他の記号を併記してもよいですか？······230

Q286 　賞味期限が2018年8月25日の場合、「2018／8／25」のように、斜線（スラッシュ）を用いて表示してもよいですか？······231

Q287 　製造年月日を記載したうえで、「消費期限：製造日から3日間」、「賞味期限：製造日から1か月間」等と表示してもよいですか？······232

Q288 　消費期限又は賞味期限の用語の意味が、必ずしも消費者にとって分かりやすくないので、説明を附記してもよいですか？······232

Q289 　賞味期限が3か月を超える場合の期限表示は、年月による表示が認められていますが、品質保持の期間が100日の食品を9月10日に製造すると、その賞味期限は12月18日となりますが、年月で表示する場合、11月、12月のどちらで表示すべきですか？······232

Q290 　「弁当及びそうざいの衛生規範」に「弁当にあっては、調理時間まで記載すること。」との記載がありますが、これらの食品に消費期限を表示する場合、消費期限を「日」まででなく「時間」まで表示する必要があるのですか？······233

Q291	原産国において、既に①〜③のように期限表示されている食品の場合は、食品表示基準に基づく表示が記載されているとみなしてよいですか？	233
Q292	賞味期限が異なる商品を詰め合わせて外装に表示して販売する場合、賞味期限の欄には期限が早い日付のみ表示すればよいですか？	234
Q293	期限の設定をするのは誰ですか？	234
Q294	客観的な期限の設定は、どのような根拠に基づいて行えばよいのですか？	235
Q295	加工食品に賞味期限を設定する場合、安全係数についてはどう設定すればよいですか？	237
Q296	輸入食品において、期限表示を行う際に注意する点について教えてください。	238
Q297	製造業者の設定した賞味期限を、販売業者が保存条件を変えることにより変更する場合、表示はどのように行えばよいですか？	238
Q298	表示された期限を過ぎた食品を販売してもよいですか？	239
Q299	科学的な根拠に基づき設定された期限を超えた期限を表示した場合の食品表示法上の取扱いはどうなりますか？	239
Q300	期限表示に加え、「お早めにお召し上がりください。」との表示を併記してもよいですか？	240
Q301	一括表示の保存方法の欄に、「開封後はお早めにお召し上がりください。」のような使用上の注意に関する表示を追加して記載してもよいですか？	240
Q302	レトルトパウチ食品と、いわゆる気密性のある容器包装詰食品において、保存方法の表示で注意する点を教えてください。	240

第11 食品関連事業者・製造所等

1 食品関連事業者の表示…242　　2 製造所等の所在地及び製造者等の氏名又は名称…242　　3 製造所固有記号による表示…243

Q303	製造者と表示責任者（販売者）が異なる場合の表示方法について具体的に教えてください。	246
Q304	製造者の氏名及び製造所所在地と販売者の氏名及び所在地を併記して表示することはできますか？	250
Q305	「製造者の氏名又は名称」の表示として、代表者の氏名は必要で	

Q306	すか？また、法人名の表示で注意する点はありますか？......252
Q306	地方工場で製造した製品について、東京の本社所在地を製造所所在地として表示することはできますか？......252
Q307	輸入業者が輸入した商品を販売業者が買い取って販売する場合は、「輸入者」、「販売者」のどちらで表示するのですか？......253
Q308	冷凍で納品された商品を店内で保存温度を変更し、別途保存方法や期限の表示をして陳列販売する場合など、表示内容に責任を持つ者が複数いる場合、どのように考えればよいですか？......254
Q309	社名を変更したのですが、これに併せて製造者名の表示も変更するのですか？旧社名の包装資材の在庫整理がつき次第、新社名の表示に切り替えることは可能ですか？......254
Q310	会社の住所が市町村合併に伴い変更されたのですが、これに併せて製造所等の表示も直ちに変更するのですか？......254
Q311	食品関連事業者名欄に氏名又は名称及び住所のほか、屋号、商号、商品ブランド名やそれを図案化したマークを併記してもよいですか？......255
Q312	製造所固有記号制度とは何ですか？......255
Q313	販売業者が輸入業者との間で製造所固有記号を取得し、「販売者」として表示することはできますか？......256
Q314	食品を製造している工場を有する食品関連事業者と、これを小分け包装する工場を有する食品関連事業者が異なる場合、最終食品の製造所固有記号の届出に際しての申請者はどちらですか？......256
Q315	アイスクリーム、牛乳、チーズ等に販売者の住所及び氏名又は名称と製造所固有記号をもって表示することはできますか？......257
Q316	以下の製品Aと製品Bは、「同一製品」に該当しますか？......257
Q317	外見から内容量が分かるものは内容量の表示を省略できる場合がありますが、例えば、表示のない個包装の加工食品を3つ束ねて表示しているものと5つ束ねて表示しているものは、「同一製品」に該当しますか？......257
Q318	「原則として、同一製品を2以上の製造所で製造している場合」に製造所固有記号を使用することができるとなっていますが、「例外」について具体的に教えてください。......258
Q319	同一製品を自社工場Aと他社工場B（製造委託）で製造している場合は、「同一製品を2以上の製造所で製造している場合」に該当しますか？また、該当する場合、届出や表示はどのように行えばよいですか？......258

Q320	以下の場合は、「同一製品を2以上の製造所で製造している場合」に該当しますか？	259
Q321	製造所固有記号を表示する場合に、別途次の項目のいずれかを表示する必要がありますが、具体的な表示方法を教えてください。	260
Q322	製造所固有記号は誰が決めるのですか？また、製造所固有記号には使えない文字や文字数の制限はありますか？	264
Q323	1社の販売者から複数の食品を受託製造する場合、食品ごとに製造所固有記号を変えることはできますか？	264
Q324	1社の販売者から複数の工場（製造所）に製造を委託する場合、それぞれの工場（製造所）に対し、同一の製造所固有記号を使用することは認められますか？	264
Q325	製造所固有記号制度の基本情報について、食品関連事業者の名称や住所（所在地）はどのように届け出ればよいでしょうか？	265
Q326	食品関連事業者の住所（所在地）について、新しい製造所固有記号では、法人の場合、本社の住所（所在地）を届け出ることになっていますが、包材に表示する食品関連事業者（表示責任者）が営業所の場合、住所は、どのように届け出ればよいでしょうか？	265
Q327	製造所固有記号は、屋号のみで届け出ることはできますか？	266
Q328	製造所固有記号の変更や廃止のための届出制度はありますか？	266
Q329	製造所固有記号の届出内容で、法人名、所在地等が変更になった場合は再申請をするのですか？この場合、以前申請したときと同じ記号を使用することはできますか？	267
Q330	製造者又は販売者と製造所固有記号の組合せから製造所を特定することが困難になる場合は、製造所に係る届出情報の変更が認められないとありますが、具体的にどのような場合ですか？	267
Q331	食品表示基準に基づく製造所固有記号を表示する場合には、改めて届出を行う必要がありますが、その際、旧制度に基づき取得している製造所固有記号と同じ記号を届け出ることはできますか？	268
Q332	製造所固有記号は5年ごとに更新の届出を必要としていますが、起算日はどの時点になりますか？また、更新の届出は5年の期間が満了する日の何日前からできますか？	268
Q333	新たな製造所固有記号の届出に係る手続について教えてください。	269

第12 栄養成分表示

1 適用範囲…270　　2 表示方法…271　　3 栄養強調表示…273

- **Q334** 「うす塩味」、「甘さひかえめ」という表示をしたものは、食品表示基準における栄養表示の対象となりますか？「あま塩」、「うす塩」、「あさ塩」はどうですか？……274
- **Q335** 糖アルコールやアルコールも栄養成分表示の対象になりますか？…274
- **Q336** 1日に摂取する当該食品由来の栄養成分の量及び熱量が社会通念上微量である食品は栄養成分表示が省略できるとされていますが、どのようなものが該当しますか？……274
- **Q337** 栄養成分等の含有量の表示は、製造時や販売時のものが示されていればよいのですか？……275
- **Q338** コラーゲンやポリフェノールなど、食品表示基準における栄養表示の対象でない成分の含有量を栄養成分表示の枠内に表示してもよいですか？……275
- **Q339** たんぱく質の表示単位は「g（グラム）」を使用しますが、「たんぱく質0.01g」とする栄養成分含有量の表示を、「たんぱく質10mg」と表示することはできますか？……276
- **Q340** 脂質の含有量のみが、例えば3〜7gまでばらつきがある場合、栄養成分表示はどのように表示したらよいですか？……276
- **Q341** 栄養成分表示値の有効数字や数値の丸め方について基準はありますか？分析結果との関係を教えてください。……277
- **Q342** 即席めんやハンバーグセット等セットになった商品は、全体の含有量で表示すればよいですか？個別に表示する必要があるのでしょうか？……278
- **Q343** 複数の菓子が袋に入った詰め合わせ菓子などの表示方法はどうなるのですか？……279
- **Q344** 缶詰や袋詰の漬物等、製品の全てを食するものではないものの表示方法はどうなっていますか？……280
- **Q345** 牛乳に溶かして飲む粉末飲料や卵を加えて作るスープなど、他の食品を加えて食するものについては、どのように栄養表示をするのですか？……280
- **Q346** 栄養成分の機能の表示や栄養強調表示をする成分以外の栄養成分について、合理的な推定により得られた値を表示することができますか？……281

Q347	特別用途食品（特定保健用食品を除く。）の栄養成分表示について、合理的な推定により得られた値を表示することはできますか？	281
Q348	食品100g当たりのナトリウムの量が5mg未満である場合には、「食塩相当量を0g」と表示することは可能ですか？また、0gと表示できない場合、食塩相当量は何桁まで表示すればよいですか？	281
Q349	0表示の規定のない栄養成分はどのように取り扱えばよいですか？	282
Q350	糖質及び食物繊維の表示をもって炭水化物の表示に代えることができますか？	282
Q351	食品表示基準別記様式3の「栄養成分表示」という文字を「栄養成分値」、「標準栄養成分」等の文字にすることができますか？	282
Q352	栄養成分表示（食品表示基準別記様式3）について、炭水化物の内訳表示のうち「糖類」のみ表示することができますか？糖質と食物繊維を併せて表示しなければなりませんか？	283
Q353	ナトリウムが従来品では100g当たり400mg含まれており、新製品では100g当たり300mgに低減している場合、「ナトリウム1／4カット」と表示できますか？また、100g当たり240mgに低減した場合はどうですか？	283
Q354	「大豆オリゴ糖入り」のように栄養強調表示の基準がない栄養成分について強調表示することは可能ですか？	284
Q355	「ノンシュガー」や「シュガーレス」という表示にはどのような基準が適用されますか？	284
Q356	どのような場合に「砂糖不使用」「糖類無添加」などの添加していない旨の栄養強調表示が行えますか？	285
Q357	どのような場合に「食塩無添加」などの添加していない旨の栄養強調表示が行えますか？	285
Q358	エリスリトール等の難消化性糖質を使用し「糖分ひかえめ」の表示をする場合、栄養成分が吸収されないため、低糖の基準を上回ってもよいですか？	286
Q359	トランス脂肪酸について表示する場合はどのように表示したらよいですか？	287
Q360	ナトリウム塩を添加していない食品の栄養成分表示（食品表示基準別記様式3）において、ナトリウムを任意で表示する場合、食塩相当量を枠外に表示することは可能ですか？	287
Q361	栄養成分表示では、いわゆるノンオイルドレッシングの強調表示	

　　　　　の基準はどうなっていますか？ ･････････････････････････････････ 287

Q362　アイスコーヒー等に添加するガムシロップについて強調表示する場合、液体の基準を適用させればよいのですか？ ････････････ 288

Q363　チーズのように本来たんぱく質を多く含んでおり、高い旨の基準を満たしているものについても、強調表示することは可能ですか？ ･･･ 288

Q364　容器包装に、一般的に知られていることを謳った場合（例：「みかんにはビタミンCがたくさん含まれます。」、「豚肉200gで1日に必要なビタミンB_1が摂取できます。」）、栄養強調表示の規定に従った表示が必要となりますか？ ･････････････････････ 289

Q365　栄養強調表示をする場合、合理的な推定により得られた値を表示することはできないこととされていますが、「Ca豊富」と栄養強調表示をする際、許容差の範囲内でなければならないのはカルシウムだけと考えていいですか？ ･････････････････････････ 289

Q366　食品を分析すること以外に表示値を決める方法がありますか？ ････ 290

Q367　強調表示をする場合は、強調した栄養成分を含め、表示する栄養成分は分析値を表示するのですか？ ･･･････････････････････ 290

Q368　栄養成分等の分析を外部の機関に依頼しましたが、この場合、分析機関名等を表示するのですか？ ･････････････････････････ 291

Q369　熱量（エネルギー）を低くするために、通常のものとは原材料の種類を変えたり、何らかの工夫をしたとされるものの熱量の算出や表示はどうなりますか？ ･･･････････････････････････････ 292

Q370　「ミネラルサラダ」「ビタミンサラダ」といった商品名は、栄養成分の強調表示に該当しますか？ ････････････････････････････ 295

第13　トレーサビリティ

1　牛トレーサビリティ制度…296　　2　米トレーサビリティ制度…297

Q371　「ひき肉」は特定牛肉に該当しますか？ ･････････････････････ 300

Q372　ロット（荷口）番号は、どのような場合に使用することができますか？ ･･･ 300

Q373　米トレサ法による産地情報の伝達とは別に、食品表示基準に基づく玄米及び精米の表示は必要ですか？ ･･･････････････････････ 301

Q374　輸入品の場合、例えば「カリフォルニア産」等と国名を省略した形で記載することはできますか？ ･････････････････････････ 301

Q375 産地情報の伝達の対象となるいわゆる「米粉調製品」とはどのようなものですか？······302

Q376 餡等をかけたもの、糖類など甘味料やとうもろこしでん粉を生地に使用した「だんご」は、産地情報の伝達の対象となりますか？···302

Q377 せんべいやあられ等の「米菓」に、ピーナッツ、干魚等を混ぜて、袋詰めしたものは、産地情報の伝達の対象となりますか？······303

第14 容器包装の識別表示

1　一般的な識別マークと対象容器包装…304　　2　識別表示義務者…305
3　表示方法…305　　4　罰則…307

Q378 業務用の容器包装にも識別マークを表示する必要がありますか？···308

Q379 サンプル品や見本品の容器包装にも識別マークを表示する必要がありますか？······308

Q380 無地の容器包装に賞味期限やロットナンバーの印字しかしていない場合にも識別マークを表示する必要がありますか？また、スタンプの場合はどうですか？······308

Q381 みかんを入れるネット状の袋には、どのように識別マークを表示すればよいですか？······309

Q382 アルミとプラスチックからなる容器包装で分離不可能（複合素材）な場合、どのように表示すればよいのですか？······309

Q383 多重容器包装であれば、構成する容器包装の1つへ一括して表示してもよいのでしょうか？······311

Q384 コンビニエンスストアで販売している弁当（しょうゆ差し、アルミケースが入ったもので、全体がラップで包まれており、更にお手ふき、箸をレジで配布しているもの）については、どのように識別マークを表示すればよいのですか？······311

Q385 お茶の葉をアルミ蒸着（プラスチックとアルミの複合素材）の容器に入れて販売します。マークはアルミ、プラの両方が必要なのでしょうか？また、紙とプラスチックの複合素材であった場合はどうなるのでしょうか？······312

第15 その他

Q386 生食用牛肉の表示義務はどのような内容ですか？······314

Q387	食品表示基準の対象となる生食用牛肉とはどのようなものですか？	314
Q388	生食用牛肉に対し、注意喚起表示を義務付けることにしたのはなぜですか？	315
Q389	生食用牛肉に係る注意喚起表示は、具体的にどのように行えばよいですか？	315
Q390	「ユッケ用」、「タルタルステーキ用」、「牛刺し用」、「牛タタキ用」等の表示をした場合、生食用である旨の表示を省略することはできますか？	316
Q391	生食用牛肉に表示が必要となる加工施設の範囲はどこからどこまでですか？	316
Q392	生食用牛肉における加工施設である旨の表示はどのようにすればよいですか？	317
Q393	生食用牛肉の表示は努力義務ですか？守らなかった場合には、罰則等の対象になりますか？	317
Q394	鶏肉、豚肉、馬肉や牛レバー等の内臓肉については、生食用牛肉のように生食用食肉の表示は必要ないのですか？また、今後表示義務の対象に追加される予定はありますか？	317
Q395	生食用牛肉について、容器包装への具体的な表示例を示してください。	318
Q396	食品表示基準の対象となる乳児用食品について、その対象となる乳児の年齢は何歳ですか？	319
Q397	乳児用食品の表示方法について教えてください。	319
Q398	「乳児用規格適用食品」は、他にどのような文言で表示することが可能ですか？	320
Q399	「乳児用規格適用食品」の文言について、「適用」の代わりに「適合」を使用してもよいですか？	320
Q400	酒類については、どの法律に基づいて表示するのですか？	321
Q401	酒類にはどのような事項を表示すればよいですか？	321
Q402	酒類の「名称」はどのような表示を行えばよいですか？	322
Q403	酒類業組合法上の表示義務者が食品表示法上の表示責任者とならない場合には、どのような項目名で表示すればよいですか？	323
Q404	製造所固有記号による表示例を教えてください。	323
Q405	酒類に表示する文字の大きさに規制はありますか？	327
Q406	酒類の原料原産地はどのように表示すればよいですか？	327
Q407	ワインを配合したゼリーについて、アルコール分が含まれている	

	ことを表示する必要はありますか？	328
Q408	ナチュラルチーズの「容器包装に入れた後、加熱殺菌した旨」又は「飲食に供する際に加熱を要する旨」の表示は、具体的にどのような文言による表示が可能ですか？	328
Q409	調理冷凍食品である冷凍コロッケに「クリームコロッケ」と表示する場合、何か基準がありますか？	329
Q410	弁当、おにぎり、サンドイッチ、惣菜の具体的な表示例を教えてください。	329
Q411	高級イメージを与える「スペシャル」、「特選」等の用語を用いる場合、何か規制がありますか？	331
Q412	「特級」や「上級」等の等級を示す用語を表示してもよいですか？	331

第2部　業務用加工食品の表示に関するQ&A

業務用加工食品

1　業務用加工食品の定義…333　　2　表示義務の対象…333　　3　義務表示事項…334　　4　表示場所…334　　5　文字の大きさ、送り状、規格書等…335　　6　表示禁止事項…336

Q413	業者間取引における表示義務と計量法による表示義務の関係はどのようになりますか？	337
Q414	外食やインストア加工用の食品のみに仕向けられる業務用加工食品は、食品表示基準に基づく表示が必要ですか？	337
Q415	タンクローリーやコンテナ等の通い容器について、業者間取引における表示義務は課されますか？	338
Q416	業務用スーパーなどで一般消費者にも販売される可能性のあるものは、どのような表示を行えばよいのですか？	338
Q417	グループ企業間の取引は、表示義務の対象になりますか？	338
Q418	同一企業内の取引は、表示義務の対象になりますか？	339
Q419	加工や包装等の工程の一部を他社へ委託する場合も、業者間取引の表示義務の対象になりますか？	339
Q420	単に流通・保管を委託した場合は、表示義務の対象になりますか？	340
Q421	製造等の行為を一切行わない卸売業者は、表示義務の対象になりますか？	340

Q422	輸入品は、どの段階から表示が義務付けられるのですか？	341
Q423	輸入品について、表示は邦文で書く必要があるのですか？	341
Q424	業務用食品において個装に表示がしてありますが、ダンボール箱にも表示する必要がありますか？また、ダンボール箱には表示をしてあるのですが、個装にも表示しなければならないのですか？	342
Q425	業務用加工食品において、名称の表示はどのようにするのですか？	342
Q426	原材料名の表示は、原材料の割合が高い順に表示するのですか？また、原材料の配合割合を表示する必要はありますか？	343
Q427	業務用加工食品について、原材料名の表示は、どこまで詳しく記載すればよいですか？	343
Q428	業務用加工食品において、添加物の表示はどのようにするのですか？	345
Q429	業務用加工食品において、原料原産地名の表示はどのような場合に表示義務となりますか？	346
Q430	業務用加工食品における原産国表示はどのようになるのですか？	346
Q431	業務用加工食品についても米トレーサビリティ制度に基づく産地情報伝達の義務がありますか？	347
Q432	業務用の添加物等について、期限に関する情報を任意で提供する場合、どのように行えばよいですか？	347
Q433	業務用加工食品において、原産国名の表示はどのような場合に表示義務となりますか？	348
Q434	業務用加工食品に、既に個別品目ごとの食品表示基準に基づいた表示を行っている場合、表示を変更する必要がありますか？	348
Q435	業者間取引では、必ず規格書等を作成しなければなりませんか？	349
Q436	規格書等は膨大な量となりますが、紙で保存する必要がありますか？	349
Q437	食品表示基準第41条第2項等において規定される整備・保存に努めなければならない表示の根拠となる書類とは、どのようなものですか？	349
Q438	表示の根拠となる書類は、どの程度の期間保存する必要がありますか？	350
Q439	業務用食品も同一製品を2以上の製造所で製造していなければ、製造所固有記号を使用することができないのですか？	351

xxxi

第 2 章 ● 生鮮食品の表示に関するQ＆A

第 1 部　一般用生鮮食品の表示に関するQ＆A

第1　生鮮食品

1　農産物…354　　2　玄米及び精米…355　　3　畜産物…355　　4　水産物…356　　5　表示方法…358

Q440　小売店のインストアで、魚をおろして刺身にするような場合は、「生鮮食品を生産し、一般消費者に直接販売する場合」に該当し、生鮮食品の表示義務の対象外となりますか？……………359

Q441　生鮮食品の注文書やカタログに原産地を表示する必要がありますか？また、原産地を注文書等に表示した場合にも、配送する商品の容器包装等に原産地を表示する必要がありますか？……………359

Q442　容器包装の表示可能面積が150cm^{2}以下の場合や生鮮食品の容器包装に表示すべき字数が多い場合等でも、8ポイント以上の大きさの文字で表示する必要があるのですか？……………359

Q443　地鶏肉のJASに表示の基準が規定されており、名称には「地鶏肉」又は「地鶏」と表示することとなっていますが、地鶏肉のJASの定義に合致しない鶏肉に「地鶏」と名称に表示してはいけないのでしょうか？……………360

Q444　モヤシの栽培者や鶏卵の養鶏場の名称及び住所が表示されている場合、原産地表示がされているとみなすことができますか？………361

Q445　複数の原産地のものを混ぜた場合は、どのように表示するのですか？……………361

Q446　カット野菜において、単品のカット野菜の場合と複数の野菜を混ぜ合わせたサラダミックスや炒め物ミックス野菜の場合の表示はどのようになりますか？また、オゾン水、次亜塩素酸ソーダ水による殺菌洗浄をした場合にはどうなりますか？……………361

Q447　複数の産地（A県a市で8か月、A県b市で10か月間肥育した後、B県c市で12か月飼養）で飼養した牛から製造される牛肉を「☆☆牛」（☆☆＝B県に属する地名）として出荷する場合、牛の原産地はどのように表示すればよいですか？……………362

Q448　「和牛」と表示してあれば、原産地を示す表示として認められますか？……………362

Q449	食肉の原産国名表示の方法について、米国産を「USA」や「US」と表示することは認められますか？	363
Q450	合挽肉や焼肉用盛り合わせ（複数の部位の食肉を切断したうえで調味せずに1つのパックに包装したもの）、焼肉セット（複数の部位の食肉を切断したうえで調味液につけて1つのパックに包装したもの）の表示の取扱いはどのようになりますか？	363
Q451	「ホンマグロ」という表示は、日本近海で獲れたクロマグロでないと表示できないのですか？	364
Q452	都道府県独自の商標等のシールや原産地を記載した安全証紙を貼付している場合、原産地表示とみなすことができますか？	364
Q453	北太平洋で獲ったものを焼津港で水揚げした場合、「静岡県」と表示することができますか？「水域名の表示が困難な場合にあっては、水揚げ港名又は水揚げした港が属する都道府県名の表示に代えることができる。」とは、具体的にどのような場合ですか？	365
Q454	日本の近海以外で、日本船が獲った場合と外国船が獲ったものを日本の商社が買い付けたものとで、表示に違いはありますか？	365
Q455	水産物で輸入品の原産国はどのような基準で判断するのですか？	366
Q456	輸入したアサリを国内の管理できる海浜で放流（蓄養）した場合の原産地表示はどうなりますか？また、放流した輸入アサリと国産のアサリが海浜中で混在し、掘り揚げた際に仕分けることが困難な場合は、どのように原産地を表示すればよいですか？	366
Q457	マグロ単品の刺身、複数の種類の刺身を盛り合わせたもの、鍋物セット等の表示の取扱いはどのようなものですか？	367
Q458	尾部のみをブランチングで赤変させた大正エビ、ブランチングで殻を開けて取り出したアサリ、蒸しダコは、それぞれ生鮮食品の扱いでよいですか？	367
Q459	輸入品のさば（ノルウェー産）を国内で干物にして小売店の店内で包装する場合、製造業者、輸入業者、原産国に関する表示はどのようになりますか？	368
Q460	冷凍えびの内容量表示に当たり、えびの殻に覆われている氷衣（グレース）については、計量する際どのように扱えばよいですか？	369
Q461	海藻や貝類等で給餌を行っていない場合には、養殖の表示は必要ないですか？	369
Q462	養殖に該当しない水産物については、「天然」の表示は可能ですか？	369
Q463	ぶり照焼は加工食品に該当しますが、養殖や解凍の表示は不要と	

	考えてよいですか？	370
Q464	袋詰めされた精米の具体的な表示例を教えてください。	370
Q465	精米年月日は、どのように表示すればよいのですか？次のような表示方法で差し支えありませんか？	373
Q466	玄米、精米において、販売者の名称、住所及び電話番号を表示する場合、それぞれの表示内容ごとに文字の大きさを変えてもよいのでしょうか？	373
Q467	①複数の米を混合した商品、②玄米又は精米に精麦又は雑穀を混合した商品、③玄米又は精米にビタミン強化米を混合した商品、④玄米又は精米に発芽玄米を混合した商品はどのように表示すればよいのですか？	374
Q468	玄米、精米については、業者間の取引（業務用）にも表示が必要ですか？この場合、どのように表示すればよいのですか？	375
Q469	米について、表示の根拠となる書類は、どのようなものを保存しなければならないのですか？また、どの程度の期間保存する必要があるのですか？	376
Q470	複数原料米に表示が必要となる使用割合は、「割」ではなく「％」で表示してもよいのでしょうか？	377
Q471	袋詰めされた単一原料米の原料玄米について、具体的な表示例を教えてください。	377
Q472	袋詰めされた単一原料米以外の原料玄米について、具体的な表示例を教えてください。	378
Q473	米トレーサビリティ法と食品表示基準との関係はどのようになっていますか？	379

第2 有機食品

1 有機食品のJAS…381　　2 認証事業者の認定・調査…382　　3 認証事業者による格付…383　　4 有機農産物等の輸入…383

Q474	有機JASマークが付いていない農産物や加工食品に、「有機原材料使用」という表示はできますか？	384
Q475	名称として「有機無農薬トマト」と表示することはできますか？	385
Q476	有機農産物、有機畜産物の表示は名称だけでよいのですか？	386
Q477	有機加工食品の表示は、名称と原材料名だけでよいのですか？	386
Q478	外国語で「有機」と表示してある輸入農産物及び農産物加工食品	

	において、日本語で有機の表示を付さない場合は、認証輸入業者となる必要はありませんか？	387
Q479	有機納豆にたれとからしを添付して販売する場合、納豆本体のほか、たれとからしを含めて有機加工食品と考えるのですか？	388
Q480	有機農産物と転換期間中有機農産物を混合した場合、どのように表示すればよいですか？	388
Q481	生鮮食品に有機○○使用といった表示を、有機JASマークを付けずに表示してもよいですか？	388

第2部　業務用生鮮食品の表示に関するQ＆A

業務用生鮮食品

1　業務用生鮮食品の定義…390　　2　義務表示事項…390　　3　表示場所…391　　4　文字の大きさ、送り状、規格書等…392　　5　表示禁止事項…392

Q482	業務用生鮮食品において、原産地の表示はどのような場合に表示義務となりますか？	393
Q483	業務用生鮮食品において、名称の表示はどのようにするのですか？	393
Q484	業務用生鮮食品において、原産地の表示はどのようにするのですか？	393
Q485	食品表示基準における水産物やしいたけの個別的義務表示事項は業務用生鮮食品にも適用されますか？	394
Q486	業者間取引される米は、食品表示基準に基づく玄米及び精米の個別的義務表示が必要ですか？	395
Q487	業務用生鮮食品についても米トレーサビリティ制度に基づく産地情報の伝達の義務がかかりますか？	395

第3章 ● 保健機能食品等の表示に関するQ＆A

第1　保健機能食品

1　定義と分類…398　　2　特定保健用食品…399　　3　栄養機能食品…400
4　機能性表示食品…400

Q488	保健機能食品の表示が望ましくない食品はありますか？	402
Q489	保健機能食品と紛らわしい名称とは、具体的にどのような名称をいうのですか？	402
Q490	特定保健用食品の表示義務事項はどのように表示するのですか？	402
Q491	条件付き特定保健用食品から特定保健用食品への移行は可能ですか？	403
Q492	複数回に分けて摂取することを想定した特定保健用食品（大容量品）の場合、販売するうえで注意しなければならない点はありますか？	403
Q493	特定保健用食品について、許可された保健の用途を強調する表示を行うことは、誇大表示となりますか？	403
Q494	特定保健用食品について、許可された内容と異なる摂取方法を表示することは、虚偽表示となりますか？	404
Q495	許可された摂取方法に、これと異なる摂取方法を加えることはできますか？	404
Q496	栄養機能食品の規格基準に適合していれば、「消費者庁の規格基準適合」と表示しても差し支えありませんか？	405
Q497	機能性表示食品の対象となる食品について教えてください。	405
Q498	機能性関与成分とはどのようなものですか？	406
Q499	届出資料を作成するに当たっての留意事項は何ですか？	406
Q500	栄養機能食品と機能性表示食品の両方の表示をすることは可能ですか？	407
Q501	特定保健用食品として表示許可（承認）申請中の食品と同一の食品を機能性表示食品として届け出ることは可能ですか？	408
Q502	「当該製品が想定する主な対象者」について、「健康な成人男女」と記載してもよいですか？	408
Q503	機能性表示食品制度では認められない表現とは、どのような表現ですか？	408
Q504	製品の包装形態としてスティック等を使用する場合に、その単位を「包」と表現することは問題ありませんか？	409
Q505	機能性関与成分以外の成分をパッケージに表示しようとした場合、機能性関与成分と違いが分かるように表示すれば、記載することは可能ですか？	409

第2 いわゆる健康食品

1　「いわゆる健康食品」について…411　　2　「いわゆる健康食品」の表示指針…411　　3　健康増進法による規制…412　　4　景品表示法による規制…412　　5　医薬品、医療機器等の品質、有効性及び安全性の確保等に関する法律（医薬品医療機器等法）による規制…412

Q506 難消化性炭水化物を主な原材料とする食品について、食事により摂取した脂質や炭水化物等の体内吸収を阻害し、体外に排出できる旨の痩身効果を謳うことは、健康増進法による表示違反に該当しますか？……414

Q507 ガンが治癒できる等を内容とする書籍を出版し、その中に販売業者の連絡先を記載して健康食品を販売することはできますか？……414

第4章●不当表示に関するQ＆A

第1 不当表示……418

Q508 バターを使用して作った菓子に、「バター○○」と表示してよいですか？……419

Q509 ぶどうの香料を使用して作ったゼリーに、「ブドウゼリー」と表示することはできますか？……419

Q510 松茸を2％使用したものに、「松茸ご飯」と表示してよいですか？…419

Q511 ワインのエキスを原料に含む清涼飲料水に「ワイン」等の文言を使用することはできますか？……421

Q512 0.5％程度アルコール分を含有するビール風味の飲料に「ノンアルコールビール」と表示してよいですか？……421

第2 原産国表示

1　規制内容…422　　2　原産国の定義…422　　3　食品表示法による原産国表示…424

Q513 原産国を実際に表示する義務があるのは誰ですか？……425

Q514 緑茶やインスタントコーヒー、清涼飲料水の原産国はどのようになりますか？また、詰め合わせ商品はどうですか？……425

Q515	水産物を洋上加工した場合の原産国はどうなりますか？	426
Q516	外国産原料を使用して国内で製造した製品について、原産国を表示する必要がありますか？	426
Q517	A国産のいりごまとB国産のちりめんじゃこをC国で混合したような場合、原産国名はどうなりますか？	426
Q518	G国でインドとスリランカで製造された荒茶（インド産6割、スリランカ産4割）に少量のドライフルーツと香料を混合して日本に輸入した紅茶の原産国名はどのように表示したらよいですか？	427
Q519	製品の原産国について教えてください。また、「輸入された製品について、国内で商品の内容について実質的な変更をもたらす行為が施されていない製品」とはどのような製品ですか？	427
Q520	中国から甲社がバルク輸入したうなぎ蒲焼きを甲社自らが加工せずに最終包装し販売した場合の原産国表示について教えてください。	428
Q521	中国から甲社がバルク輸入したうなぎ蒲焼きを乙社がそのまま最終包装し、丙社が表示内容を含めて責任を持ち販売する場合の表示方法を教えてください。	429
Q522	甲社が国内で加熱調理したうなぎ蒲焼きを業務用としてバルク販売し、乙社が最終包装した場合の原産国の表示方法を教えてください。	429
Q523	輸入した製品に国内で、次の例のような加熱殺菌や着色等を施した後、小分け包装する場合は、国内製造になりますか？	430
Q524	A国産のホワイトチョコレートとB国産のアーモンドチョコレートをそれぞれバルクで輸入し、最終的には日本で1つの箱に詰め合わせる場合、原産国の表示はどのようになりますか？	431

索引 433

序 章

食品表示制度の
あらまし

第1 食品表示の一元化…2
第2 食品表示法…5

第1 食品表示の一元化

　食品表示は、消費者の権利として位置付けられた消費者の安全の確保や消費者の自主的かつ合理的な選択の機会の確保などを図るうえで重要な役割を果たすものですが、従来、食品衛生法や農林物資の規格化及び品質表示の適正化に関する法律（JAS法）など複数の法令により規定されていた食品表示制度については、複雑で分かりにくいことが長期にわたり課題とされてきました。

　2009（平成21）年9月の消費者庁の設立により、表示規制に係る事務を同庁が一元的に所管することとなり、食品表示に関する法制度を一元化する環境が整ったことから、2011（平成23）年9月より食品表示一元化検討会が開催され、「食品表示一元化検討会報告書」が取りまとめられたのち、2013（平成25）年6月28日に「食品表示法」が制定されました（2014（平成26）年4月1日施行）。

食品表示制度の一元化

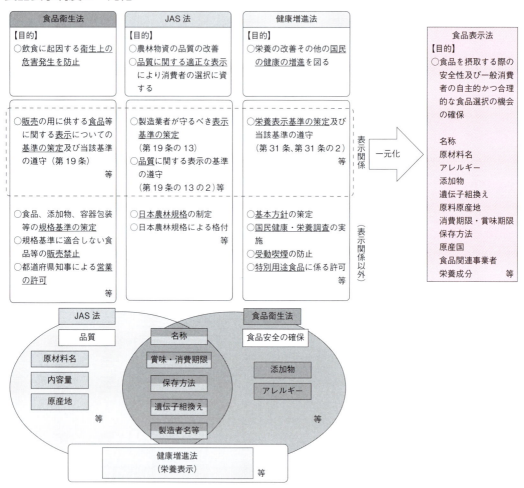

　食品表示法は、従来の食品衛生法、JAS法、健康増進法の食品の表示に関する規定を統合し、食品表示に関する包括的かつ一元的な枠組みについて定めていますが、制定された

ことによる主なメリットは以下のとおりです。
① 表示義務付けの目的を統一・拡大することにより、統一された目的に基づく、整合性の取れた表示基準の制定が可能となる。
② 複雑で分かりにくい3法の表示部分を一元化して体系を整備し、使われる用語や定義を統一することにより、消費者、事業者双方にとって分かりやすい表示が実現する。
③ 栄養表示の義務化により、日々の栄養・食生活管理による健康増進に寄与する。
④ 是正措置及び調査権限の規定を整備することにより、効果的・効率的な法執行がなされ、速やかに表示を適正化することができる。

また、食品表示法のほか、食品表示に関する法制度として、不当景品類及び不当表示防止法（景品表示法）、計量法、牛の個体識別のための情報の管理及び伝達に関する特別措置法（牛肉トレーサビリティ法）、米穀等の取引等に係る情報の記録及び産地情報の伝達に関する法律（米トレーサビリティ法）等があります。
これらを含め、食品表示制度にかかわる主要法令を一覧にすると次のようになります。

食品の表示に関する法律

法律の名称	表示の目的	表示対象	表示すべき事項
食品表示法	食品を摂取する際の安全性及び一般消費者の自主的かつ合理的な食品選択の機会の確保	加工食品、生鮮食品、添加物	・名称、保存方法、期限表示、原材料名、添加物、内容量、栄養成分、食品関連事業者、製造所等、アレルギー表示、遺伝子組換え表示、原料原産地名、原産国 等 ・特定保健用食品、機能性表示食品、栄養機能食品に関する事項
不当景品類及び不当表示防止法（景品表示法）	不当な表示による顧客の誘引の防止	事業者の供給する全ての商品（食品）	—
計量法	内容量等の表示	密封された特定商品	内容量、表記者の氏名又は名称及び住所
健康増進法	国民の健康の保持・回復・向上、発育	特別用途食品（病者用食品、妊産婦・授乳婦用粉乳、乳児用調製粉乳、えん下困難者用食品及び特定保健用食品）	商品名、原材料名、賞味期限、保存方法、製造者の氏名又は名称、製造所所在地、許可を受けた表示の内容、栄養成分量及び熱量、許可証票、摂取方法等
	健康の保持増進の効果等についての虚偽・誇大な表示等の禁止	食品として販売に供する物	健康保持増進効果等について著しく事実に相違する表示、又は著しく人を誤認させるような表示を禁止

法律	目的	対象	表示事項
酒税の保全及び酒類業組合等に関する法律	酒税の確保及び酒類の取引の安定	アルコール分1度以上の飲料（溶解してアルコール分1度以上の飲料とすることができる粉末状のものを含む。）	アルコール分、税率適用区分、未成年者飲酒防止法に基づく表示、吟醸酒等の特定名称、原材料の表示、その他
牛の個体識別のための情報の管理及び伝達に関する特別措置法（牛肉トレーサビリティ法）	牛海綿状脳症のまん延を防止するとともに、牛の出生から消費者に供給されるまでの間の追跡・遡及を可能にする	国産牛肉（生体で輸入され国内で飼養されたものを含む。）であって、精肉等として販売されるもの	牛個体識別番号
米穀等の取引等に係る情報の記録及び産地情報の伝達に関する法律（米トレーサビリティ法）	食品としての安全性を欠くものの流通を防止するとともに、表示の適正化を図り、産地情報の提供を促進	消費者が購入等に際して、産地を識別することが重要と認められる米及び米加工品	米の場合はその産地、米加工品の場合はその原料米の産地
医薬品、医療機器等の品質、有効性及び安全性の確保等に関する法律	食品に対する医薬品と誤認される効能効果の表示を禁止	容器包装に入れられた加工食品及びその広告	―
資源の有効な利用の促進に関する法律（資源有効利用促進法）	識別マークの表示を義務づけることにより、分別回収を促進し、再生資源の有効利用を確保	飲料・酒類用のスチール缶及びアルミ缶、飲料・酒類・しょうゆ用等のペットボトル、紙製容器包装及びプラスチック製容器包装	スチール、アルミ、PET、紙及びプラスチック等の材質を識別するためのマーク

　次頁以降では、食品表示制度の根幹をなす食品表示法の概要について述べていきます。

第2 食品表示法

1 目的、基本理念

　食品表示法は、食品を摂取する際の安全性の確保及び自主的かつ合理的な食品の選択の機会を確保するため、販売する食品に関する表示について、基準の策定等必要な事項を定めることにより、食品表示の適正を確保し、もって一般消費者の利益の増進を図るとともに、国民の健康の保護及び増進、食品の生産及び流通の円滑化、消費者の需要に即した食品の生産の振興に寄与することを目的としています。

　また、基本理念として、食品表示の適正確保のための施策は、消費者基本法に規定する消費者政策の一環として、消費者の権利の尊重と自立の支援を基本とするとともに、食品の生産、取引又は消費の現況及び将来の見通しを踏まえ、かつ、小規模の食品関連事業者の事業活動に及ぼす影響等に配慮して行われなければならない、としています。

2 食品表示基準

　内閣総理大臣は、食品及び食品関連事業者等の区分ごとに、消費者が食品を安全に摂取し、自主的かつ合理的に選択するために必要な基準として「食品表示基準」を定めなければならないとされています。食品表示基準に定められる主な事項は以下のとおりであり、食品関連事業者等は、食品表示基準に従った表示がされていない食品の販売をしてはなりません。

(1) 名称、アレルゲン（食物アレルギーの原因となる物質）、保存の方法、消費期限（食品を摂取する際の安全性の判断に資する期限）、原材料、添加物、栄養成分の量及び熱量、原産地その他食品関連事業者等が食品の販売をする際に表示されるべき事項

(2) 表示の方法その他(1)に掲げる事項を表示する際に食品関連事業者等が遵守すべき事項

　食品表示基準は、食品を「加工食品」、「生鮮食品」、「添加物」に、食品関連事業者等を「食品関連事業者に係る基準」、「食品関連事業者以外の販売者に係る基準」に区分して構成され、それぞれの区分ごとに食品の性質等に照らし、できる限り共通の規定にまとめられています。

　また、食品表示基準において、義務表示の対象となるのは、原則として販売（不特定又は多数の者に対する譲渡を含む。）する全ての生鮮食品及び容器包装に入れられた加工食品及び添加物です。ただし、設備を設けて飲食させる生鮮食品、加工食品については、食品表示基準は適用されません（牛肉の生食に関する注意喚起表示を除く。）。

　なお、食品表示基準の施行後、新ルールに基づく表示への移行のための猶予期間（経過措置期間）が設けられており、加工食品及び添加物の表示は2020（平成32）年3月31日まで（生鮮食品の表示は2016（平成28）年9月30日をもって猶予期間終了）とされていますので、この期間内に新ルールに基づく食品表示に切り替える必要があります。

食品表示基準の構成

食品表示基準（平成27年内閣府令第10号）
第1章　総則（第1条、第2条）
第2章　加工食品
　第1節　食品関連事業者に係る基準
　　第1款　一般用加工食品（第3条～第9条）
　　第2款　業務用加工食品（第10条～第14条）
　第2節　食品関連事業者以外の販売者に係る基準（第15条～第17条）
第3章　生鮮食品
　第1節　食品関連事業者に係る基準
　　第1款　一般用生鮮食品（第18条～第23条）
　　第2款　業務用生鮮食品（第24条～第28条）
　第2節　食品関連事業者以外の販売者に係る基準（第29条～第31条）
第4章　添加物
　第1節　食品関連事業者に係る基準（第32条～第36条）
　第2節　食品関連事業者以外の販売者に係る基準（第37条～第39条）
第5章　雑則（第40条、第41条）
附則

【別表一覧】
別表第1【食品表示基準の対象となる加工食品を定めるもの】
別表第2【食品表示基準の対象となる生鮮食品を定めるもの】
別表第3【食品表示基準の対象となる食品に係る定義を定めるもの】
別表第4【横断的義務表示事項に係る個別のルールを定めるもの】
別表第5【名称規制に係る食品及びその名称を定めるもの】
別表第6【添加物の用途を定めるもの】
別表第7【添加物の物質名の代替となる語（一括名）を定めるもの】
別表第8【食衛法施行規則別表第1に定める名称を用いない添加物の類を定めるもの】
別表第9【栄養成分及び熱量の表示単位、測定法、許容差の範囲及びゼロと表示できる場合の含有量を定めるもの】
別表第10【栄養素等表示基準値を定めるもの】
別表第11【機能を表示できる栄養成分について定めるもの】
別表第12【栄養成分の補給ができる旨の表示の基準値を定めるもの】
別表第13【栄養成分又は熱量の適切な摂取ができる旨の表示の基準値を定めるもの】
別表第14【特定原材料を定めるもの】
別表第15【原料原産地表示の対象食品を定めるもの】
別表第16【遺伝子組換え対象農産物を定めるもの】
別表第17【遺伝子組換え対象加工食品を定めるもの】
別表第18【特定遺伝子組換えに係る形質、対象加工食品、対象農産物を定めるもの】
別表第19【一般用加工食品の個別的表示事項を定めるもの】
別表第20【様式、文字ポイント等表示の方式等の個別ルールを定めるもの】
別表第21【牛乳の切り欠き表示の様式を定めるもの】
別表第22【個別の食品に係る表示禁止事項を定めるもの】
別表第23【業務用加工食品の容器包装に表示しなければならない事項を定めるもの】
別表第24【一般用生鮮食品の個別的表示事項を定めるもの】
別表第25【業務用生鮮食品の容器包装に表示しなければならない事項を定めるもの】

3 行政処分、罰則等

　食品表示基準に定められる表示事項が表示されていない食品を販売した場合や、遵守事項を遵守しない食品関連事業者があるときは、都道府県知事等又は農林水産大臣等若しくは財務大臣（酒類の品質事項に限る。）により、表示事項を表示し、遵守事項を遵守すべき旨の改善を指示され、併せて指示した旨の公表が行われます。

　この指示に従わない場合は、都道府県知事等又は消費者庁長官により指示に従うべきことが命令され、命令した旨が公表されることとなります。

　さらにこの命令に違反した場合、行為者は、1年以下の懲役又は100万円以下の罰金、法人は、1億円以下の罰金に処せられることとなります。

　また、食品を摂取する際の安全性に重要な影響を及ぼす事項について基準に従った表示がされていない食品を販売した場合や、基準において表示すべきとされている原産地（原材料の原産地を含む。）について虚偽の表示がされた食品を販売した場合など、違反の内容によって異なる罰則等が定められています。

食品表示法の執行の流れ

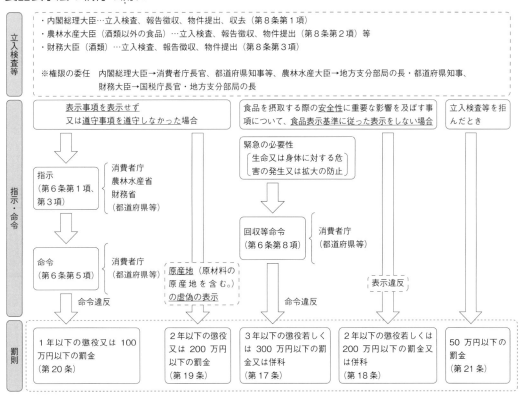

加工食品の表示に関するQ&A

第1章

第1部　一般用加工食品の表示に関するQ&A

第1　表示対象等…10／第2　表示方法…21／第3　名称等…37／第4　原材料名…48／第5　添加物…82／第6　アレルギー表示…105／第7　遺伝子組換え表示…136／第8　原料原産地名…149／第9　内容量…216／第10　期限表示・保存方法…226／第11　食品関連事業者・製造所等…242／第12　栄養成分表示…270／第13　トレーサビリティ…296／第14　容器包装の識別表示…304／第15　その他…314

第2部　業務用加工食品の表示に関するQ&A

業務用加工食品…333

第1部　一般用加工食品の表示に関するQ&A

第1　表示対象等

1　表示対象について

　表示を行う必要があるかどうか（表示の対象になるかどうか）は、食品が容器包装に入れられているか、対面又は陳列販売であるかなどによって異なります。

食品表示法（一般用加工食品）	
表示対象	表示対象外
・容器包装に入れられた加工食品（ホチキス、輪ゴムで閉じられたものを含む） ・食品を製造し、又は加工した場所で販売する場合（インストア加工） ・有償での譲渡の他に、不特定又は多数の者に無償で譲渡する場合 ・試供品（不特定又は多数の場合）	・容器包装のない加工食品 ・客の求めに応じてその場で容器に詰めて販売する場合（対面販売） ・設備を設けて飲食させる場合（レストラン等の外食事業者による食品の提供（出前を含む）） ・特定かつ少数の者に対して無償で譲渡する場合

※対面販売については、消費者からその商品の内容について聞かれれば全ての情報を答えられる立場にあることから、あえて表示義務を課す必要性が乏しいため、表示の対象外としています。

製造・加工した場所や販売方法の相違による表示の取扱い

製造・加工した場所、販売方法	容器包装の有無	表示の要／不要
他の場所で製造・加工した弁当を仕入れて販売	有	全ての表示が必要
スーパー等のバックヤードで製造・加工した惣菜を当該スーパー等で販売	有	一部のみ表示が必要
	無	表示不要
パン屋等の小売店の調理場で製造したサンドイッチをその場で販売	有	一部のみ表示が必要
	無	表示不要
ハンバーガーショップで製造したハンバーガーをテイクアウト	―	表示不要
ハンバーガーショップで製造したハンバーガーを店舗内で飲食	―	表示不要

※スーパー等のバックヤードで単に小分け等を行った加工食品をその場で販売する場合は、原材料名、内容量など、必要表示事項を全て表示する必要があります。これは、単に小分け・再包装等を行うのみで自ら製造等を行わない場合、消費者の求めに応じて原材料等の情報提供を適切に行うことが困難と考えられるためです。

2 加工食品と生鮮食品の区分

　食品表示基準において「加工食品」は「製造又は加工された食品」と定義されていますが、「生鮮食品」は「加工食品及び添加物以外の食品」と定義されており、両者は区別されています。

　また、加工食品は、調味、加熱、異種混合等「製造」又は「加工」行為を施したものが該当し、生鮮食品は、水洗い、切断、冷凍等したものが該当します。

　なお、食品表示基準においては、従来のJAS法と食品衛生法において異なっていた生鮮食品と加工食品の区分が、JAS法の考え方に基づく区分に統一・整理されているため、従来の食品衛生法において生鮮食品とされていた軽度の撤塩、生干し、湯通し、調味料等により簡単な加工等を施したもの（例：ドライマンゴー）が新たに加工食品に区分されています。

加工食品に該当する行為の一例

行為	解説
ブランチング、加熱	ブランチングや加熱の処理をしたものは、加工食品となります。
調味	調味した場合は本質的に新たなものを作り出すことになり、加工食品となります。
複数の種類の魚又は食肉と野菜の組合せ	鍋セットなど、魚又は食肉と野菜の組合せはそれ自体が一つの調理された食品となり、加工食品となります。
加工食品と生鮮食品の混合	焼肉のたれを混合した食肉など、加工食品と生鮮食品を混合したものは加工食品となります。
あぶり	たたき牛肉など、表面をあぶったものは加工食品となります。
塩蔵	塩蔵したものは加工食品であり、それを塩抜きしたものも加工食品となります。

生鮮食品に該当する行為の一例

行為	解説
農産物の調整、選別、水洗い	食品表示基準別表第2（生鮮食品一覧）において、野菜は「収穫後調整、選別、水洗い等を行なったもの、単に切断したもの及び単に凍結させたものを含む。」と規定されています。
単なる切断	単に切断、薄切り等したものは生鮮食品に該当します。
オゾン水、次亜塩素酸ソーダ水による殺菌洗浄	オゾン水、次亜塩素酸ソーダ水による殺菌洗浄は、一定の作為は加えるものの、加工（新たな属性の付加）には至らないとされています。
同一種類の畜産物等の各部位の詰め合わせ	同一の種類の魚や食肉の各部位を詰め合わせたものは、生鮮食品に該当します。

農産物等の詰め合わせ（切断せずに詰め合わせたもの）	野菜、果実を切断せずに詰め合わせたものについては、生鮮食品に該当します。

※加工食品に対する「切断」、「選別」、「冷凍」等の行為は、「加工」に該当します。

3 「製造」と「加工」の定義

前述のとおり、加工食品については「製造又は加工された食品」と定義されていますが、食品表示基準において、「製造」とは、その原料として使用したものとは本質的に異なる新たなものを作り出すことであり、「加工」とは、あるものを材料としてその本質は保持させつつ、新たな属性を付加することとされています。

「製造」と「加工」の例

製造行為

加熱・ブランチング　調味　蒸し　粉末化　塩蔵　パン粉付け　等

　加工行為（※は加工食品に対する行為）

　単なる切断※　整形※　選別※　破砕（粉状になるものを除く）
　混合（粉体同士、液体同士、固体＋液体を除く）　小分け※
　盛り合わせ（生鮮A＋生鮮Bの盛り合わせ、生鮮＋加工の盛り合わせ）
　更なる加塩　あぶり　冷凍※・解凍　骨とり　結着防止

表示対象等

Q 001 食品表示基準は、どのような食品に適用されるのですか？お酒や配合飼料にも適用されますか？

A 食品表示基準は、一般消費者向け及び業務用に販売されるお酒を含む全ての加工食品、生鮮食品及び添加物に適用されます。

❶ 具体的には、お酒を含む全ての加工食品、生鮮食品及び添加物を、次の者が販売する場合に適用されます。
- 食品表示法第2条第3項第1号に規定する食品の製造・加工・輸入を業とする者（当該食品を販売しない者は除く。）
- 食品の販売を業とする者
- 食品関連事業者以外の者（バザー等で商品を販売する者など、販売を業としない者）

❷ また、上記の者が、不特定又は多数の者に対して無償で譲渡する場合にも適用されます。

❸ なお、配合飼料や医薬部外品のように食品でないものは対象とはなりません。

参考法令等➡「食品表示基準Q&A」（総則-1）

表示対象等

Q 002 「容器包装に入れられた加工食品」とはどのようなものですか？

A 加工食品を容器包装しているもので、そのままの状態で消費者に引き渡せるものをいいます。

次の事例については、以下のように区分されます。
❶ 串に刺してある焼き鳥をそのまま販売するもの
❷ トレイに載せた加工食品（ラップ等で包装しないもの）
❸ 小分け包装している製品をダース単位でまとめて包装した加工食品
❹ 消費者に渡す際に紙、ビニール等で包装した加工食品

- 容器包装に入れられた加工食品に該当するもの…❸
  なお、小分けした個々の包装に食品表示基準に定められた表示がされており、ダース単位でまとめた包装を透して見ることができれば、新たに表示する必要はありません。
- 容器包装に入れられた加工食品に該当しないもの…❶、❷、❹

参考法令等➡「食品表示基準Q&A」（加工-2）

表示対象等

Q 003 容器包装しないでばら売りするような加工食品の場合、表示義務はありますか？

A このような場合は、食品表示基準の規定は適用されません。

　一般消費者向けに販売される加工食品について、食品表示基準が適用される範囲は、食品関連事業者が生食用牛肉を容器包装に入れずに消費者に販売する場合を除いて、容器包装された加工食品に適用する旨を規定していますので、業務用加工食品を除く容器包装に入れられていないものを販売する場合には適用されません。

参考法令等➡「食品表示基準Q＆A」（加工-3）

表示対象等

Q 004 「製造」と「加工」との定義の違いについて教えてください。

A 「製造」とは、本質的に異なる新たなものを作り出すこと、「加工」とは、本質は保持させつつ、新たな属性を付加することとされています。

　このように一般的には、

 「製造」とは、その原料として使用したものとは本質的に異なる新たな物を作り出すこと

 「加工」とは、あるものを材料としてその本質は保持させつつ、新たな属性を付加すること

とされています。

　具体的には、食肉（生鮮食品）を原料としてハム（加工食品）を作ることは「製造」に該当し、当該ハム（加工食品）の塊をスライス又は小分けして新しい属性を付加することは「加工」に該当します。

参考法令等➡「食品表示基準Q＆A」（総則-13）、（総則-14）

表示対象等

Q 005 食品関連事業者の行為における「加工」とは、具体的にはどのような行為を指しますか？

14

A 「加工」とは、新たな属性を付加する行為であり、加工行為を行う前後で比較して、本質の変更を及ぼさない程度の行為を指します。

具体的には、以下の行為が「加工」に該当します。

加工	形態の変更	切断	加工食品の単なる切断（ハムの塊をスライス、など）
		整形	加工食品の大きさを整える（ブロックのベーコンの大きさと形を整える、など）。
		選別	加工食品の選別（煮干を大きさで選別、など）
		破砕	生鮮食品や加工食品を粉末（粉状にしたもの）ではなく、少し砕く行為（挽き割り大豆、など）
		混合	異なる種類の生鮮食品や加工食品の混合（キャベツとレタスの野菜ミックス、あられと落花生の混合（柿ピー）、などいわゆる異種混合。ただし、粉体と粉体、液体と液体、固体と液体の混合を除く。）
	容器包装の変更	盛り合わせ	複数の異なる種類の生鮮食品を盛り合わせること（マグロとサーモンの刺身盛り合わせ、など）
			生鮮食品や加工食品（異なる種類）の盛り合わせ（マグロとゆでだこの盛り合わせ、など）
		小分け	加工食品を小分け包装する（うなぎ蒲焼きをバルクで仕入れ小分けする、など）。
	加塩		既に塩味のついた加工食品を加塩する（塩鮭甘口に振り塩をし塩鮭辛口にする、塩蔵わかめに塩を加える、など）。
	骨取り		原型のまま除骨のみ行う（塩サバの骨とり、など）。
	表面をあぶる		生鮮食品の表面だけあぶる行為（牛肉のタタキ、カツオのタタキ、など）
	冷凍		単に加工食品を冷凍したもの（凍り豆腐、寒天、冷凍食品等の製造行為に該当するものを除く。）
	解凍		自然解凍等により、単に冷凍食品を冷蔵若しくは常温の状態まで解凍したもの（冷凍ゆでだこを解凍する、など）
	結着防止		固まらないように植物性油脂を塗布する（レーズンへの植物性油脂の塗布、など）。

参考法令等 ➡「食品表示基準Q＆A」（総則-14）

表示対象等

Q 006 食品表示基準が適用されない「設備を設けて飲食させる場合」、「製造、加工した場所で販売する場合」とは、どのような場合をいうのですか？具体的な例を教えてください。

A 「外食事業者が食品を提供する場合」「店内で製造・加工して直接販売する場合」をいいます。

　食品表示基準第1条ただし書きの規定により「加工食品又は生鮮食品を設備を設けて飲食させる場合」については表示の必要がなく、また、同第5条第1項の規定により、「食品を製造し、又は加工した場所で販売する場合」については、一部を除いて表示の必要はないとされています。

❶　「食品を製造し、又は加工した場所で販売する場合」とは、製造者と販売者が同一で、同一の施設内、敷地内で製造販売することをいい、具体的には、惣菜屋、調理パン小売業等の「料理品小売業者」が、その場で行う食品の製造販売、スーパーの惣菜コーナー等「店内で加工して直接販売する場合」を指します。

　「加工食品又は生鮮食品を設備を設けて飲食させる場合」とは、具体的には、レストラン、食堂、喫茶店等の外食事業者による食品の提供を指します。

　これは、製造又は加工したものを、その場で一般消費者に販売する場合は、その商品の品質を把握し、かつ、消費者から求められればその商品についての、全ての情報を答えられる立場にあることを理由としています。

❷　❶を踏まえ、以下に事例を示します。
(1)　別の場所で製造・加工したものを仕入れて、単に販売する場合
　⇒単に仕入れて販売する場合は、製造・加工した者又は販売をする者のいずれかが食品表示基準に基づいて表示を行う必要があります。
(2)　別の場所で製造・加工したものを仕入れて、飲食させる場合
　⇒設備を設けて飲食させる場合は、製造・加工の有無を問わず表示の必要はありません。ただし、単に販売する場合は製造・加工した者又は販売をする者のいずれかが表示を行う必要があります。
(3)　出前による販売
　⇒加工食品又は生鮮食品を製造・加工し、出前という形で外食事業者により提供される場合であり、表示の必要はありません。
(4)　刺身の盛り合わせ、惣菜等を店のバックヤードで製造・加工した場合
　⇒バックヤード等店内で製造・加工したものを当該店内で販売する場合は、「食品を製造し、又は加工した場所で販売する場合」に該当します。この場合、基準第5条により、安全上必要とされる事項を除き表示は不要とされています。ただし、解凍、小分け等については、「食品を製造し、又は加工した場所で販売する場合」には該当しないので、できあがった惣菜等を仕入れてバックヤードで解凍、小分けした場合には表示の必要があります。なお、バックヤードで製造・加工した場合であっても、容器に入れ、又は包装された製品の場合、安全上必要とされる事項の表示は必要となります。

参考法令等➡「食品表示基準Q&A」（総則-4）、（総則-16）

表示対象等

Q 007 鍋物セットやカットフルーツをインストア加工等した場合、表示義務はありますか？自らその場で販売する場合は、原材料名等の表示は必要ですか？

A 製造者と販売者が同一で、同一の施設内、敷地内で製造販売する場合については、原材料名等の表示の義務はありません。

❶ 食品関連事業者が、容器包装された下記の製品をインストア加工（スーパーマーケットのバックヤード等で調理（製造又は加工））し、自らその場で販売する場合は、原材料名、内容量、原料原産地名などの表示事項を表示する必要はありません。ただし、期限表示や添加物、アレルゲンなど、安全性に関する事項は表示が必要です。

　これら「インストア加工」に該当するものとしては、以下のようなものが考えられます。
（水産物）鍋物セット、バーベキューセット
（畜産物）鍋物セット各種、炒め物セット各種、焼肉セット、ハンバーグ、ピーマン肉詰め
（農産物）カットフルーツミックス、カット野菜ミックス、鍋物セット

❷ なお、食品表示基準第3条第2項により、輸入品以外の加工食品には原料原産地表示が義務付けられましたが、これは安全性に関する事項ではないので、インストア加工の場合は、原料原産地の表示義務はありません。

　しかし、これらの食品は消費者から生鮮食品と同様に認識されており、原産地表示の期待が大きいことを踏まえ、自主的に原料原産地表示を行うことが望まれます。

❸ なお、食品表示基準上は内容量の表示義務がない場合であっても、計量法上表示しなければならない場合があるので、注意が必要です。

参考法令等➡「食品表示基準」第3条第2項
　　　　　「食品表示基準Q＆A」（加工-61）、（加工-192）、（加工-193）

表示対象等

Q 008 インストア加工で表示が免除になるのは、どのような場合ですか？

A 容器包装に入れられていない、いわゆるばら売りの場合は、表示が免除されます。

客の注文に応じて弁当、惣菜をその場で容器に詰めて販売する加工食品については、食品表示基準における容器包装に入れられた加工食品に該当しないため、食品表示基準に定められた表示は必要ありません。ただし、生食用牛肉の場合は食中毒のリスクがある旨等

の注意喚起が必要です。
　インストア加工で容器包装に入れられたものの場合、食品表示基準に基づく安全性に関する事項の表示の義務が生じます。例えば、刺身などの盛り合わせを店舗で盛り付けたり、惣菜をバックヤードで製造している場合などです。ただし、消費者から原材料や原産地などその商品の選択に関する情報を求められた場合には答えられるようにしておく必要があります。

参考法令等➡「食品表示基準」第5条
　　　　　「食品表示基準Q＆A」（総則-16）、（加工-4）、（加工-193）

表示対象等

 009 別の場所にあるセントラルキッチンから配送されてきたものを販売する場合は、表示が必要ですか？

 このような場合は、表示が必要です。

　別の場所にあるセントラルキッチンから配送されてきたものを販売する場合は、製造又は加工をした場所で販売する場合に該当しないため、食品表示基準第3条及び第4条に定める表示が必要となります。

参考法令等➡「食品表示基準Q＆A」別添　弁当・惣菜に係る表示（弁当-18）

表示対象等

 010 店頭で漬物、つくだ煮、菓子等を量り売り等する場合、多忙時を見込んであらかじめその日の販売見込量を包装して店頭に陳列している場合、表示義務はありますか？

 ありません。

　小売店が、当日にその日の販売見込量の限度内においてあらかじめ容器包装に入れ店頭に陳列しておくことは、客の求めに応じて量り売り等をする範囲と考えられ、表示をしなくても差し支えありません。
　ただし、温度管理が必要なものにあっては、販売時に生食用及び要冷蔵である旨等を消費者に正確に伝える必要があります。

参考法令等➡「食品表示基準Q＆A」（加工-194）、別添　弁当・惣菜に係る表示（弁当-17）

表示対象等

Q 011 カタログや注文書に表示すれば、商品の容器包装に表示しなくてもよいですか？

A 容器包装そのものに表示することが必要です。

　一般消費者に販売される商品について、食品表示基準による義務表示事項は、加工食品の容器包装に表示しなければなりません。したがって、注文書やカタログへの表示をもって、容器包装への表示に代えることはできません。

　なお、業務用加工食品においては安全性に関する事項以外の事項は、送り状や納品書、規格書等に表示することができます。

参考法令等➡「食品表示基準」第8条
　　　　　　「食品表示基準Q＆A」（加工-265）、（加工-290）

表示対象等

Q 012 食品表示基準において、一部の表示を省略することができる容器包装とは、どのようなものがありますか？

A 内装の表示が透視できる場合の外装への表示や、運搬容器に表示する場合は省略することができます。

❶　食品表示基準で義務付けられている表示事項は、容器包装の見やすい場所に表示することとされており、この場合の容器包装とは、食品衛生法第4条で「食品又は添加物を入れ、又は包んでいる物で、食品又は添加物を授受する場合そのままで引き渡すものをいう。」と定義されています。

❷　容器包装の見やすい場所とは、容器包装を開かないでも容易に見ることができる箇所と規定されており、例えば、容器包装（箱等）の上に、さらに小売のため包装（外装）を行う場合は、外装に必要な表示を行わなければなりません。しかし、その外装がセロファン紙等で、内装の表示がそのまま透視できる場合には外装への表示は省略することができます。

❸　また、商品の輸送、運搬のために、製造業者が卸・小売業者に商品を運搬する外装容器であって、そのまま販売業者に商品ごと販売するものは容器包装とみなされ、表示が必要となりますが、これらの外装容器を卸・小売業者がその都度持ち帰りする場合は、容器包装ではなく通い容器に該当するため、一部の表示を省略することができます。

　同様に、店頭で量り売りする加工食品を、購入者が持ち帰りの便宜のために、販売の都度、箱に入れたり包んだりする場合及びあらかじめ混雑時を見込んで、当日販売数に限って包装してあるものは単なる運搬容器であるから表示を省略することができます。

また、小売業者及び販売業者が購入者の要望によって便宜上、仮箱等に詰めたものや包んだものも同様に表示を省略することができます。
❹　食品表示基準第3条第3項では、容器包装の表示可能面積がおおむね30cm²以下であるものは、原材料名、原料原産地名、栄養成分等の表示を省略することができます。
　　　なお、表示可能面積は「おおむね30cm²」とされていますが、容器包装の形状、義務表示対象となる事項の字数が、個々の食品により異なるため、30cm²以下を基本としつつ、個々のケースに応じて判断することとなります。
❺　表示を省略することができる食品についても、表示が可能なものについては、できるだけ表示することが望ましいとされています。

参考法令等➡「食品衛生法」第4条
　　　　　　「食品表示基準」第3条第3項
　　　　　　「食品表示基準について」（加工食品）2
　　　　　　「食品表示基準Q&A」（加工-248）、（加工-261）、別添　弁当・惣菜に係る表示（弁当-17）

表示対象等

Q 013　一般消費者に販売しない試供品については、どのような表示義務がありますか？

A　食品表示法に基づく表示義務があります。

　食品表示法における「販売」については、たとえ無償の譲渡であっても、不特定又は多数の者に対して食品を譲渡する場合は、販売と同等の規制を課すことが適当であるため、不特定又は多数の者に対する販売以外の譲渡を含む概念とされています（同法第1条）。
　　したがって、食品表示基準においても、「販売」とは有償での譲渡及び不特定又は多数の者に対する無償での譲渡を意味することになります。
　そのため、特定かつ少数の者に対して無償で譲渡する場合が、「販売」に該当しない場合とされています。
　　したがって、試供品の授与の対象が「少数」であっても「不特定」の場合、対象が「特定」であっても「多数」の場合は、いずれも表示の義務が生じ、食品表示法上の表示が必要となります。

参考法令等➡「食品表示法」第1条
　　　　　　「食品表示基準について」（総則関係）1⑴
　　　　　　「食品表示基準Q&A」（総則-2）

第2 表示方法

　表示の様式、表示に用いる文字の大きさ、外装が伴う場合の表示等、表示の方法について留意すべき事項については、主に食品表示法に基づく食品表示基準において規定されています。

　食品の表示方法については、食品表示基準に規定される別記様式をもって表示することが原則ですが、近年多様な加工食品が製造され表示を行う事業者も多様化している中で、別記様式による表示方法のみでは消費者への情報提供が十分に図られていないことから、プライスラベル等による表示方法も認められています。

1 表示の様式

①表示の様式

　食品表示基準第8条に基づく別記様式1（一括表示様式）、別記様式2（栄養成分表示様式）による表示を基本とし、義務表示事項が別記様式による表示と同等程度に分かりやすく一括して表示されている場合（プライスラベルによる表示など）は、別記様式以外の方法で表示することができます。

- 「義務表示事項」とは、主に食品表示法の規定による、名称、原材料名、添加物、内容量、賞味期限、保存方法、食品関連事業者、製造所等の所在地及び製造者等の氏名又は名称及び栄養成分等をいいます。
- 「別記様式による表示と同等程度に」分かりやすい表示とは、次のような表示を指します。

> ① スーパー等で使用されるいわゆるプライスラベルによる表示
> ② 菓子類など、容器包装の形態に合わせ工夫した表示

　上記の他、別記様式を基本としつつ、次のように工夫して表示することも可能です。

> ① 別記様式の表示順序を変更して表示すること（ただし、栄養成分表示様式の表示順序は変更できません）
> ② 別記様式に区切り線などを記載すること

　ただし、例えば「原材料名」を2か所に分けて表示するなど、表示内容が分かりにくくなるような表示は認められていません。

- 義務表示事項以外の事項であっても、他の法令や地方自治体の条例によるもの、消費者の選択に資するものであれば別記様式枠内に表示することができます。

	表示事項の例
他の法令による表示事項	・飲用乳の公正競争規約による「無脂乳固形分」や公正マーク ・健康増進法に基づく特定保健用食品の許可マーク ・容器包装の識別表示
条例による表示事項	・使用上の注意 ・製造年月日 ・加工年月日
消費者の選択に資する表示事項	・お客様問合せ先 ・ホームページアドレス

- 名称と内容量については、商品の主要面に表示することにより、義務表示事項が一括して表示される部分（一括表示部分）での表示を省略することができます。
- 原材料名、原料原産地名、内容量及び消費期限又は賞味期限については、一括表示部分に表示することがどうしても困難な場合には、表示箇所を一括表示部分に表示すれば、他の箇所に表示することができます。なお、消費期限又は賞味期限を一括表示枠外に表示する場合、保存方法についても、その表示箇所を一括表示部分に表示すれば、消費期限又は賞味期限の表示箇所に近接して表示することができます。
- 基本となる表示方法は、表示事項が消費者に分かりやすく一括表示してあることですので、やむを得ず他の箇所に表示をするとしても、次の点に十分留意して行ってください。

① 「商品表面上部に表示」、「本面右下に表示」のように、表示箇所を一括表示部分に明確に表示すること
② 複数の表示事項を別途表示する場合には、それらがバラバラにならないようできるだけまとめて表示すること
③ 背景と対照的な色を使う、大きな文字で印字するなど、明瞭に識別できる方法で表示すること

②様式の表示方法
- 容器包装の見やすい箇所に行います。
- 枠の色は、背景の色と対照的な色とします。
- 様式は、横書、縦書どちらでもかまいません。
- 様式の枠を表示することが困難な場合には、枠を省略することができます。

2 プライスラベルによる表示

- 従来、一括表示に限られていた様式について、この様式による表示を基本としつつ、プライスラベルのように義務表示事項が別記様式による表示と同等程度に分かりやすく一

括して表示されていれば、別記様式以外による表示が可能です。
- プライスラベルで表示する場合は、「名称」、「原材料名」などの事項名を省略しても分かりにくくならない場合には、事項名を省略することができます。
- ただし、「消費期限」又は「賞味期限」については、それぞれ用語の意味が異なっており、年月日のみを表示するとどちらの期限を表示しているのか不明なことから、事項名を省略することはできません。また、「製造者」、「加工者」、「販売者」等の事項名についても省略せずに表示することが必要です。

プライスラベルの表示例

3 文字の大きさ

- 表示に用いる文字は、原則として日本工業規格 Z8305（1962）に規定する 8 ポイント（1 ポイント＝ 0.3514mm）以上の大きさの統一のとれた活字とします。
- 表示可能面積がおおむね 150cm^2 以下のものにあっては、日本工業規格に規定する 5.5 ポイント以上の大きさの統一のとれた活字とすることができます。
- 表示に用いる文字の色は、背景の色と対照的な色とします。

文字の大きさ

- 5.5ポイント：表示可能面積がおおむね150cm^{2}以下のものに用いる文字の大きさ
  <small>食品表示</small>
- 6ポイント：調理冷凍食品（表示可能面積がおおむね150cm^{2}以下のもの）の「使用方法」「内容個数」等に用いる文字の大きさ
  <small>食品表示</small>
- 8ポイント：基本の大きさ
  食品表示
- 9ポイント：畜産物缶詰・瓶詰の「食肉の名称」等に用いる文字の大きさ
  食品表示
- 12ポイント：チョコレート類の「種類別名称」（容器包装の面積が200cm^{2}を超えるもの）等に用いる文字の大きさ
  ## 食品表示
- 14ポイント：乳飲料の「種類別名称」、果実飲料の「果汁の使用割合」等に用いる文字の大きさ
  ## 食品表示
- 16ポイント：調理冷凍食品の「食用油脂で揚げた後、凍結し、容器包装に入れた旨」等に用いる文字の大きさ
  ## 食品表示

※上記文字の大きさの例示は目安であり、実際の大きさとは異なる場合があります。

4 外装が伴う場合

- 容器包装の上に、さらに小売りのための包装（外装）をしたり、紙箱等に入れたりする場合は、中の表示が透視できる場合を除き、外装又は紙箱等に必要な表示をしなければなりません。

表示方法

Q 014 食品表示基準で定められている表示事項以外の情報を、義務表示事項と一緒に別記様式（一括表示様式）枠内に表示することはできますか？

A 景品表示法など他の法令による表示事項及び一般消費者の選択に資する表示事項は、枠内に表示することができます。

　一括表示枠内には、食品表示基準第4条で個別品目ごとに定められている表示事項や公正競争規約、その他法令により定められているもののほか、一般消費者の選択に資する適切な表示事項を表示することが可能です。

　例えば、一括表示枠内に、景品表示法による清涼飲料水の「無果汁」表示や食品表示基準による食肉製品の「加熱食肉製品である旨」の表示のほか、製造者等の電話・FAX番号の表示、「使用上の注意」、「開封後の賞味期限」、「使用方法」等の表示を行うことは可能です。ただし、誤認が生じないように、事項名を明らかにして表示します。

参考法令等➡「食品表示基準」別記様式1備考12
　　　　　　「食品表示基準Q＆A」（加工 -272）

表示方法

Q 015 条例で食品表示基準と異なる事項やさらに細かい事項等が規定されている場合は、どのように表示すればよいですか？

A 一括表示枠内に表示することができます。

　条例で規定されている事項として、例えば、以下のようなものが考えられます。
（1）　表示の内容として、「製造年月日」、「加工年月日」、「使用上の注意」等が規定されている。
（2）　原材料名の表示について、さらに細かい規定がされている。
（3）　表示事項の事項名の順序等が食品表示基準とは異なって規定されている。

❶　条例で定められた表示事項についても一括表示枠内に表示することができます。また、製品の包装形態などを考えて、義務表示事項をより分かりやすくするため、その表示順序を変更すること等も可能です。

❷　したがって、上記のような場合は、次のように表示することが可能です。
（1）　一括表示枠内に「製造年月日」、「加工年月日」、「使用上の注意」等の事項を設けて表示すること。
（2）　原材料名について、一般的な名称で重量順に表示されている限りにおいては、条例等に従ってさらに細かく表示すること。

(3) 一括表示様式による表示と同等程度に分かりやすく表示されている限りにおいては、表示事項の順序等を変更すること。

参考法令等➡「食品表示基準Q＆A」（加工-240）、（加工-272）

表示方法

Q 016 お客様問合せ先やホームページアドレスのように、法令や条例等で定めがない内容を一括表示枠内に表示することはできますか？

A 一般消費者の選択に資する適切な表示事項、表示してあることが望ましいと思われる事項であれば、一括表示枠内に表示することが可能です。

❶ お客様問合せ先やホームページアドレス、メールアドレスのように、消費者にとって表示してあることが望ましいと思われる事項であれば、他法令や条例等に定めのない内容についても、一括表示枠内に表示することが可能です。

❷ ただし、義務表示事項以外の事項を一括表示枠内に表示する際には、義務表示事項が見づらくならないよう配慮することが必要です。なお、商品の説明書や宣伝文句などは表示することができません。

表示例

名　　　称	ミックスジャム
原　材　料　名	果実（いちご（栃木産）、りんご）、糖類（砂糖、水あめ）増粘多糖類、酸味料
内　容　量	200g
賞　味　期　限	上欄に記載
保　存　方　法	上欄に記載
製　造　者	株式会社○○食品 大阪市大淀区○○町○-○
お客様相談室	TEL 0120-○○○○-××××
弊社HPアドレス	http://www･･･●

お客様問合せ先（相談室）やホームページアドレスを一括表示枠内に表示

参考法令等➡「食品表示基準Q＆A」（加工-272）

表示方法

Q 017 食品表示基準における「表示可能面積」とは、ラベルの面積、容器包装の表面積のどちらをいうのですか？

A 容器包装の表面積をいいます。

表示可能面積は、容器包装の形状等によっても異なりますが、表示事項を表示しても判読が困難な部分を除いた容器包装の表面積をいいます。例えば、包装の重なり部分や、キャンディ等の「ひねり」の部分、光電管マーク等は表示可能な部分には入りません。したがって、容器包装の表面積から、表示が不可能な部分を差し引いた面積となります。

　また、印刷瓶詰（回収使用瓶に限ります。）の飲料等で当該瓶の形状又は表面に特殊な加工が施されていることにより、ラベルの貼付ができない（ラベルを貼付することにより、再使用ができない場合を含みます。）場合は、ラベルの貼付ができない面積を表示可能面積に含めなくても、差し支えありません。

　なお、いたずらに表面積を少なくするような方法による包装は適当ではありません。

キャンディの例

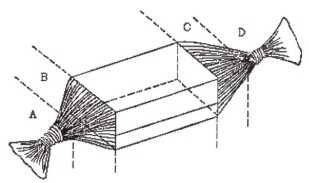

A、B、C、Dは判読が困難な部分となりますので、この場合の表面積は長方形部分の面積の合計です。

参考法令等 ➡「食品表示基準Q＆A」（加工 -268）

表示方法

Q 018　表示事項を表示する順序は、食品表示基準で規定されている別記様式で示された順序で表示しなければならないのですか？また、2枚のラベルに分けて表示してはいけないのですか？

A　食品表示基準で規定されている順序で表示することが基本です。

❶　名称、原材料名、内容量等の表示事項は、別記様式1（一括表示様式）によることが基本ですが、別記様式と同等程度に分かりやすく一括して表示されているのであれば、別記様式に示されている順序を変更して表示することや、プライスラベルによる表示など、別記様式以外の様式で表示することも可能です。ただし、例えば、「原材料名」を2箇所に分けて表示するなど、表示内容が分かりにくくなるような表示は認められません。

❷　また、ラベルは1枚のラベルに表示するのが基本ですが、容器包装の大きさ、形状から1枚で表示することができない場合には、2枚に分けて表示することも可能です。

27

参考法令等➡「食品表示基準Q&A」（加工-240）、（加工-241）

表示方法

Q 019 日付や内容量を印字する都合上、賞味期限と内容量を別記様式の最下段に表示することができますか？

A 可能です。

別記様式1（一括表示様式）の事項名の順序を変更して表示することは、「別記様式による表示と同等程度」に分かりやすい表示として認められていますので、賞味期限と内容量を別記様式1の最下段に表示することは可能です。

ただし、別記様式2及び3の栄養成分及び熱量の表示順序を変更して表示することはできません。

参考法令等➡「食品表示基準Q&A」（加工-240）

表示方法

Q 020 複数の表示事項について、表示箇所を一括表示部分に表示すれば、他の箇所に表示することはできますか？

A どうしても困難な場合には、表示箇所を一括表示部分に表示すれば、他の箇所に表示することができます。

❶ 原材料名、原料原産地名、内容量及び消費期限又は賞味期限を他の事項と一括して一括表示部分に表示することがどうしても困難な場合には、表示箇所を一括表示部分に表示すれば、他の箇所に表示することが可能です。なお、消費期限又は賞味期限の表示箇所を表示して他の箇所に表示する場合において、保存方法についても、表示事項を一括して表示する箇所にその表示箇所を表示すれば、消費期限又は賞味期限の表示箇所に近接して表示することが可能です。

❷ 表示事項は、消費者に分かりやすく、一括して表示してあることが基本であり、やむを得ない事情により他の箇所に表示する際には、
(1) 「商品表面上部に表示」、「本面右下に表示」のように、表示箇所を一括表示部分に明確に表示すること
(2) 複数の表示事項を別途表示する場合には、それらがバラバラにならないようできるだけまとめて表示すること
(3) 背景と対照的な色を使う、大きな文字で印字するなど、明瞭に識別できる方法で表示すること
が必要です。

参考法令等➡「食品表示基準Q＆A」（加工 -242）

表示方法

Q 021 容器包装の表示を誤った場合、上からシール等を貼り付けて訂正することは可能ですか？

A 可能ですが、問合せにはきちんと対応する等、適切な対応が必要です。

　表示を訂正するために誤った表示の上からシール等により適正な表示を貼付すること自体は差し支えありません。
　しかしながら、消費者等に誤解を与えるおそれがあることも留意し、消費者等からの問合せにはきちんと対応する等、事業者として適切な対応をすることが重要です。

参考法令等➡「食品表示基準Q＆A」（加工 -271）

表示方法

Q 022 一括表示様式の事項名について、「原材料名」を「原材料」等として表示することはできますか？

A 消費者は同一の意味であると容易に判断することができますので、表示することは可能です。

　一括表示部分の事項名を「原材料名」でなく、「原材料」と表示しても、消費者は同一の意味であると容易に判断することができますので、Qのように表示することは可能です。ただし、表示責任者である食品関連事業者は、「製造者」、「販売者」、「加工者」又は「輸入者」の事項名とされています。

参考法令等➡「食品表示基準Q＆A」（加工 -112）、（加工 -240）

表示方法

Q 023 ケーキの詰め合わせのように、数種類の製品を詰め合わせた場合の表示は、どのようにすればよいですか？

A それぞれの製品の情報が消費者に正確に伝わるように表示し、表示事項の内容が同一であればまとめて記載することができます。

❶　名称は、「ショートケーキ詰め合わせ」、「ショートケーキ（チョコレート、いちご）」のように、内容を表す一般的な名称を表示します。
❷　原材料名及び添加物の表示を原材料名欄に表示する場合は、ケーキの詰め合わせを例

29

にすると、「チョコレートケーキ（砂糖、卵、小麦粉、植物油脂、カカオマス、全粉乳…／乳化剤、膨張剤、香料）、いちごケーキ（砂糖、小麦粉、卵、植物油脂、カカオバター、いちご…／乳化剤、膨張剤、香料）」等と、それぞれの製品ごとに複数の製品の全ての原材料名及び添加物を、食品表示基準に基づき表示します。なお、添加物は、「チョコレートケーキ（砂糖、卵、小麦粉、植物油脂、カカオマス、全粉乳…）、いちごケーキ（砂糖、小麦粉、卵、植物油脂、カカオバター、いちご…）／乳化剤、膨張剤、香料」等と、まとめて表示することも可能です。

❸ 添加物の表示を、添加物欄を設けて表示する場合は、「チョコレートケーキ（乳化剤、膨張剤、香料）、いちごケーキ（乳化剤、膨張剤、香料）」と、原材料名の表示と同様にそれぞれの製品ごとに複数の製品の全ての添加物を食品表示基準に基づき表示します。なお、まとめて「乳化剤、膨張剤、香料」と表示することも可能です。

❹ 内容量は、「チョコレートケーキ○○g、いちごケーキ○○g」又は「○○g（チョコレートケーキ○○g、いちごケーキ○○g）」と表示します。なお、ケーキの場合は、個数表示も可能です。

❺ 賞味期限又は消費期限は、「チョコレートケーキ30.6.2　いちごケーキ30.6.1」等と、個々の製品ごとに表示するか、又は期限表示の早い方（例えば、いちごケーキの30.6.1）を「30.6.1」と表示します。また、それぞれの製品の消費期限等が同じであれば、1つにまとめて表示することができます。

❻ 保存方法については、それぞれの製品の特性に従って表示しますが、同じ保存方法であれば、1つにまとめて表示することができます。

❼ 原則、各々の個別食品について表示が必要ですが、1つの独立した商品となる詰め合わせ食品に該当する場合は、製造者等は、詰め合わせを行う者の氏名又は名称及び住所の記載により、表示することができます。

❽ 詰め合わせ品の1つひとつに表示があり、外装からその表示が見える場合は、改めて外装に表示をする必要はありません。

参考法令等➡「食品表示基準Q＆A」（加工-245）

表示方法

 Q 024 販売者が、2製造者以上の製品を詰め合わせて販売する場合の表示は、どのようにすればよいですか？

A それぞれの製品について外装に必要な表示をします。購入者の求めに応じて詰め合わせて販売する場合は表示をする必要はありません。

❶ 販売者が2製造者以上の製品を購入して、詰め合わせて1つの商品として販売する場合、名称、期限表示、添加物等の表示は、それぞれの製品について外装に表示しなければなりません。製造者の表示についても原則として、全ての製造者を外装に表示する必要があります。

食品表示基準第3条第1項の表の製造所等の所在地及び製造者等の氏名又は名称の表示については、それぞれ異なる製造所等で容器包装され販売に供する個別食品を詰め合わせる場合、原則として、各々の個別食品について表示が必要ですが、1つの独立した商品として販売される食品に該当する場合は、いずれかの個別食品の製造又は加工を行い、かつ、最終的に詰め合わせを行った事業者のみを製造所又は加工所として表示することができます。この場合、表示責任者が詰め合わせ食品の製造又は加工を行う事業者と合意しておく必要があります。

❷ また、小売店等において、個々に表示がなされているものを購入者の求めに応じて詰め合わせて販売する場合は、その外装は単に化粧箱にすぎず、いわゆる容器包装には該当しないと考えられるので外装に表示をする必要はありません。

参考法令等➡「食品表示基準Q&A」（総則-7）、（加工-244）

表示方法

Q 025 クッキーの缶詰のように販売方法がばら売りであったり、詰め合わせであったりする場合の表示は、どのようにすればよいですか？

A 販売単位に応じて1個ごと又は外装（外箱）に表示します。

❶ 加工食品の表示は販売単位ごとに行うことになっていますが、販売方法が詰め合わせの形態に限られ、1缶ごとにばら売りされることがない場合は、箱に一括表示がしてあれば中身の缶の個々に表示する必要はありません。ただし、販売店によって、1缶ごとにばら売りされる可能性がある場合は、1缶ごとに表示することになります。

❷ 中身の缶の個々に一括表示がされており、透明の袋等包装を透して表示を見ることができれば、あえて袋に表示をする必要はありません。

❸ また、通常、カップめんは1個単位で販売されますが、ダンボール箱でダース売りするような場合は、中身の1個ごとに表示してあっても、ダンボール箱の見やすい箇所に表示しなければなりません。

参考法令等➡「食品表示基準Q&A」（加工-244）

表示方法

Q 026 めん類に添付するスープやかやく、たれやシロップなど添付品については、どのように表示するのですか？

A 添付品の情報が消費者に正確に伝わるように、主となる食品と併せて各表示規定に従って表示します。

❶　Qのように、添付品がセットされ通常一緒に食すようなものは、その添付品は商品構成上欠かすことのできないものであり、その表示内容も消費者の商品選択においては、一定の判断材料となるので、主である食品と同様に各表示規定に従って表示しなければなりません。

❷　めん類については、乾めんや生めん、即席めん等の個別の食品表示基準等が定められており、その中に添付品についての表示規定が定められているので、これに従って表示をしてください。

❸　納豆やゼリーについては、個別の食品表示基準等が定められていないので、食品表示基準の規定に従い、次のとおり表示をしてください。

⑴　名称については、「内容を表す一般的な名称」を表示します。添付品については、消費者に誤認を与えない範囲で、主となる食品の名称の次に、括弧を付して「納豆（たれ付）」、「コーヒーゼリー（シロップ付）」と表示しても差し支えありません。

⑵　原材料名の表示は、見やすさを考慮して、主である食品と添付品を分けたうえで、それぞれを構成している原材料名を表示します。

⑶　内容量については、添付品はその商品の中では一般に付随的なものと考えられることから、省略しても差し支えありません。また、「納豆45g、たれ5g、からし0.7g」等と、主となる食品に併せて表示しても差し支えありません。

⑷　賞味期限又は消費期限及び保存方法については、主となる食品と添付品が一緒に食されることを考慮し、それぞれの特性に従って設定等したうえで表示してください。

⑸　製造者等は、詰め合わせを行う者の氏名又は名称及び住所を記載することにより、表示することができます。

表示例

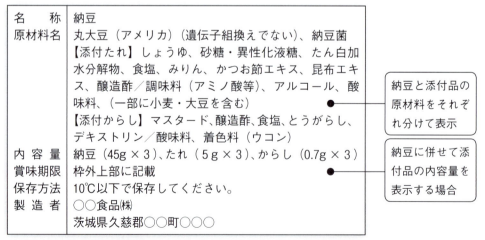

参考法令等➡「食品表示基準Q＆A」（加工 -60）、（加工 -244）

表示方法

Q 027　一括表示の枠は、必ず線で示さなければいけないのですか？

A　色分けによる方法も可能です。

　一括表示の枠を線で示す以外に、色分け（網掛け）等により、表示内容が周りの背景と区別されていれば、それを一括表示として差し支えありません。ただし、表示に用いる文字の色は背景の色と対照的な色とします。また、食品表示基準別記様式１の枠を表示することが困難な場合には、枠を省略することも可能です。

参考法令等➡「食品表示基準」第８条第１項第８号、様式１備考11
　　　　　　「食品表示基準Q＆A」（加工-239）

表示方法

Q 028　プライスラベルにより表示をする場合、原産国表示や原料原産地表示は、どのように行えばよいですか？

A　表示禁止事項である「産地名を示す表示であって、産地名の意味を誤認させるような表示」にならないように注意して行ってください。

❶　食品表示基準において、「産地名を示す表示であって、産地名の意味を誤認させるような表示」は禁止されています。これにより、例えば、輸入した原料を国内で味付け等の加工をして製造したものに「国産」のように表示することは、当該製品の原材料が「国産」であると誤認させる可能性があるため認められません。

❷　プライスラベルで加工食品に産地表示を行う場合も、上記を踏まえ、消費者を誤認させないように表示することが必要です。

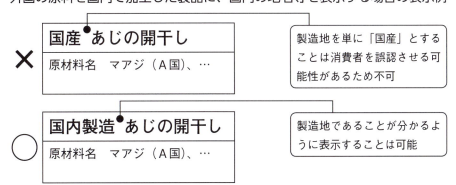

外国の原料を国内で加工した製品に、国内の地名等を表示する場合の表示例

参考法令等➡「食品表示基準Q＆A」（加工-253）

表示方法

Q 029 プライスラベルとは別に一括表示を製品の裏側に表示してもよいですか？

A 義務表示事項については、プライスラベルへの一括記載や原材料名の別途記載等を活用し、商品の表面に表示してください。

 プライスラベルとは別に、一括表示を商品の裏側に添付する例がありますが、商品をひっくり返して表示を確認することは見にくいだけでなく、特に店頭でパックするような品物では商品を傷めることにもなり、好ましくありません。

 このため、義務表示事項については、内容物が隠れてしまうため必要な表示事項をどうしても表面や側面等に表示できないような場合を除き、プライスラベルへの一括記載、原材料名の別途記載、「おかず」表示等を活用し、商品の表面に表示してください。

参考法令等 ➡「食品表示基準Q＆A」（加工 -264）、別添　弁当・惣菜に係る表示（弁当-3）、（弁当-8）

表示方法

Q 030 表示に用いる文字の大きさについて教えてください。

A 8ポイントの活字以上の大きさで、原則として正体で表示します。

　日本工業規格（JIS）Z8305（1962）では、ポイントは大きさ（高さ）についてのみ規定されており、横幅については規定されていません。ただし、「漢字及びかなの活字に対しては、原則として幅は大きさに等しくする。」との規定があるので、8ポイント以上の正体で表示することが望ましいといえます。

　なお、JISでは1ポイントは0.3514mmなので、8ポイント＝2.811mmとなります。

参考法令等 ➡「食品表示基準」第8条第1項第9号
　　　　　　「食品表示基準Q＆A」（加工 -269）

表示方法

Q 031 表示に用いる文字の色について、何か規定がありますか？

A 「背景の色と対照的な色とする。」という規定があります。

　食品表示基準では、表示事項の記載は、「邦文をもって、当該食品を一般に購入し、又

は使用する者が読みやすく、理解しやすいような用語により正確に行う。」旨の規定はありますが、文字の色に関する規定は特に設けられていません。ただし、同基準では、「表示に用いる文字及び枠の色は、背景の色と対照的な色とする。」旨の規定があります。

参考法令等➡「食品表示基準」第8条第1項第1・8号

表示方法

 Q 032 輸入品の場合、義務表示事項が外国の製造業者により記載されていれば、表示されているとみなされますか？

A 輸入品の場合、外国の製造業者は製品についての表示責任者とみなされません。

　義務表示事項は、食品表示基準に従って、邦文（日本語）で表示しなければなりません。なお、外国の製造業者等については、たとえ日本語で表示していても、当該製品の日本国内での販売に際しての表示責任者とすることはできません。

参考法令等➡「食品表示基準Q＆A」（加工 –266）

表示方法

 Q 033 輸入品について、現地の言語による原材料名等の表示でもよいのですか？

A 食品表示基準は、一般消費者が食品を購入する際の選択に資することを目的としているので、一般消費者に分かりやすいように日本語で表示しなければなりません。

　食品に関する表示が、消費者が食品を購入する際の自主的かつ合理的な食品の選択の機会の確保に関し重要な役割を果たしていることに鑑み、読みやすく、理解しやすいような用語により正確に行います。

参考法令等➡「食品表示基準」第8条
　　　　　　「食品表示基準Q＆A」（加工 –267）

表示方法

 Q 034 栄養成分表示について、食品表示基準別記様式2又は3と同等程度に分かりやすく一括して表示する方法について教えてください。

A 次の例により表示する方法があります。

【例①】食品表示基準別記様式2が入らない場合に、横に並べて表示する方法

　　　栄養成分表示（食品単位当たり）／熱量　kcal、たんぱく質　g、脂質　g、炭水化物　g、食塩相当量　g

【例②】食品表示基準別記様式3が入らない場合に、分割した様式で表示する方法

栄養成分表示 食品単位当たり					
熱量	kcal	炭水化物	g	その他の栄養成分（ミネラル、ビタミン）	mg、μg
たんぱく質	g	―糖質	g	^	^
脂質	g	―糖類	g	^	^
―飽和脂肪酸	g	―食物繊維	g	^	^
コレステロール	mg	食塩相当量	g	^	^

※「―」は省略して差し支えない。

【例③】例②に示す様式で表示することが困難な場合に、横に並べて表示する方法

　　　栄養成分表示（食品単位当たり）／熱量　kcal、たんぱく質　g、脂質　g（飽和脂肪酸　g）、炭水化物　g（糖質　g、食物繊維　g）、食塩相当量　g

【例④】栄養機能表示をする場合

栄養成分表示 食品単位当たり（1日当たりの摂取目安量）	
熱量	kcal
たんぱく質	g
脂質	g
炭水化物	g
食塩相当量	g
カルシウム	mg（○％）[注]

（注）栄養素等表示基準値（18歳以上、基準熱量2,200kcal）に占める割合

参考法令等➡「食品表示基準Q&A」（加工-255）

第3 名称等

別記様式（一括表示様式）の名称は、食品の内容を的確に表現するものですから、一般的に通用する名称を表示します。

1 表示方法

①食品表示基準における表示方法

- 食品表示基準において、食品の名称は、「その内容を表す一般的な名称を表示する。」と規定されており、通知「食品表示基準について」においても同様の趣旨で、「その内容を的確に表現し、かつ、社会通念上既に一般化したものを表示すること。」と規定されています。
- 名称中に主要原材料名を冠する場合は、主要原材料と一致しなければなりません。
- 名称に冠すべき主要な原材料を2種以上混合している場合には、1種類の原材料名のみを冠することは認められません。
- 「その内容を表す一般的な名称」として、①主要原材料、配合割合、用途等内容を的確に表しているか、②消費者に誤認を与えないか、誇大でないか又は脚色していないか等について十分留意したうえで、事業者の判断により表示します。
- 新製品等で業界内でも、いまだ名称が広く通用していない食品の場合は、社会通念的に内容がどのような食品であるかが判断できるものであれば、それが名称として認められます。

②食品表示基準において個別の表示基準が定められている場合

- 食品表示基準において個別の表示基準が定められている品目については、その基準に従った名称を表示します。
- 個別の表示基準が定められている品目のうち、次に掲げるものについては、食品表示基準中の定義に従った名称を表示し、これ以外のものにあっては、その名称を表示することはできません。

名称の使用制限を受ける品目一覧

食肉製品、魚肉練り製品	ハム類、プレスハム、混合プレスハム、ソーセージ、混合ソーセージ、ベーコン類、魚肉ハム及び魚肉ソーセージ、チルドハンバーグステーキ、チルドミートボール
清涼飲料水	にんじんジュース及びにんじんミックスジュース、豆乳類
農産物加工品	トマト加工品、乾しいたけ、マカロニ類
水産物加工品	削りぶし、うに加工品、うにあえもの、乾燥わかめ、塩蔵わかめ

調味料	ウスターソース類、ドレッシング及びドレッシングタイプ調味料、食酢、みそ、しょうゆ
油脂、油脂加工品	食用植物油脂、マーガリン類
その他	乾燥スープ、チルドぎょうざ類

③食品衛生法や公正競争規約等に規定がある場合

- 食品表示基準において個別の表示基準が定められていない品目については、その品目が食品衛生法の基準又は公正競争規約等の定義に合致するかどうかを判断したうえで、該当するのであればそれぞれの基準等による名称を表示します。なお、公正競争規約の適用を受けない事業者（協会員以外）であっても、それぞれの定義に合致するものであれば、その種類別名称等を表示することが望ましいと考えられます。
- 乳及び乳製品にあっては、乳及び乳製品の成分規格等に関する省令第2条の定義に従った種類別を表示します。乳又は乳製品を主要原料とする食品にあっては、名称又は商品名を表示します。
- 酒類にあっては、酒税法第3条の定義に従った品目を表示します。

2　商品名との関係について

- 商品名は、通常、食品の名称にはなりませんが、当該商品名がその内容を表す一般的な名称であれば、名称として使用することは可能です。
- 名称に括弧を付して商品名を併記することについては、併記することにより名称を誤認させるものでなければ、差し支えありません。
- 一般的な名称に当たらない商品名、固有名詞を名称として表示することはできません。

3　表示する箇所

- 名称を商品の主要面に記載すれば、義務表示事項を一括して表示する部分（一括表示部分）の表示は省略することができます。
- 一般的名称を商品名として使用している場合、その商品名は食品表示基準に基づく名称の表示がなされているものとみなされますので、一括表示部分における名称の表示は省略することができます。

表示例

【主要面】　　【一括表示部分】

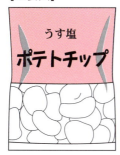

原材料名	じゃがいも（北海道）、植物油、食塩／調味料（アミノ酸等）
内容量	120g
賞味期限	表面下部に記載
保存方法	高温多湿の所での保存はさけてください。
製造者	○○食品株式会社×× 東京都渋谷区○○町○-○

● ただし、一般的名称とはいえない名称を商品名としている場合は、一括表示部分における名称の表示を省略することはできません。

表示例

【主要面】　　【一括表示部分】

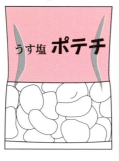

名　　称	ポテトチップ
原材料名	じゃがいも（北海道）、植物油、食塩／調味料（アミノ酸等）
内容量	120g
賞味期限	表面下部に記載
保存方法	高温多湿の所での保存はさけてください。
製造者	○○食品株式会社×× 東京都渋谷区○○町○-○

● なお、商品名が一般的名称でなくても、商品名に近接した箇所に一般的名称を明瞭に表示すれば、一括表示部分の名称を省略することができます。この場合、一般的名称を商品名に比べて著しく小さく表示するなどの方法は消費者に誤認を与える可能性がありますので認められません。

表示例

【主要面】　　【一括表示部分】

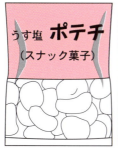

原材料名	じゃがいも（北海道）、植物油、食塩／調味料（アミノ酸等）
内容量	120g
賞味期限	表面下部に記載
保存方法	高温多湿の所での保存はさけてください。
製造者	○○食品株式会社×× 東京都渋谷区○○町○-○

4 食品の名称に冠する事項名

- 食品の名称に冠する事項名については、法令の条文が「名称」の文言を用いていることから、原則は「名称」の文字を冠して表示します。
- ただし、食品表示基準別記様式1の備考によれば、『「名称」に代えて、「品名」、「品目」、「種類別」又は「種類別名称」と表示することができる。』と規定されていますので、「品名」、「種類別名称」等の事項名を冠して表示することも可能です。

`名称等`

Q 035 商品名を名称としたり、名称に商品名を併記することはできますか？

A 商品名が一般的な名称であれば可能です。名称に商品名を併記することについても、併記により名称が誤認されなければ、差し支えありません。

❶ 名称は、その内容を表す一般的な名称で表示するよう規定されているので、商品名がその内容を表す一般的な名称であれば名称に使用することは可能です。

❷ また、他法令により表示規制のある品目については、当該法令により名称が制限を受けることがあります。

❸ 名称に括弧を付して商品名を併記することについては、併記することにより名称を誤認させるものでなければ、差し支えありません。

参考法令等➡「食品表示基準Q&A」（加工‐7）

`名称等`

Q 036 商品の主要面に、商品名として「とんかつソース」と表示すれば、一括表示部分から名称の表示を省略してもよいですか？

A 「濃厚ソース」等の表示を「とんかつソース」の商品名に近接した箇所に明記すれば、可能です。

❶ Qの「とんかつソース」が食品表示基準におけるウスターソース類の定義の適用を受けるものであれば、一括表示部分の名称の表示は、「濃厚ソース」又は「中濃ソース」等と表示することになります。

❷ したがって、「濃厚ソース」等の表示を「とんかつソース」の商品名に近接した箇所に明瞭に表示すれば、一括表示部分の名称の表示を省略することができます。この場合、一般的な名称を商品名に比べて著しく小さく表示するなどの方法は、消費者に誤認を与える可能性があることから認められません。

❸ なお、個別の名称の規定が定められていないものについては、商品の主要面に表示する商品名がその内容を表す一般的な名称であれば、一括表示部分の名称の表示を省略することができます。

表示例
1　濃厚ソース

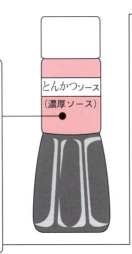

食品表示基準の「ウスターソース類」の基準により、名称として表示すべき用語が規定されており、かつ、一括表示の規定がないことから、主要面に名称として表示すべき用語を表示すれば、一括表示部分の名称は省略可能

原材料名	野菜・果実（トマト（トルコ）、にんじん、りんご、その他）、醸造酢、糖類（砂糖、ぶどう糖）、食塩、香辛料、コーンスターチ、アミノ酸液／増粘多糖類、甘味料（甘草）、カラメル色素、（一部にりんご・大豆・オレンジを含む）
内容量	400ml
賞味期限	枠外下部に記載
保存方法	直射日光を避けて、常温保存
製造者	○○食品株式会社 東京都渋谷区○○町○-○

2　ふりかけ

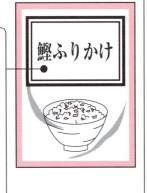

ふりかけは、個別的義務表示が規定されていないので、横断的義務表示の規定により、主要面に表示する商品名が一般的な名称であれば、一括表示部分の名称の表示は省略可能

原材料名	ごま（国産）、かつお削り節、のり、醤油、砂糖、食塩、発酵調味料、デキストリン、ぶどう糖、抹茶、酵母エキス、かつおエキス、昆布、でん粉、（一部にごま・大豆・小麦・ゼラチンを含む）
内容量	50g
賞味期限	枠外下部に記載
保存方法	直射日光を避けて、常温保存
製造者	○○食品株式会社 東京都渋谷区○○町○-○

参考法令等 ➡ 「食品表示基準Q＆A」（加工-8）

名称等

Q037　弁当、惣菜の名称の表示は、どのような名称を用いればよいですか？

A　「幕の内弁当」、「のり弁当」、「コロッケ」、「マカロニサラダ」等と、一般的な名称を表示します。

　名称は、弁当にあっては「幕の内弁当」、「のり弁当」、「とんかつ弁当」、「いなりずし」等と、惣菜にあっては「煮豆」、「つくだ煮」、「コロッケ」、「マカロニサラダ」等と、その内容を表す一般的な名称を表示します。単なる「弁当」、「そうざい」のみの名称は望ましくありません。

参考法令等 ➡ 「食品表示基準Q＆A」別添　弁当・惣菜に係る表示（弁当-1）

名称等

Q 038 ばれいしょ加工品の名称は、どのように表示すればよいですか？

A 加工品であることや製品の特徴が分かる用語を用いて表示してください。

 加熱調理をしたばれいしょは、加工食品に該当するので、この場合の名称は、「○○ばれいしょ」、「ばれいしょ○○」等と、ばれいしょの加工品である旨を、当該製品の特徴を表す用語で表示してください。
　例：蒸しじゃがいも、茹ばれいしょ、マッシュポテト等

「惣菜」と表示する場合でも、消費者への分かりやすさを考えて、括弧書で「惣菜（○○ばれいしょ）」等と表示することが望ましいと思われます。

❸　また、前処理をしブランチング（湯通し処理）を行って凍結させた場合も、野菜冷凍食品として加工食品に該当しますので、食品表示基準による冷凍食品の表示規定に従って表示してください。

参考法令等➡「食品表示基準について」（総則関係）2(1)②

名称等

Q 039 名称として、「黒糖」と表示することができるのはどのようなものですか？

A 「黒糖」の定義に合致するものしか表示することはできません。

 黒糖とは、さとうきびの搾り汁に中和、沈殿等による不純物の除去を行い、煮沸による濃縮を行った後、糖みつ分の分離等の加工を行わずに、冷却して製造した砂糖で、固形又は粉末状のものをいいます。

 名称としては、その加工食品の一般的な名称を表示することとされているので、単に「黒糖」と表示できるものは、❶の定義に合致するものです。例えば、濃縮したさとうきびの搾り汁から糖みつを分離して結晶化した粗糖に黒糖や糖みつを混合して煮固めたものについては、❶の定義に合致しないので、名称として単に「黒糖」と表示することはできませんが、例えば「加工黒糖」など純粋な「黒糖」ではないことが分かる名称が広く一般に使われている場合は、その名称を表示することができます。

参考法令等➡「食品表示基準Q＆A」（加工‐9）

名称等

Q 040 乳固形分が3％以上の缶コーヒーの種類別名称は「コーヒー飲料」でよいのでしょうか？

A 乳固形分が3％以上のものは、「乳飲料」と表示してください。

 乳固形分が3％以上のものは、飲用乳の表示に関する公正競争規約において乳飲料に分類されているので、Qの場合は飲用乳の表示に関する公正競争規約の適用を受けることになり、種類別名称「乳飲料」と表示してください。

 なお、コーヒー飲料等の表示に関する公正競争規約では、コーヒー飲料等の定義について、「ただし、飲用乳の表示に関する公正競争規約の適用を受けるものを除く。」（第2条本文）としていることから、「コーヒー飲料」を種類別名称として表示することはできません。

参考法令等 ➡「飲用乳の表示に関する公正競争規約」第2条第7項

名称等

Q 041 果汁と野菜汁の混合飲料の名称は、どのように表示すればよいですか？

A 果汁と野菜汁の重量割合によって該当する飲料の表示基準に従って表示します。

 果汁（果実の搾汁等）と野菜汁（野菜の搾汁）の混合飲料については、果実・野菜ミックスジュース、にんじんミックスジュースの食品表示基準があり、それぞれの定義を果汁と野菜汁に絞ってまとめると次のようになります。

種　　別	定　　　義
果実・野菜ミックスジュース	果実の搾汁等に野菜汁を加えたものであって、果実の搾汁等の原材料に占める重量の割合が50％を上回るもの
にんじんミックスジュース	1　にんじんの搾汁に、果実の搾汁又は野菜の搾汁（にんじん以外）を加えたものであって、果実の搾汁及び野菜の搾汁の原材料に占める重量割合がにんじんの搾汁の原材料に占める重量の割合を下回るもの 2　1にかんきつ類等の搾汁又は調味料を加えたものであって、果実の搾汁、野菜の搾汁、かんきつ類等の搾汁及び調味料の原材料に占める重量の割合がにんじんの搾汁の原材料に占める重量の割合を下回るもの

	3　にんじんの搾汁にかんきつ類等の搾汁又は調味料を加えたものであって、かんきつ類等の搾汁及び調味料の原材料に占める重量の割合が3％以上であり、かつ、にんじんの搾汁の原材料に占める重量の割合を下回るもの

❷ ❶の定義に合致する飲料については、それぞれ「果実・野菜ミックスジュース」、「にんじんミックスジュース」と名称の表示をしますが、例えば、『果実の搾汁40％、にんじんの搾汁20％、トマトの搾汁40％』の場合は次のようになります。

(1) 果実の搾汁が50％を下回っているので、果実・野菜ミックスジュースには該当しません。

(2) にんじんの搾汁が20％なので、にんじんミックスジュースの定義（にんじんの搾汁が他の搾汁よりも上回っているもの）から外れ、にんじんミックスジュースにも該当しません。

(3) したがって、この例は、どちらのミックスジュースにも該当しない飲料となり、「果実・野菜ミックスジュース」、「にんじんミックスジュース」の名称を用いることはできず、これ以外に示された名称もないので各事業者が任意で一般的な名称を表示することになります。

(4) なお、トマトミックスジュースの定義には、果実の搾汁を加える旨の文言がないので、トマトミックスジュースにも該当しません。

参考法令等➡「食品表示基準」別表第3

名称等

Q 042　ミネラルウォーターの商品名に、「○○アルプス」、「○○の水」（○○は採水地）などと表示することはできますか？

A　「ミネラルウォーター類の品質表示ガイドライン」に従ったうえで、事実に基づいて表示してください。

❶ 国産のミネラルウォーターについては、食品表示基準に基づく採水地の表示義務はありません。ただし、農林水産省が定めたミネラルウォーター類の品質表示ガイドラインがあるので、このガイドラインに従って、採水地の表示を行うことが望ましいと考えられます。

❷ また、「○○アルプス」、「○○の水」と表示していながら、その他の地域の水やその地域であっても水道水を使用しているなど、著しく事実と異なる場合は、景品表示法や食品表示基準に規定している表示禁止事項に該当することも考えられるので注意してください。

「ミネラルウォーター類の品質表示ガイドライン」による採水地の表示規定

① 都道府県、郡、市、区及び町村（輸入品にあっては、これに準ずる地名）を記載。
② ①に加え、字若しくは地番又は採水源名を記載することができる。
③ 政令指定都市、県庁所在地にあっては、都道府県名を省略することができる。
④ 飲用水又はボトルドウォーターを除く。

参考法令等➡「ミネラルウォーター類の品質表示ガイドライン」

名称等

Q 043 果汁入り飲料では、名称等に果汁の使用割合を表示しますが、この割合の数値の丸め方について、何か規定があるのですか？

A 特に規定はないので、実際の使用割合を表示してください。

 果汁入り飲料の果汁の使用割合の表示について、数値の丸め方は特に規定されていないことから、例えば、使用割合が確実に17％を下回らないのであれば、少数点以下切り捨てにして、そのまま「17％」と表示することができます。この場合、当該果汁入り飲料は、果汁の使用割合が17％以上であることを保証することになります。また、果汁の使用割合を下回らない範囲で「15％」、「10％」等と、きりのよい数値で表示することもできます。

 なお、果汁の使用割合が10％未満の飲料については、果実飲料等の表示に関する公正競争規約により、果汁の使用割合を①果汁の使用割合が5％以上10％未満のものにあっては「果汁10％未満」と表示し、②果汁の使用割合が5％未満のものにあっては「果汁〇％」又は「無果汁」と表示することになっています。

参考法令等➡「食品表示基準」別表第3

名称等

Q 044 黒酢ベースの商品で、用途が飲料のほか調味料として使用できるものの名称は、「黒酢飲料」でよいでしょうか？

A 用途が飲料以外にもあることから、「黒酢加工品」等と表示するのが適当と思われます。

清涼飲料水として製造され、その用途が、ほぼ飲料に限られるのであれば「黒酢飲料」と表示しますが、用途が調味料など飲料以外にも使用されるのであれば「黒酢加工品」等と、表示するのが適当と思われます。なお、当該商品は食酢ではないので「黒酢」と表示することはできません。

参考法令等➡「食品表示基準」第3条第1項「名称」

名称等

Q 045 チンゲンサイとえびと牡蠣をクリーム仕立てで煮込んだものの名称を、「えびと牡蠣のクリーム煮」としてよいですか？

A チンゲンサイを加えた名称とするか、単に「クリーム煮」、「野菜クリーム煮」等として表示します。

　主要な原材料の一部を表示しないで、特定の原材料のみをもって名称とすることは、「その内容を表す一般的な名称を表示」していることにはならないので、この場合は、チンゲンサイを加えて「えびと牡蠣とチンゲンサイのクリーム煮」とするか、単に「クリーム煮」、「野菜クリーム煮」、「具入り野菜クリーム煮」等と表示してください。

参考法令等➡「食品表示基準」第3条第1項「名称」

第4 原材料名

　原材料名の表示については、食品表示法に基づく食品表示基準、公正競争規約等において表示の義務が課されています。

　公正競争規約の規定については、食品表示基準との整合性が図られていますので、食品表示基準の規定にしたがって表示をすれば、原材料名の表示義務は満たされているといえます。

　なお、原材料名の表示欄には、添加物 P.82、アレルゲン P.105、遺伝子組換え P.136、原料原産地 P.149 の情報も表示されますが、これら表示事項の詳細については各ページを参照してください（添加物及び原料原産地については、事項名を設けて表示することが原則ですが、事項名を設けずに、原材料名の欄に表示することができます。）。

1 食品表示基準第3条による表示方法

①基本
- 使用した原材料を、原材料に占める重量の割合の高いものから順に、その最も一般的な名称をもって表示します。

②複合原材料
- 複合原材料とは、「2種類以上の原材料からなる原材料」のことをいいます。具体的には、すでに加工された製品を仕入れて新たに製造する製品の原材料として使用するもの等をいい、しょうゆ、酵母エキス等の調味料のほか、弁当・惣菜の具材等が該当します。
- 複合原材料については、その複合原材料の名称の次に括弧を付して、それを構成する原材料を重量の割合の高いものから順に、その最も一般的な名称をもって表示します。
- 複合原材料を構成する原材料のうち、複合原材料に占める重量の割合の高い順が3位以下であって、かつ、当該複合原材料に占める重量割合が5％未満の原材料については「その他」とまとめて表示することができます。なお、この場合でもアレルギー物質を含む旨の表示を省略することはできません。
- 複合原材料が製品の原材料中5％未満のとき又は複合原材料の名称からその原材料が明らかなときは、その複合原材料を構成する原材料の表示を省略することができます。
- 「複合原材料の名称からその原材料が明らかなとき」には、次のような場合が該当します。

① 複合原材料の名称に主要原材料が明示されている場合（例：鶏唐揚げ、鯖味噌煮等）
② 複合原材料の名称に主要原材料を総称する名称が明示されている場合（例：ミートボール、魚介エキス、植物性たん白加水分解物等）

③ JAS、食品表示基準別表第3、公正競争規約で定義されている場合（例：ロースハム、マヨネーズ等）
④ 上記以外で一般にその原材料が明らかである場合（例：かまぼこ、がんもどき、ハンバーグ等）

● 複合原材料の表示において、添加物は、複合原材料の名称の次の括弧の中には表示せず、その食品に使用した他の添加物（複合原材料に使用されているもの以外の添加物）とまとめて最後に表示します。

複合原材料を使用した場合の表示例

複合原材料：マヨネーズ
構 成 原 料：食用植物油脂、卵黄、醸造酢、香辛料、食塩、砂糖
　　　　　　　※香辛料、食塩、砂糖はマヨネーズにおける割合が5％未満

【基本の書き方】

原材料名	○○、△△、マヨネーズ（食用植物油脂、卵黄（卵を含む）、醸造酢、香辛料、食塩、砂糖）、□□、××

【香辛料、食塩、砂糖を「その他」と表示する場合】

原材料名	○○、△△、マヨネーズ（食用植物油脂、卵黄（卵を含む）、醸造酢、その他）、□□、××

※醸造酢は重量割合が3位以下であるが、5％以上使用されているため、「その他」と表示できない。

【使用したマヨネーズの最終製品に占める割合が5％未満の場合】

原材料名	○○、△△、□□、××、……、マヨネーズ（卵を含む）

③ 類別名称、有機原材料等

「一般的な名称を表示する」規定にかかわらず、食品表示基準第3条に規定される食用油脂等11区分の原材料については、類別の名称で表示することができます。

類別名称の例

「とうもろこし油」、「大豆油」	→	「植物油」
「ばれいしょでん粉」、「タピオカでん粉」	→	「でん粉」
「無水結晶ぶどう糖」、「全糖ぶどう糖」	→	「ぶどう糖」
香辛料及び香辛料エキス（「こしょう」、「からし粉」など）※	→	「香辛料」

※既存添加物名簿に掲げる添加物を除き、原材料に占める重量の割合が2％以下のものに限る。

- 「野菜」、「魚介類」、「糖類」、「風味原料」のように、消費者が同種の原材料と認識しているものは、「野菜」、「魚介類」、「糖類」、「風味原料」などの文字の次に括弧を付して、まとめて表示することができます。
- JAS法の規定により格付された有機農産物、有機畜産物又は有機加工食品を原材料とする場合は、「有機大豆」、「有機トマト」、「有機豆腐」等のようにその旨を表示することができます。
- 原材料が1種類のみであるもの（缶詰及び食肉製品を除く。）については、省略することができます。

2 個別の表示基準による表示方法

　個別の表示基準が定められる品目に該当する場合は、食品表示基準別表第4の規定にしたがって原材料名を表示します。例えばソースを加えた品目や調味料を添付した品目である場合は、「ソース」や「つゆ」等の文字に括弧を付して原材料を表示するなど、食品の特性に応じた表示方法が規定されているため、それぞれの基準にしたがって表示する必要があります。

3 特色のある原材料等の表示

- 「沖縄産黒糖使用」、「有機大豆使用」のように、特色のある原材料等を強調して表示する場合には、その使用割合を表示しなければなりません。特色のある原材料を使用していても、そのことを強調して表示しないのであれば割合表示を行う必要はありませんが、製品表面などに「○○使用」、「○○入り」と表示する場合や、説明書きで「○○を使用し、…」と表示する場合等は、特色のある原材料を強調して表示する場合に該当します。
- 「特色のある原材料」に該当するものは、以下のように整理されています。

・特定の原産地のもの（例：十勝産小豆使用）
・有機農産物、有機畜産物及び有機加工食品（例：有機小麦粉使用）
・非遺伝子組換えのもの等
・特定の製造地のもの（例：北海道で製造されたバターを使用）
・特別な栽培方法により生産された農産物（例：特別栽培ねぎ入り）
・品種名等（例：コシヒカリ入り）
・銘柄名・ブランド名・商品名（例：松阪牛使用）

- 基本的な考え方として、「使用」、「たっぷり」等、その原材料をどのような用語で表現するかにかかわらず、原材料自体を一般的名称で表示する場合は、特色のある原材料の表示には該当しません。

- 使用割合の表示は、その強調した表示の近接した箇所又は原材料名の次に括弧を付して表示します。使用割合には、以下の2種類がありますが、基本的には②の割合を表示すべきであると考えられています（②の割合表示では一般消費者に誤認を与えるおそれがある場合は①の割合を表示します。）。

> ① 「特色のある原材料」の「製品の全原材料」に占める重量の割合
> ② 「特色のある原材料」の「特色のある原材料及び特色のある原材料と同一の種類の原材料を合わせたもの」に占める重量の割合

- この場合、「特色のある原材料」が「その原材料及び同一の種類の原材料を合わせたもの」に占める重量の割合である旨を表示しなければなりません。なお、使用割合が100%である場合には、使用割合の表示を省略することができます。
- 特色のある原材料の割合の表示は、消費者が誤認しないという観点から強調した箇所の全てに表示する必要があります。

4 弁当の原材料表示の簡素化

- 弁当の原材料表示については、外部から見てその原材料が明らかに分かるおかず（鶏の照り焼、焼鮭、目玉焼き、筑前煮、ポテトサラダなど）を、次のとおり簡素化して表示することができます。

> ① おかず類をまとめて「おかず」と表示
> ② メインとなるおかずを表示し、これ以外は「その他おかず」、「その他付け合わせ」と表示

- 付け合わせとして少量添えられるのり佃煮、小梅、ごま等は「付け合わせ」と表示することができます。
- 駅弁のように、透明でない容器に入れられた弁当の場合、商品を見ておかずを確認することができないため、原材料名の簡素化はできません。
- なお、いずれの方法であっても、アレルゲンを含む旨の表示と、添加物表示については一切省略できません。「おかず」、「その他おかず」等で省略されるおかず類に含まれるアレルゲンや添加物については、抜き出して表示してください。

5 水産物加工食品の原材料表示（「魚介類の名称のガイドライン」）

水産物加工食品は、一般に加工度が低く原材料がおおむね原形をとどめているものから、

加工度が高く複数の原材料が混合使用され原形をとどめていないものまで多種多様なものがありますが、これら水産物加工食品の原材料名については、「魚介類の名称のガイドライン」による魚介類の名称のルールを基本としつつ、品目特性に応じてその内容を最も的確に表し一般に理解される名称を表示します。

原材料名

Q 046 原材料を表示する順序は、製造時の原材料配合割合に従って決定するのですか？

A 消費者が使用した原材料の多寡を適切に判断することができるよう、製造時の配合割合に従って決定します。

❶ 原材料を表示する順序は、基本的に製造時の配合割合に従って決定します。国際規格であるコーデックスの包装食品一般規格においても同様の考え方がとられています。

❷ 原材料を重量順に表示するよう定めているのは、商品名やイメージから予想される使用量と大幅に異なることによる消費者の誤認や不利益を防止するためなので、各事業者は、消費者が使用した原材料の多寡を適切に判断することができるよう十分考慮して原材料表示を行ってください。

❸ 具体的には、乾燥原料の水戻し、濃縮原料の希釈、漬け込み原料の吸収量等、試験結果等に基づき算出した重量順で表示することができます。

参考法令等➡「食品表示基準Q＆A」（加工 -58）

原材料名

Q 047 原材料名の表示は、添加物を含めて重量の割合の高い順に表示するのですか？

A 全ての加工食品で、原材料と添加物を明確に区分して、原材料、添加物の順序で、それぞれ重量の割合の高い順で表示してください。

「原材料名」と「添加物」を明確に区分するには、それぞれの事項名を設ける方法と、原材料名欄において原材料と添加物の間を記号（スラッシュ「／」やコロン「：」）や改行などで区切る等の方法があります。

なお、サプリメントのようにほとんどが添加物で構成されている食品の場合は、先に添加物を表示し、添加物、原材料の順としても差し支えありません。

参考法令等➡「食品表示基準Q＆A」（加工 -74）、（加工 -250）

原材料名

Q 048 フライ類の揚げ油やエキス抽出目的の茶やハーブ類、加熱した食肉を調味液に漬け込み調味液を捨てる場合などのように、製造時に配合した量と最終製品中に含まれる量が明らかに異なる場合の原材料表示はどのように行うのですか？

A 事業者自身において推測するなどして、当該製品に含まれると考えられる重量順で表示してください。

　製品に吸収される油、エキスや調味液の量を、事業者自身又は業界の試験結果等から推測し、当該製品に含まれると考えられる重量順に表示してください。

参考法令等➡「食品表示基準Q＆A」（加工-58）

原材料名

Q 049 濃縮原料や乾燥原料を使用するため、使用した原材料の重量を単純に比較することが適当でない場合の原材料表示はどのように行うのですか？

A 濃縮又は乾燥前の状態に換算した重量順で表示することができます。

　原料の入手時には濃縮又は乾燥した状態であっても、製造の際に還元される原材料について、内容物を誤認させないよう注意しつつ、濃縮又は乾燥前の状態に換算した重量順で表示することができます。

　例えば、「5倍濃縮レモン果汁10g」の場合は、希釈して「レモン果汁50g」に換算します。希釈用水が配合されていない場合は、そのまま「濃縮レモン果汁10g」として原材料名とその順位を決めます。

参考法令等➡「食品表示基準Q＆A」（加工-58）

原材料名

Q 050 「最も一般的な名称をもって表示する」とありますが、どのように判断すればよいのですか？

A 法令等で定義されている名称や「日本標準商品分類」等の名称、その他社会通念上一般化された名称をいいます。

❶　食品表示基準の個別的義務表示の中に、使用した原材料について具体的に例示があるものはその名称を表示します。

❷　例示がないものや食品表示基準の個別的義務表示に該当しないものについては、その固有名称を、乳等省令、JAS、公正競争規約等の公的基準で定義されている名称や「日本標準商品分類」、「日本食品標準成分表」、「各種の食品用語事典」中の名称等を参考にして表示してください。ただし、これらに記載されていても、消費者にとって分かりにくいものについて表示することは好ましくありません。

❸　また、特定の地域で一般的であっても全国的には一般的でない呼称も多くありますので、注意が必要です。

❹　水産加工品の原材料表示については、「魚介類の名称のガイドラインについて」（「食品表示基準Q＆A」別添）による生鮮魚介類の名称のルールを基本としつつ、品目特性に応じてその内容を最も的確に表し、一般に理解される名称を表示します。

参考法令等➡「食品表示基準」第3条第1項「原材料名」

原材料名

　051　原材料の表示で、牛肉のエキスやしいたけの粉末を使用した場合、どのように表示するのですか？

A　「ビーフエキス」、「粉末しいたけ」のように表示してください。

❶　食品表示基準では、原材料の表示は、一般消費者が理解しやすいように、最も一般的な名称をもって表示することとなっています。
❷　Qの表示の場合、「ビーフエキス」、「牛肉エキス」、「粉末しいたけ」、「しいたけ粉末」のように最も一般的な名称で表示してください。

参考法令等➡「食品表示基準」第3条第1項「原材料名」

原材料名

　052　純米酢を惣菜に使用した場合、どのように表示するのですか？

A　「純米酢」、「米酢」又は「醸造酢」と表示してください。

　「純米酢」の表現は、食品表示基準別表第22において、原材料として米のみを使用した場合に商品名等として表示することが認められています。これを惣菜に使用した場合の原材料表示ですが、この場合は、食品表示基準の規定により「最も一般的な名称をもって表示する」こととなっていることから、「純米酢」、「米酢」又は「醸造酢」と表示してください。なお、米酢の他に複数の食酢を使った場合はまとめて「醸造酢」と表示することもできます。

参考法令等➡「食品表示基準」第3条第1項「原材料名」、別表第22

原材料名

　053　姫鯛（ヒメダイ）を使った惣菜の商品名を「鯛の○○○煮」とし、一括表示枠内の原材料名欄に単に「鯛」と表示することができますか？

55

A ヒメダイはタイ科ではありませんので、「鯛」ではなく「ヒメダイ」と表示してください。

❶ 一括表示枠内の原材料名欄に「鯛」と表示することができるのは、少なくともタイ科の魚種と考えられます。したがって、原材料にタイ科でないヒメダイ（ヒメダイはフエダイ科）を使用しているのであれば、鯛ではなく「ヒメダイ」と表示するようにしてください。

❷ また、ヒメダイを使用した商品の商品名として「鯛の○○○煮」と表示することについては、原材料名欄に「ヒメダイ」と明記し、かつ商品名に近接した箇所にもヒメダイを使用していることを明記し、消費者が当該商品を選択する際にヒメダイを使用した商品であることが明確に分かるようであれば問題ないと考えます。

❸ なお、イトヨリダイもイトヨリダイ科のため、原材料名は標準和名（種名）の「イトヨリダイ」と表示するか、一般的な名称である「イトヨリ」と表示します。

参考法令等➡「食品表示基準Q＆A」別添　魚介類の名称のガイドライン

Q 054　お菓子に黒糖を使用した場合、どのように表示するのですか？

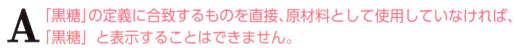

A 「黒糖」の定義に合致するものを直接、原材料として使用していなければ、「黒糖」と表示することはできません。

　黒糖とは、さとうきびの搾り汁に中和、沈殿等による不純物の除去を行い、煮沸による濃縮を行った後、糖みつ分の分離等の加工を行わずに、冷却して製造した砂糖で、固形又は粉末状のものをいい、この定義に合致するものを直接の原材料として使用しているのであれば、その最も一般的名称である「黒糖」を原材料として表示することは可能です。

　一方、濃縮したさとうきびの搾り汁から糖みつを分離して結晶化した粗糖と糖みつ等を原料としたもの等は、黒糖とは認められないので、原材料名として「黒糖」と表示することはできません。

参考法令等➡「食品表示基準Q＆A」（加工-70）

Q 055　野菜などのペースト状やピューレー状のものを使用した場合、どのように表示するのですか？例えば、「トマトペースト」、「トマトピューレー」を使用した場合、単に「トマト」とのみ表示すればよいですか？

A 個別的義務表示が定められている品目はその基準に従い、それ以外の品目は原材料の配合時の状態で表示してください。

❶　食品表示基準では、原材料名は「最も一般的な名称をもって表示する」こととなっています。このため、トマトペーストやトマトピューレーを使用した場合は、「トマトペースト」、「トマトピューレー」と表示することになります。ただし、トマト加工品やウスターソース類のように通年製造するため、「濃縮トマト」や「粉末野菜」などを使用した場合は、元の野菜等の名称を表示するよう規定されている品目もあります。

❷　したがって、個別的義務表示が定められている品目については、その基準に従って原材料表示をすることになりますが、それ以外の品目については、トマトペースト、トマトピューレー又はトマトパウダーを使用したのであれば、それぞれ「トマトペースト」、「トマトピューレー」又は「トマトパウダー」と表示することが望ましいと思われます。

参考法令等➡「食品表示基準」別表第4

Q 056 調味料（アミノ酸等）、たんぱく加水分解物、○○エキス等の違いはどのようなものですか？

A 調味料（アミノ酸等）は添加物、たんぱく加水分解物とエキスは原材料をいいます。

❶　これらは、いずれも、うま味を呈する成分を表したものですが、「調味料（アミノ酸等）」という表示は添加物についての表示方法であり、アミノ酸塩であるグルタミン酸ナトリウムや核酸であるイノシン酸ナトリウムなどを併用して、味質の向上などを目的として添加した場合に表示されます。添加物表示では、アミノ酸、有機酸、核酸、無機塩というグループ名を併記し、「調味料（アミノ酸）」、「調味料（有機酸）」等と表示しますが、2種類以上のグループの調味料を併用した場合は、使用量、使用目的から勘案して代表となるグループ名に「等」の文字を付して「調味料（アミノ酸等）」と表示します。

❷　「たんぱく加水分解物」とは、小麦などのたんぱく質を酸、アルカリや酵素などで分解したもので、アミノ酸以外の成分も一定量含まれているので、「たんぱく加水分解物」という表示になります。形状は、粉末や液体を濃縮したものなどです。

❸　「エキス」とは、肉や魚などの熱湯浸出物又はその濃縮された水溶性の成分で、ブイヨンや粉末だしなどがこれに該当します。

参考法令等➡「食品表示基準について」別添　添加物1-4

Q 057 魚肉練り製品に複数の魚類の魚肉を使用した場合、全ての魚類を表示する必要があるのですか？

A 「魚」又は「魚肉」の名称をもって表示することができます。

❶　魚肉練り製品に使用した魚肉については、使用した魚類の名称を全て表示することが基本です。しかし、魚にあっては、漁獲時の混獲等の理由により、使用した全ての魚類の名称が分からない場合、原材料を魚類ごとに表示することが困難な場合などがあり得ることから、食品表示基準において、特定の種類の魚類の名称を表示していない場合に限り、複数種類の魚類を一括して「魚」又は「魚肉」の名称をもって表示することが認められています。

❷　この場合、特定の種類の魚類の名称だけを抜き出して表示することはできませんが、複数の魚類を使用した際に、「魚肉（いとよりだい、れんこだい、たら、はも）」のようにまとめて表示することは可能です。

❸　しかし、魚肉練り製品（蒸し・焼き・揚げ・ゆでかまぼこ類、魚肉ソーセージ、魚肉ハムのつなぎ）に使用する魚類については、特定の魚類の名称が分からない場合があり得ること、及び消費者の誤認を招かない範囲で名称が分かる魚類について表示することにより原材料名に表示する情報が増えることから、使用する魚類が4種以上の場合にあっては、「魚肉」の文字の次に括弧を付して重量割合の高いものから順に3種の魚類名を表示し、その他の魚類は「その他」と表示することができます。

参考法令等➡「食品表示基準Q＆A」（加工 -62）、（加工 -69）

原材料名

 058　「本マグロ」と表示することはできますか？

 可能です。

　クロマグロ（Thunnus thynnus）について、「本マグロ」、「ほんまぐろ」のように表示することは可能ですが、「メバチ」、「キハダ」、「ビンナガ」などクロマグロとは異なる種を「本マグロ」等と表示することはできません。

参考法令等➡「食品表示基準Q＆A」（加工 -62）

原材料名

 059　サケ・マス類の魚種が混合されている「すじこ」を原材料名の表示として、「鮭鱒卵」と表示することはできますか？

 「鮭鱒卵」と表示するのもやむを得ないでしょう。

個別の魚種が分かっているのであれば、その魚種に対応した原材料名(例えば白鮭魚卵、鮭子)を表示するのが原則です。

ただし、サケ・マス類を沖捕りし船上で魚卵を取り出す場合、魚種の区別無く混合された状態で入荷される場合は、原材料名として「鮭鱒卵」と表示するのもやむを得ないと考えます。

参考法令等➡「食品表示基準Q＆A」(加工 -72)

原材料名

Q 060 黒糖と還元水あめを使用した場合にまとめて「砂糖」と表示することはできますか？

A 還元水あめは糖アルコールなので、「砂糖」と表示することはできません。

「黒糖」は「砂糖」と表示することができますが、還元水あめは糖アルコールであり、「砂糖」とはいえないので、「還元水あめ」と一般的な名称で表示してください。日本標準商品分類では黒糖は砂糖の含みつ糖に属します。一方、水あめは糖類に属し、この水あめに水素を付加し還元したものが還元水あめです。

参考法令等➡「食品表示基準Q＆A」(加工 -62)

原材料名

Q 061 使用した大豆について、「有機大豆」、「NON-GMO 大豆」と表示することはできますか？

A 「有機」という表示は条件を満たせば可能ですが、アルファベットによる表示はできません。

 「有機」と表示することができるのは、有機農産物の JAS に基づき格付けされたものを直接使用している場合に限ります。また、有機農産物を使用した旨を表示する場合は、特色のある原材料に該当しますので、原料に占める有機原料の使用割合が 100％である場合を除き、使用割合を明示する必要があります。

 原材料名は、最も一般的な名称をもって表示すること、また、一般消費者が読みやすく理解しやすいよう邦文をもって表示する必要があるので、この場合は、アルファベットによる表示ではなく、「大豆(遺伝子組換えでない)」等と表示してください。

参考法令等➡「食品表示基準Q＆A」(加工 -62)

原材料名

Q 062 「野菜」、「魚介類」等のように、同種の原材料をまとめて表示することはできますか？

A 同種の原材料をまとめて表示した方が消費者に分かりやすいのであれば、まとめて表示することができます。

 「野菜」、「魚介類」、「糖類」、「風味原料」のように、消費者が同種の原材料と認識しているものであって、複数種類の原材料を使用するような場合には、同種の原材料をまとめて表示した方が消費者に分かりやすい場合があります。

このような場合には、「野菜」、「魚介類」、「糖類」、「風味原料」などの文字の次に括弧を付して、まとめて表示することができます。

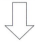 ただし、食品表示基準の個別的義務表示で原材料のまとめ書きの規定がある場合は、それに従って表示してください。

パスタソースの原材料名で、野菜をまとめて表示する場合

原材料名：トマト（国産）、トマトペースト、たまねぎ、にんじん、にんにく、砂糖、セロリ、植物油脂、食塩、パセリ、でん粉、香辛料／調味料（アミノ酸等）、…

⇩

原材料名：野菜（トマト（国産）、たまねぎ、にんじん、にんにく、セロリ、パセリ）、トマトペースト、砂糖、植物油脂、食塩、でん粉、香辛料／調味料（アミノ酸等）、…

※上記の場合、「野菜」とまとめて表示できるのは、原材料として生又は冷凍の野菜を使用したものに限られ、トマトペーストについては、「野菜」のまとめ表示には含めない。
また、「野菜」のうち一部のみを抽出してまとめて表示したり、野菜の一部を「その他」と表示することはできない。

参考法令等 ➡「食品表示基準Q＆A」（加工 -59）

原材料名

Q 063 食品表示基準に規定されている調理冷凍食品の原材料名の表示の方法が適用されない冷凍食品について、例えば、食肉、魚肉、野菜、つなぎ、衣、皮、ソース等の原材料名は、調理冷凍食品の表示基準の規定に準じて、「食肉（牛肉、豚肉）」等と表示することができますか？

A 消費者に誤認を与えるものではないので、差し支えありません。

参考法令等➡「食品表示基準Q＆A」（加工-68）

原材料名

Q 064 2種類以上の砂糖類を使用したものについて、食品表示基準の個別品目の中には、「砂糖類（砂糖、ぶどう糖）」等と、括弧でまとめ書きすることが規定されていますが、この規定を個別品目ではない横断的義務表示で定められている品目にも適用させて表示してもよいですか？また、はちみつと砂糖類を使用した場合、はちみつを砂糖類に含めて、「砂糖類（砂糖、はちみつ）」と表示してもよいですか？

A 2種類以上の砂糖類を使用した場合、「砂糖類（砂糖、ぶどう糖）」等と、括弧でまとめて表示することができます。

❶　Qで述べたように、消費者が同種の原材料と認識しているものであって、複数種類の原材料を使用するような場合には、同種の原材料をまとめて表示することができます。したがって、2種類以上の砂糖類を使用した場合には、「砂糖類」又は「糖類」の文字の次に括弧を付して、「砂糖類（砂糖、ぶどう糖）」等と、まとめて表示することができます。

　　なお、食品表示基準の個別品目で定めがある場合には、それに従ってください。

❷　はちみつについては、日本標準商品分類上、畜産加工品となっており、その他の農産食品である砂糖類には該当しないので、はちみつを砂糖類に含めた「砂糖類（砂糖、はちみつ）」との表示はできません。したがって、砂糖とはちみつを分けて表示してください。

参考法令等➡「食品表示基準」別表第4
　　　　　　「食品表示基準Q＆A」（加工-59）

原材料名

Q 065 原材料として、特定JASに基づき格付けされた地鶏肉や熟成ハム・ソーセージ類を使用した場合、その旨を一括表示枠内の原材料名欄に表示することはできますか？

A 原材料名欄に「地鶏肉」、「熟成ハム」等と、表示することはできませんが、強調表示として枠外に表示することはできます。

❶　「地鶏肉」、「熟成ハム」又は「熟成ソーセージ」の表示は最も一般的な名称とはいえ

ないので、一括表示枠内の原材料名欄にこれらを表示することはできません。「鶏肉」、「ロースハム」又は「ソーセージ」と表示してください。

❷ なお、強調表示として、「地鶏肉」、「熟成ハム」等の表示を枠外に表示することは可能です。

参考法令等 ➡「食品表示基準Q＆A」（加工 -67）

原材料名

 066 原材料に占める重量の割合が2％以下の香辛料については、「香辛料」とまとめて表示することができるが、2％とは個別の香辛料についてですか？それとも香辛料の全てを合算したものですか？また、香辛料の一部を強調するために普通の原材料として表示することは可能ですか？

A 香辛料又は香辛料エキスを合算した量が、原材料に占める重量の割合の2％以下のものに限り、「香辛料」等と表示することができます。

❶ 香辛料及び香辛料エキスについては、既存添加物名簿（平成8年厚生省告示第120号）に掲げる添加物に該当するものを除き、その香辛料又は香辛料エキスを合算した量が原材料全体に占める重量の割合の2％以下の場合に限り、「香辛料」又は「混合香辛料」と表示することができます。

❷ したがって、合算した香辛料の量が2％を超える場合は、それぞれ混合した個別の名称で表示してください。

> **例** ① 香辛料A（1.5%）、B（1.0%）、C（0.5%）を使用した場合
>   ➡ A、B、C全ての名称を表示
> ② 香辛料B（1.0%）、C（0.5%）を使用した場合
>   ➡ B、Cをまとめて「香辛料」又は「混合香辛料」と表示可能

❸ 一部の香辛料を強調するために特定の香辛料を普通の原材料として「……、こしょう、香辛料、……」のように表示することはできません。

参考法令等 ➡「食品表示基準Q＆A」（加工 -65）

原材料名

 067 多種類の香辛料からなるスパイス商品の原材料名の表示で、カレー粉等多種類の香辛料からなるもの（スパイス商品）であって、小型容器包装に入れられたものについて、使用した全ての香辛料を表示しなければなりませんか？

A 原材料に占める重量の割合が2％以下のものにあっては、「その他香辛料」とまとめて表示しても差し支えありません。

❶ カレー粉等のように多種類の香辛料からなるもの（スパイス商品）で、小型容器包装入りのものについては、容器包装の面積が狭いため定められた活字の大きさを考慮しても全ての原材料名を表示することは技術的に困難であると考えられます。

❷ したがって、この場合は、香辛料及び香辛料エキス（既存添加物名簿に掲げる添加物に該当するものを除き、原材料に占める重量の割合が2％以下のものに限る。）について、「香辛料」又は「混合香辛料」と表示することができることを勘案し、スパイス商品の原材料に占める重量の割合が2％を超えるものにあっては、個々の香辛料の最も一般的な名称を表示し、2％以下のものにあっては「その他香辛料」としてまとめて表示しても差し支えありません。

❸ なお、カレー粉を他の食品の原材料に使用した場合は、カレー粉を構成している原材料を個別に表示する必要はなく、複合原材料として「カレー粉」と表示することができます。

参考法令等➡「食品表示基準Q＆A」（加工-66）

原材料名

Q 068 原材料の香辛料と既存添加物の香辛料抽出物を併用した場合、まとめて1箇所に表示すればよいのですか？

A 原材料としての香辛料、添加物としての香辛料は明確に区分して各々表示してください。

❶ 原材料として使用した香辛料の表示は、添加物と区分して原材料の欄に「香辛料」として表示し、既存添加物名簿にある香辛料抽出物を使用した場合は、添加物の欄にその表示を行います。

❷ このとき、既存添加物の香辛料抽出物の表示は、簡略名として「香辛料」と表示することができるので、場合によっては「香辛料」を2度繰り返して表示することになりますが、どちらか1箇所に表示があればよいというものではなく、あくまで原材料としての香辛料と、添加物としての香辛料とに区分して、消費者に正確に伝わるように別々に表示してください。

表示例

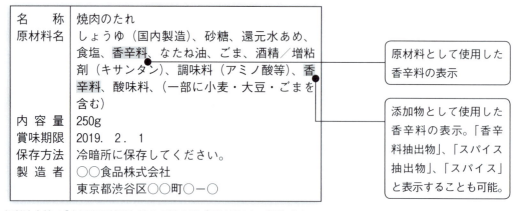

参考法令等 ➡「食品表示基準」第3条第1項「原材料名」、「添加物」

原材料名

Q 069 複合原材料など、添加物を含む原材料の重量順位を決める際、当該原材料に含まれる添加物の重量は差し引いたうえで、表示順位を決定するのですか？

A 一般消費者が誤認しないようであれば、表示順の決定に際しては、添加物を含めた重量と、差し引いた重量のどちらを用いても差し支えありません。

　複合原材料は、添加物が使用された状態が複合原材料であるため、使用されている添加物の重量を差し引く必要はありません。また、原材料名と添加物は明確に区分して表示する原則に基づき、添加物の配合が明らかである場合は、原材料から添加物を差し引いた重量を原材料の重量として表示順位を決めることもできます。

参考法令等 ➡「食品表示基準」第3条第1項「原材料名」

原材料名

Q 070 香辛料（ガーリックパウダー）の固結防止の目的で使用しているでん粉は、どのように表示するのですか？

A 商品の形体や配合の仕方によって、義務表示又は省略可能な表示になります。

 この商品をガーリックパウダー単体として販売する場合は、仮にでん粉が0.1％未満でも配合されていれば、原材料名欄に「でん粉」と表示する必要があります。

 当該商品を別の加工食品の原材料の1つとして使用する場合は、複合原材料（2種類以上の原材料からなる原材料）に該当することから、原材料全体に占める重量の割合が

5％未満の場合は「ガーリックパウダー」とのみ表示し、でん粉の表示は省略することができます。

参考法令等➡「食品表示基準」第3条第1項「原材料名」

原材料名

Q 071 弁当において、複合原材料となる煮物については、その原材料も全て表示する必要があるのですか？

A 原材料に占める重量の順位や割合が低い原材料は、「その他」とまとめて表示することができます。

❶ 2種類以上の原材料からなる複合原材料については、その名称から原材料が明らかなときは、複合原材料を構成する原材料の表示を省略することができますが、弁当中の煮物については、名称からその原材料が明らかとはいえないため、煮物であれば、「煮物（里芋、人参、ゴボウ、コンニャク、しょうゆ、砂糖、水飴、みりん、食塩）」等と表示することが基本になります。

❷ しかし、煮物に占める原材料の重量が上位から3位以下であって、かつ、重量の割合が5％未満のものについては、それらを「その他」とまとめて表示することができます。

参考法令等➡「食品表示基準Q＆A」別添　弁当・惣菜に係る表示（弁当-6）

原材料名

Q 072 複合原材料の原材料について、複合原材料に占める重量の割合が5％未満で重量順位が3番目、4番目の原材料を「その他」と表示し、5番目の原材料を抜き出して表示することはできますか？

A 表示することはできません。

Qの場合で、5番目の原材料を表示したい場合は、3番目、4番目の原材料を「その他」とまとめずに、それぞれ重量順に表示したうえで、その次に表示することが必要です。

参考法令等➡「食品表示基準Q＆A」（加工-55）

原材料名

Q 073 複合原材料の原材料のうち、重量順が上位5位で、かつ5％未満の「小麦」については、アレルギー表示も考慮して、どのように表示すればよいですか？

A 上位5位の「小麦」までを表示し、6位以下の原材料を「その他」と表示する方法があります。

❶ 複合原材料の原材料として「小麦」までの原材料を重量順に表示し、6位以下の原材料を「その他」と表示することは可能です。

❷ しかし、5％未満である3位及び4位の原材料を「その他」としてまとめ、5位の「小麦」を繰り上げて表示することはできません。

❸ したがって、この場合の「小麦」の表示は、❶の方法により5位の小麦までを全て表示するか、又は複合原材料の表示として3位以下の原材料を「その他」とまとめて表示し、原材料の全ての表示の後にアレルギー表示として括弧を付して小麦を含めて全てのアレルゲンを一括表示する方法のいずれかで対応してください。

参考法令等➡「食品表示基準Q＆A」（加工 -55）

原材料名

Q 074 弁当中ののりの佃煮やごまのように付け合わせ的に少量添えられ、その性格上日々変化する可能性のあるものまで、全て原材料表示をする必要があるのですか？

A 「付け合わせ」等の名称で表示して差し支えありません。

弁当中ののりの佃煮やごまのように付け合わせ的に少量添えられ、その性格上日々変化する可能性のあるものについて、全て原材料表示をすることは、技術的に困難な場合もあると認められることから、これらのものについては、一括表示枠外の箇所に特にその使用している旨を強調して表示している場合を除き、「付け合わせ」等の名称で表示して差し支えありません。なお、ごまについては特定原材料に準ずるものに該当するので、ごまが原材料として含まれている旨を可能な限り表示することが望ましいと考えます。

参考法令等➡「食品表示基準Q＆A」別添　弁当・惣菜に係る表示（弁当 -12）

原材料名

Q 075 中間加工原料を使用した場合の原材料名の表示方法について教えてください。

A 中間加工原料を複合原材料として表示することが基本になります。

❶ 食品を製造する際に、小麦粉、しょうゆなどの加工食品を仕入れて、それを原材料として使用する場合には、加工原材料を使用していることが分かるように表示することを原則としています。加工食品の原材料は、最終製品を製造する事業者が使用する状態の

原材料を、最も一般的名称で表示することを基本としているので、中間加工原料を用いて製品を製造した場合は、当該中間加工原料を複合原材料として表示することが基本となります（個別品目の食品表示基準に原材料の表示について定めがある場合は、これに従い表示します。）。

参考法令等➡「食品表示基準Q＆A」（加工-52）

原材料名

 076 複合原材料を分割して表示できる条件の詳細について教えてください。

 複合原材料について、次の条件に当てはまる場合には、構成する原材料を分割して表示できます。

〈条件１〉
　中間加工原材料を使用した場合であって、消費者がその内容を理解できない複合原材料の名称の場合

〈条件２〉
　中間加工原材料を使用した場合であって、複数の原材料を単に混合（合成したものは除く。）しただけなど、消費者に対して中間加工原材料に関する情報を提供するメリットが少ないと考えられる場合

【例①】　砂糖、ココアパウダー、アーモンドパウダー、食塩を混合した複合原材料「ココア調製品」を仕入れ、製造したクッキー

　○　複合原材料表示による方法　　　　　○　分割して表示する方法

原材料名	小麦粉、<u>ココア調製品（砂糖、ココアパウダー、その他）</u>、バター、鶏卵 膨張剤

原材料名	小麦粉、バター、<u>砂糖</u>、鶏卵、<u>ココアパウダー</u>、<u>アーモンドパウダー</u>、<u>食塩</u> 膨張剤

【例②】砂糖と卵黄を混合した複合原材料「加糖卵黄」を仕入れ、製造したパウンドケーキ

　○　複合原材料表示による方法　　　　　○　分割して表示する方法

原材料名	<u>加糖卵黄（卵黄（卵を含む）、砂糖）</u>、小麦粉、バター、レーズン 膨張剤

原材料名	小麦粉、バター、<u>卵黄（卵を含む）</u>、<u>砂糖</u>、レーズン 膨張剤

【例③】　もち米粉に小麦グルテン及び加工でん粉が混合されたもち米粉調製品にpH調整剤を添加して製造された餅

○ 複合原材料表示による方法

原材料名	もち米粉調製品（もち米粉、小麦グルテン） 加工でん粉、pH調整剤

○ 分割して表示する方法

原材料名	もち米粉、小麦グルテン 加工でん粉、pH調整剤

　なお、複合原材料の一般的な名称が存在し、性状に大きな変化がある場合であっても、同じ構成の複合原材料を複数使用した場合など、そのまま表示した場合に消費者に分かりにくい表示となる場合については、必要に応じてもとの原材料に分割して表示することもできます。

参考法令等➡「食品表示基準Q＆A」（加工-53）

原材料名

Q 077 複合原材料を使用した場合、分割して表示できない場合を教えてください。

A 複合原材料の一般的な名称が存在する場合や、性状に大きな変化がある場合は、もとの原材料に分割して表示することはできません。

〈もとの原材料の状態の名称で表示できない例〉

【例①】コーンスターチから製造された「ぶどう糖果糖液糖」及びばれいしょでん粉から製造された「高果糖液糖」を仕入れて製造したみかんゼリーの原材料表示

○　適切な表示例

原材料名	みかん、ぶどう糖果糖液糖、高果糖液糖 ゲル化剤（ペクチン）、酸味料、pH調整剤

×　不適切な表示例

原材料名	みかん、コーンスターチ、ばれいしょでん粉 ゲル化剤（ペクチン）、酸味料、pH調整剤

【例②】皮と餡を仕入れて製造したどらやきの原材料表示

○　適切な表示例

原材料名	皮（卵、小麦粉、砂糖）、つぶあん（砂糖、小豆、水あめ、寒天） 膨張剤

×　不適切な表示例

原材料名	砂糖、卵、小麦粉、小豆、水あめ、寒天 膨張剤

参考法令等➡「食品表示基準Q＆A」（加工-54）

> 原材料名

Q 078 「魚肉すり身」を原材料として使用する場合、その名称から原材料が明らかである複合原材料とみなされますか？

A その名称から原材料が明らかである複合原材料とみなされます。

❶ 複合原材料としてその名称から原材料が明らかであるとみなされるので、個別品目の食品表示基準で特段の規定がある場合を除き、個々の原材料の表示を省略し、原材料名として「魚肉すり身」と表示することができます。

❷ ただし、これらに添加物やアレルギー物質を含む食品を用いた場合には、その旨を適切に表示する必要があります。

参考法令等➡「食品表示基準Q＆A」別添　弁当・惣菜に係る表示（弁当‐6）

> 原材料名

Q 079 原材料が１種類の場合は原材料名の表示が省略できるとのことですが、添加物は含めないものと考えてよいですか？

A 食品表示基準の規定により表示が不要とされている添加物については、原材料に含めずに考えます。

❶ 原材料が１種類のみであるもの（缶詰及び食肉製品、特定保健用食品及び機能性表示食品並びに遺伝子組換えに関する義務表示事項を表示する場合を除く。）は、原材料名の表示を省略することができます。なお、個別品目の表示基準が定められている食品については、当該個別品目の表示基準に従って原材料表示を行うことが必要です。

❷ 添加物を使用している場合は、食品表示基準第３条第１項の規定に基づき表示する必要がありますが、同規定により表示が不要とされている添加物（栄養強化の目的で添加するものや加工助剤、キャリーオーバーに該当する場合）は除かれるので、結果的に表示の対象となる原材料が１種類となった場合には、表示を省略することができます。

❸ また、食品表示基準においてアレルギー表示の対象となる特定原材料等に該当する原材料については、この規定は適用されないので省略せずに表示します。

❹ なお、原材料が１種類のものであっても、例えば、「きなこ」、「上新粉」、「片栗粉」など名称からその原材料が一般に分かりにくいものについては、「大豆」、「うるち米」、「じゃがいもでん粉」のように原材料名を表示することが望ましいと考えます。

参考法令等➡「食品表示基準Q＆A」（加工‐166）

原材料名

Q 080 原材料として少量しか使用しないものや通常は食さないものについても全て表示する必要がありますか？

A 原則として、使用した全ての原材料を表示することが必要であり、どんなに少量であっても表示が必要です。

 しかし、例えば、原材料とされるもののうち、使用量がわずかであり、一般に最終製品に影響を及ぼさないと判断される添加物製剤中の食品素材については、表示が必要な原材料には該当しないものと考え、原材料名への表示を省略することができます。

 また、このほか、複合原材料の原材料の表示を「その他」と省略して表示できる場合があります。

 ただし、添加物製剤中の乳糖のようなアレルゲンを含む食品素材については、原材料として表示を省略した場合であっても、当該食品素材に含まれるアレルゲンは別途、アレルギー表示を行うことが必要です。

参考法令等➡「食品表示基準Q＆A」（加工-57）

原材料名

Q 081 柏もちの「柏の葉」についても、原材料名の表示をしなければなりませんか？

A 表示が必要な原材料には該当しないので、原材料の表示は不要です。

柏もちの「柏の葉」など通常そのものを食さないものについては、食品表示基準上表示が必要な原材料には該当しないので、原材料の表示は不要です。

参考法令等➡「食品表示基準Q＆A」（加工-57）

原材料名

Q 082 添加物製剤中の食品素材について、原材料として表示することが必要ですか？

A 表示が必要な原材料には該当しないので、原材料の表示は不要です。

 使用量がわずかで、一般に最終製品に影響を及ぼさないと判断される添加物製剤中の食品素材については、食品表示基準上表示が必要な原材料には該当しないものと考えるため、原材料の表示は不要です。表示を要しない食品素材には、デキストリンやでん粉、

乳糖のような食品が考えられますが、主剤と同じ目的効果を有する食品素材であって、最終製品において残存し、その効果を発揮すると考えられる場合は、食品素材であっても表示する場合もあります。

❷ なお、添加物製剤中の乳糖のようなアレルギー物質を含む原材料については、原材料として表示を省略した場合であっても、別途、食品表示基準に基づきアレルギー表示を行うことが必要です。

参考法令等➡「食品表示基準Q&A」（加工 -57）

原材料名

 083 砂糖やみりん等の調味料について、使用量が少ないことから表示を省略することはできませんか？

A **使用した原材料は全て表示することが基本なので、使用量が少ないことをもって表示を省略することはできません。**

参考法令等➡「食品表示基準Q&A」別添　弁当・惣菜に係る表示（弁当 -13）

原材料名

 084 １つのパッケージに、「エビしゅうまい」、「カニしゅうまい」、「ホタテしゅうまい」等の一部異なった原材料を用いた商品を詰め合わせする場合、原材料の表示をその商品ごとにしてもよいですか？

A **商品の種類別に表示しても差し支えありません。**

原則は、３種類の全ての原材料について、全ての原材料の重量に対する割合の高い順に表示することとなりますが、消費者が購入時に判断しやすいことを考慮して、種類別に表示することは差し支えありません。

参考法令等➡「食品表示基準Q&A」（加工 -63）

原材料名

 085 複数の加工食品を組み合わせた製品の原材料の表示方法について教えてください。

A **構成要素ごとに分割し、メインとなるものから順にタイトルを付したうえで、それぞれ重量順に表示してください。**

❶ 加工食品の原材料表示に際しては、表示されている原材料名から当該食品の特性を消費者が適切に読みとれるように配慮することが重要です。

❷ このような観点から、複数の加工食品を組み合わせた製品について、構成要素ごとに分割し、まとめて表示した方が分かりやすくなる場合には、構成要素ごとに分割し、メインとなる構成要素から順にタイトルを付したうえで、それぞれ重量割合の高い順に原材料を表示してください。

> **例** 納豆本体に添付のたれとからしからなる製品
> 原材料名：【納豆】大豆（国産）、納豆菌
> 　　　　　【添付たれ】植物性たん白分解物（大豆を含む）、砂糖、しょうゆ（大豆・小麦を含む）、食塩、醸造酢、昆布エキス／調味料（アミノ酸等）、アルコール、ビタミンB₁
> 　　　　　【添付からし】からし、食塩、醸造酢／酸味料、着色料（うこん）、増粘多糖類、香料

参考法令等➡「食品表示基準Q＆A」（加工-60）

原材料名

Q086 どのような原材料が「特色のある原材料」に該当するのですか？

A

❶ 特色のあることを示す用語を冠する等により、一般的名称で表示される原材料に対し差別化が図られたものであり、同種の原材料に占める割合が100％使用でない場合に「〇〇使用」、「〇〇入り」のように「使用した旨」を表示することが、消費者に優良誤認を与えると考えられるものをいいます。

（特色のある原材料の例）
(1) 特定の原産地のもの
　・国産大豆絹豆腐
　・トルコ産ヘーゼルナッツ使用
　・十勝産小豆使用
　・国内産山ごぼう使用
　・三陸産わかめを使用　等
(2) 有機農産物、有機畜産物及び有機加工食品
　・有機小麦粉使用
　・有機栽培こんにゃく芋から自社生産
　・有機牛肉使用　等
(3) 非遺伝子組換えのもの等

(4) 特定の製造地のもの
- 群馬県で精製されたこんにゃく粉入り
- 北海道で製造されたバターを使用　等

(5) 特別な栽培方法により生産された農産物
- 特別栽培ねぎ入り
- 栽培期間中農薬不使用のにんじん使用　等

(6) 品種名等
- とちおとめ使用
- コシヒカリ入り
- 本まぐろ入り　等

(7) 銘柄名、ブランド名、商品名
- 宇治茶使用
- 松阪牛使用
- 越前がに入り
- 市販されている商品の商品名○○を「○○使用」　等

((3)については、遺伝子組換え食品に関する事項の規定に基づき表示することが必要。)

 ただし、他法令、行政機関の定めるガイドライン等により、上記(1)～(7)に該当する原材料の表示方法が定められているものについては、当該法令等に定める方法により表示する場合に限り、特色のある原材料には該当しないことになります。

 なお、事業者は景品表示法など他法令で定められた優良誤認防止の規定に留意し、消費者に誤認を与えない適切な表示を行う必要があります。

参考法令等 ➡「食品表示基準Q＆A」（加工-204）

原材料名

Q 087 「特色のある原材料」に該当する「品種名等」及び「銘柄名、ブランド名、商品名」の具体的な範囲を教えてください。

A

❶ 「品種名等」とは、
(1) 農産物にあっては、「キタアカリ」、「ハルユタカ」など種苗法に基づく登録品種名、「コシヒカリ」など農産物検査法に基づく農産物規格規程に定める産地品種銘柄としての品種名その他既存品種名及び品種を示す用語

(2) 畜産物にあっては、「黒毛和種」、「バークシャー種」などの品種名及び「黒毛和牛」、「和牛」など品種を示す用語

(3) 水産物にあっては、「クロマグロ」、「タラバガニ」、「トラフグ」などの種名及び「ホンマグロ」、「ワタリガニ」など種を示す用語

を指します。

❷ 「銘柄名、ブランド名、商品名」とは、
（1）「松阪牛」、「かごしま黒豚」、「越前がに」、「宇治茶」、「金華ハム」など、生産地や製法等について、独自の基準や地域に伝わる製法等に合致したものについて、一般的名称に地域名等の特色のある用語を冠するなどにより、一般的名称のものと差別化されているもの
（2）市販されている商品の商品名（一般的名称のものを除く。）
を指します。

❸ なお、水産物の表示については、一括表示部分の原材料名として魚介類の名称のガイドライン（「食品表示基準Q＆A」別添）に基づき魚種名を表示する場合には割合表示の必要はありませんが、特定の魚種名を一括表示部分以外に強調して表示する場合には割合表示が必要です。

参考法令等➡「食品表示基準Q＆A」（加工 -205）

原材料名

 088 食品表示基準第7条の表の「特色のある原材料等に関する事項」の項の1で原料原産地表示を除いている理由を教えてください。

　食品表示基準第7条では、特定の原産地のものなど特色ある原材料を使用した旨を表示する場合には、その使用割合の表示が義務付けられています。

　一方、原料原産地表示では、原材料に占める重量割合上位1位の原材料の原産地を全て又は2以上を表示することから、特定の原産地のもののみを強調して表示しているとは認められず、使用割合の表示までは必要ないと考えられることから、上記表示方法に従った表示を行っている場合には食品表示基準第7条の適用除外であることを明記しているものです。

　この考え方は、食品表示基準第3条に規定する方法に従って任意で表示する場合にも適用され、食品表示基準第7条の適用除外となります。

　この場合も、使用した原材料の原産地が複数ある場合には全て又は2以上表示する必要があります。

　また、一括表示部分の枠外に特定の原産地のもののみを強調して表示する場合には、食品表示基準第7条の適用除外とはなりませんので、この場合は当該強調表示に近接した場所又は一括表示の原材料名に割合表示が必要です。

（例）強調表示を行う原材料に国産原料70％、A国産原料20％、B国産原料10％使用した商品の場合

● 一括表示内に特定の原産地の原料のみを強調表示→食品表示基準第7条を適用（義務表

示対象外品目の場合）

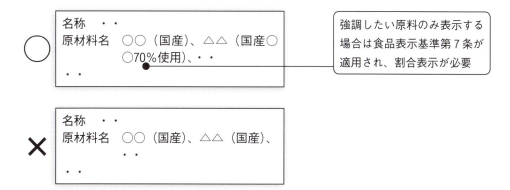

- 食品表示基準第3条に規定する方法に従い、原料の原産地全て又は2以上を重量順に表示→食品表示基準第7条の適用外（義務表示対象、対象外品目とも共通）

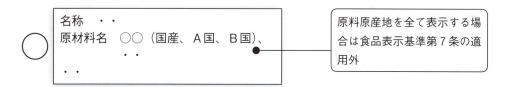

- 一括表示部分の枠外に特定の原産地の原料のみを強調表示→食品表示基準第7条を適用（義務表示対象の原材料、対象外の原材料とも共通）

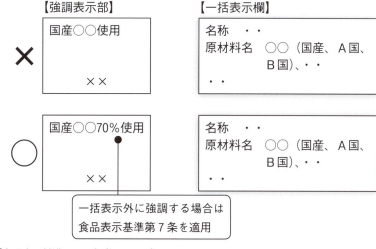

参考法令等➡「食品表示基準Q&A」（加工-202）

原材料名

 089 「かに弁当」、「いくら弁当」、「松阪牛肉弁当」等は、製品の名称が特色のある原材料を使用した旨を示す表示に該当しますか？

75

A 「かに」、「いくら」は一般的原材料名であり、特色のある原材料には該当しませんが、「松阪牛肉」は銘柄名（ブランド名）であり、特色のある原材料に該当します。

　したがって、「松阪牛肉」を100％使用していない場合に「松阪牛肉弁当（牛肉に占める松阪牛の割合○％）」のように強調して表示するのであれば、使用した牛肉に占める「松阪牛肉」の割合を表示する必要があります。

参考法令等➡「食品表示基準Q＆A」別添　弁当・惣菜に係る表示（弁当-19）

原材料名

Q 090　「黒糖使用」の表示は、特色のある原材料の表示に該当しますか？

A 「黒糖」の名称は一般的名称として定着しているので、特色のある原材料の表示には該当しません。

　「黒糖」は「砂糖」を細分化した原材料であり、「黒糖」という名称が一般的名称として定着していることから、特色のある原材料の表示には該当しません。

　黒糖以外の砂糖も使用している場合、消費者は「使用された砂糖のうち黒糖の占める割合が100％」と理解する可能性があるため、原材料名欄に「砂糖（上白糖、黒糖）、…」のように表示する等、消費者に誤認を与えないよう表示することが必要です。

❸　同様の例としては、三温糖、抹茶、玉露、かぶせ茶、黒酢、りんご酢等があげられます。

参考法令等➡「食品表示基準Q＆A」（加工-206）

原材料名

Q 091　「青のりたっぷり」の表示は、特色のある原材料の表示に該当しますか？

A 該当しません。

　「青のり」は一般的名称であることから、特色のある原材料に該当しませんが、「○○産青のりたっぷり」など、特色のある用語（この場合、「○○産」）を冠する場合には、特色のある原材料の表示に該当します。

　なお、「たっぷり」など含有量が多いことを強調して表示する場合、製造者が当社比などの基準等を持っており、消費者からの問い合わせに対して明確に回答できることが必要です。

参考法令等➡「食品表示基準Q＆A」（加工-206）

原材料名

Q 092 「炭焼き焙煎麦使用」の表示は、特色のある原材料の表示に該当しますか？

A 製造方法に特色のある原材料については、特色のある原材料の表示に該当しないので、使用割合を表示する必要はありません。

❶ 加工食品の製造方法は極めて多様であり、必ずしも明確な定義に基づく製法ばかりとは限らず、同じ製法名でも製造者によって別の製法をとることがあること、消費者にとって製法の表示は商品のイメージとして捉えられること等から明確な区分を行うことが困難であるため、製造方法に特色のある原材料については、使用割合の表示を義務付けることにはなじまないものと判断されます。

❷ したがって、炭焼き焙煎麦の使用割合を併記する義務はありませんが、例えば、炭焼き焙煎麦と通常焙煎の麦を混合して使用するのであれば、単に「炭焼き焙煎麦使用」と表示するのではなく、「炭焼き焙煎麦をブレンドすることにより、…」のような説明表示を行うなど、正確な情報提供に努めることが望ましいと考えられます。

❸ また、消費者から「炭焼き焙煎」の意味を問われたときに対応できる明確な根拠を持って表示を行うことが必要です。

❹ 同様の例として、二段仕込み、粗挽き、特製等があげられます。

参考法令等➡「食品表示基準Q＆A」（加工-206）

原材料名

Q 093 「キリマンジャロブレンド」の表示は、特色のある原材料の表示に該当しますか？

A 特色のある原材料に該当する原材料ですが、他法令等（公正競争規約）に基づいて表示するため、使用割合を表示する必要はありません。

❶ 特色のある原材料に該当する原材料であっても、他法令等に基づいて表示を行う場合には特色のある原材料の表示の規定により使用割合を表示する必要はありません。

❷ 「キリマンジャロ」というコーヒーの銘柄自体は、特色のある原材料のうちの銘柄名に該当しますが、レギュラーコーヒー又はインスタントコーヒーに対しては、「レギュラーコーヒー及びインスタントコーヒーの表示に関する公正競争規約」において、次のように表示方法が定められているので、これを参考にして表示を行ってください。

> 1　特定のコーヒー生豆の産地、品種、銘柄等のみを使用している旨表示しようとする場合には、当該コーヒー生豆以外を使用してはならない。
> 2　「○○○ブレンド」（「○○○」は、コーヒー生豆の産地、品種、銘柄等をいう。）と表示する場合は、当該コーヒー生豆を30％以上使用しているものに限り表示することが

> できる。

参考法令等 ➡「食品表示基準Q＆A」（加工 -206）

原材料名

Q 094 「レモン風味」の表示は、特色のある原材料の表示に該当しますか？また、レモンを使用せず、香料で風味付けをした商品にこのような表示をしてもよいですか？

A 「レモン風味」の表示は、レモンの味や香りがするという製品の特徴を一般的名称で表しているもので、特色のある原材料に該当しません。

❶ 「レモン風味」のような表示は、レモンの味や香りがするという製品の特徴を一般的名称で表しているものであり、特色のある原材料の表示には該当しません。

❷ また、レモンを使用せず香料で風味付けをした商品に、「レモン風味」と表示することは可能ですが、「レモン使用」と表示することは事実と異なる表示であり認められません。

❸ なお、レモン香料を使用した商品については、原材料名欄において「レモン香料」や「香料」のように、使用した香料を添加物として表示することが必要です。

参考法令等 ➡「食品表示基準Q＆A」（加工 -207）

原材料名

Q 095 静岡茶に宇治茶をブレンドして製造した緑茶飲料の場合、「宇治茶〇〇％使用」の表示が必要ですか？

A 「宇治茶使用」等と強調表示する場合に限り、「宇治茶」の使用割合の表示が必要になります。

❶ 「宇治茶」は特色のある原材料に該当しますが、「宇治茶」を使用したものに必ず「宇治茶〇〇％使用」と表示する必要があるわけではなく、「宇治茶使用」、「宇治茶入り」などと強調して表示する場合に、原料である緑茶全体に占める「宇治茶」の使用割合について、強調表示した箇所又は原材料名の次に括弧を付して表示する必要があります。

❷ なお、宇治茶のみを100％使用したものを強調表示する場合には、割合の表示を省略することが可能です。

参考法令等 ➡「食品表示基準Q＆A」（加工 -208）

原材料名

Q 096 通常の果汁と濃縮果汁を使用した製品の場合、使用割合の表示に際して、どのように重量の比較をすればよいのですか？

A 状態（濃縮、乾燥など）の異なる同種の原材料を混合して使用する場合には、使用した状態で重量比較を行うのではなく、同等の状態に換算した重量の比較を行ってください。

参考法令等➡「食品表示基準Q＆A」（加工 –210）

原材料名

Q 097 バターを使用して製造した製品に、バターの原料である牛乳について「北海道産牛乳使用」のように表示することはできますか？また、黒糖を使用して製造した製品に、「沖縄県産さとうきび使用」のように表示することはできますか？

A 製造者が自ら牛乳又はさとうきびを使用していない製品に「牛乳使用」、「さとうきび使用」と表示することは適切ではありません。

❶ Qのように、製造者がバターを購入して製造しており、自ら牛乳を使用していない製品に「牛乳使用」と表示することは適切ではありません。

❷ この場合において、使用したバターが北海道産牛乳を用いて作られた旨を事実に即して表示することは可能です。

❸ 同様に、製造者が黒糖を購入して製造しており、自らさとうきびを使用していない場合は、「沖縄県産さとうきび使用」等と強調して表示することは適切ではありません。
　ただし、「使用している黒糖は、全て沖縄県産さとうきびから作られています。」などと、事実に即して表示することは可能です。

参考法令等➡「食品表示基準Q＆A」（加工 –203）

原材料名

Q 098 「有機○○使用」等と、有機農産物や有機農産物加工食品を使用した旨を表示することができるのは、どのような場合ですか？

A 有機JASマークが付された有機農産物又は有機農産物加工食品を直接原材料として使用する場合に限ります。

❶ 有機農産物や有機農産物加工食品である旨の表示を行うには、当該食品について有機JAS制度に基づき格付けを受け、有機JASマークを付す必要があります。

❷　このような名称表示の規制があることを踏まえ、加工食品に特色のある原材料として「有機○○使用」等の表示を行う場合も、表示の適正性、信頼性を確保する必要があります。

❸　このため、食品表示基準第7条に基づく「有機○○使用」等の表示ができるのは、指定農林物資であり有機JASマークが付された有機農産物、有機農産物加工食品を直接原材料として使用する場合に限られます。

❹　このことから、更に有機JASマークが付された原料（有機○○）を用いて製造された加工品（有機JASマークが付されていないもの）を仕入れ、これを原料として加工し、製品を製造する場合、当該製品に有機○○を使用した旨の表示をすることはできません。

参考法令等 ➡「食品表示基準Q&A」（加工-213）

原材料名

 099　複数の産地のものを混合している旨を強調して表示する場合、どのように表示すればよいですか？

A 産地を強調して表示する場合は、使用割合の高いものから順に、産地とその使用割合を併せて表示します。

❶　複数の産地を強調する場合には、特色のある原材料に該当し、使用割合の高いものから順に、その使用割合と併せて表示することとなります。この場合、枠外の強調表示に近接して割合表示を行うことが基本です。また、北海道産大豆と宮城県産大豆を混ぜて使用した旨を枠外で表示する場合は、一括表示の原材料名は、「大豆（北海道産○%、宮城県産△%）」と表示します。

❷　なお、義務表示として原材料名欄等に原料原産地名を表示（使用した重量の割合の高いものから順に原産地を表示）する場合には、強調表示には該当しないため、割合の併記は必要ありません。

参考法令等 ➡「食品表示基準Q&A」（加工-214）

原材料名

 100　JASが制定されている品目で、JASの格付けを受けないものについては、原材料や添加物は何を使用してもよいのですか？

A 個別品目の表示基準が制定されているのであれば、その定義で規定されている制限内の原材料を使用します。

❶　JASが制定されている品目で、JASの格付けを受けないで一般消費者向けに販売する場合、その品目について個別の表示基準が定められているのであれば、原材料は表示基準の定義で規定されている制限内のものを使用します。

❷　例えば、JASの格付けを受けないで「しょうゆ」と表示して一般消費者向けに販売する場合は、しょうゆの表示基準に従い、大豆を主原料とし、麦、米等の植物由来の原料に限定したうえで、しょうゆ本来の性質を変えない範囲であれば、それ以外の原材料の使用について特に制限はありません。

❸　つまり、しょうゆについては、植物由来であることが基本的な考え方にあるので、魚醤のように植物由来以外のものを原材料として使用した場合は、「しょうゆ」と表示することはできません。

❹　また、添加物については、JASの格付けの有無にかかわらず、食品衛生法に従って、使用基準の範囲内で使用するのであれば特に制限はありません。

参考法令等➡「食品表示基準」別表第3

第5 添加物

　添加物は、食品衛生法により、「食品の製造の過程において又は食品の加工若しくは保存の目的で、食品に添加、混和、浸潤その他の方法によって使用する物」と定義されており、保存料、甘味料、着色料、香料等が該当します。

　その使用については、厚生労働大臣による指定制度がとられており、「既存添加物名簿に掲げられている既存の天然添加物」、「天然香料」、「一般に食品として飲食に供されている物であって添加物として使用されるもの」を除き、食品衛生法施行規則別表第1に掲げられたもの以外のものは使用することができません。2018（平成30）年7月現在、以下のように分類されています。

- 食品衛生法施行規則別表第1に掲げられる指定添加物（455品目）
- 既存添加物（365品目）
- 天然香料
- 一般飲食物添加物

1 基本

- 容器包装に入れられた加工食品では、原則として、使用した全ての添加物名を、容器包装の見やすい箇所に表示します。
- 原則として「添加物」の事項名を設けて表示することとされていますが、原材料名欄に原材料と明確に区分して表示することができます。
- 添加物に占める重量の割合の高いものから順に、原則として物質名をもって表示します。
- 使用した添加物の目的・効果が、定められた用途に該当する場合には、物質名にその使用目的や効果を表す用途名を併記して表示します。
- 使用した添加物の目的・効果が、定められた一括名に該当する場合には、適切な一括名で表示することができます。
- 複合原材料中の添加物は、複合原材料の名称の次の括弧の中には表示せず、製品全体に含まれる他の添加物と併せて、添加物に占める重量の割合の高いものから順に、原材料名と区分して表示します。
- 栄養強化の目的で使用されるもの、加工助剤及びキャリーオーバーについては、表示が不要とされています（個別の表示基準が定められている食品の中には、栄養強化の目的で使用される添加物であっても、表示免除とならず、他の添加物と同様に表示するよう規定しているものがあります。）。

2 物質名による表示

物質名による表示は、次により表示します。「含有」、「使用」、「含む」、「添加」等の文字を併記する必要はありません。

- 指定添加物、既存添加物及び一般飲食物添加物にあっては、名称、別名、簡略名又は類別名のいずれかにより表示します。

指定添加物「L-アスコルビン酸」の場合

	物質名表示
名称（食品衛生法施行規則別表第1における名称）	L-アスコルビン酸
別名（食品衛生法施行規則別表第1における名称の別名）	ビタミンC
簡略名（一般に広く使用されている名称として、名称、別名の代わりに記載することができる。）	アスコルビン酸、V.C

- 天然香料にあっては、基原物質名又は別名に「香料」の文字を付して表示します。
- 同種の機能の添加物を併用する場合は、次に掲げる例示に従い、簡略化した表示を用いることができます。

同種の添加物の酸及び塩を併用する場合の例

併用する物質名	簡略名表示
ソルビン酸、ソルビン酸カリウム及びソルビン酸カルシウム	ソルビン酸（K、Ca）
氷酢酸及び酢酸ナトリウム	酢酸（Na）
リン酸及びリン酸三ナトリウム	リン酸（Na）

同種の添加物の塩を併用する場合

併用する物質名	簡略名表示
リン酸三ナトリウム及びピロリン酸四カリウム	リン酸塩（Na、K）
ピロリン酸四ナトリウム及びポリリン酸ナトリウム	リン酸塩（Na）
ピロリン酸四ナトリウム及びメタリン酸カリウム	リン酸塩（Na、K）

- 既存添加物及び一般飲食物添加物であって、その用途が増粘安定剤として規定されている多糖類を2種類以上併用した場合には、簡略名として「増粘多糖類」を使用することができます。

3 用途名併記による表示

食品表示基準別表第6の上欄（次表の「用途」欄）に掲げる目的で使用される添加物を含む食品にあっては、物質名に用途名を併記して表示します。ただし、重複した使用目的を有する場合には、主たる目的に係る用途名を表示します。

用途名と用途表示例

用途	用途名	表示例
甘味料	甘味料、人工甘味料又は合成甘味料	甘味料（サッカリンNa）
着色料	着色料又は合成着色料	着色料（赤3、アナトー）
保存料	保存料又は合成保存料	保存料（ソルビン酸K）
増粘剤、安定剤、ゲル化剤又は糊料	・主として増粘の目的で使用される場合は、増粘剤又は糊料 ・主として安定の目的で使用される場合は、安定剤又は糊料 ・主としてゲル化の目的で使用される場合は、ゲル化剤又は糊料	・増粘剤（グアー） ・安定剤（アマシード） ・ゲル化剤（CMC）
酸化防止剤	酸化防止剤	酸化防止剤（ビタミンC）
発色剤	発色剤	発色剤（亜硝酸Na）
漂白剤	漂白剤	漂白剤（次亜硫酸Na）
防かび剤又は防ばい剤	防かび剤又は防ばい剤	防かび剤（OPP）

- 用途名併記が考えられる添加物の範囲は、上記に掲げる8用途のいずれかに使用されるものです。
- 物質名の表示中に「色」の文字を含む場合は、用途名（着色料又は合成着色料）の表示は省略することができます。
- 物質名の表示中に「増粘」の文字を含む場合は、用途名（増粘剤又は糊料）の表示を省略することができます。ただし、安定剤又はゲル化剤の表示を省略することはできません。
- アスパルテームを使用した場合は、用途名である「甘味料」のほか、L-フェニルアラニン化合物を含む旨を表示しなければなりません（「甘味料（アスパルテーム・L-フェニルアラニン化合物）」）。

4 一括名による表示

次表の一括名欄に掲げる目的で使用される添加物にあっては、一括名をもって、物質名の表示に代えることができます。

一括名

①イーストフード	②ガムベース	③かんすい	④酵素
⑤光沢剤	⑥香料又は合成香料	⑦酸味料	⑧軟化剤
⑨調味料※	⑩豆腐用凝固剤又は凝固剤		⑪苦味料
⑫乳化剤	⑬水素イオン濃度調整剤又はpH調整剤		
⑭膨張剤、膨脹剤、ベーキングパウダー又はふくらし粉			

※構成成分に応じて「調味料（アミノ酸）」、「調味料（核酸）」、「調味料（アミノ酸等）」等と表示

5 表示の省略

栄養強化の目的で使用される添加物、加工助剤、キャリーオーバーのいずれかの場合は、表示は不要とされています。

- 栄養強化の目的が考えられる添加物であっても、栄養強化以外の目的で使用する場合は、物質名を表示しなければなりません。
- 加工助剤とは、食品の加工の際に添加されるものであって、次のいずれかに該当するものをいいます。

① 当該食品の完成前に除去されるもの
② 当該食品の原材料に起因してその食品中に通常含まれる成分と同じ成分に変えられ、かつ、その成分の量を明らかに増加させるものではないもの
③ 当該食品中に含まれる量が少なく、かつ、その成分による影響を当該食品に及ぼさないもの

- キャリーオーバーとは、「食品の原材料の製造又は加工の過程において使用され、かつ、当該食品の製造又は加工の過程において使用されないものであって、当該食品中には、当該物が効果を発揮することができる量より少ない量しか含まれていないもの」をいいます。
- 原材料に由来する添加物については、それが主要原材料か否かにかかわらず、キャリーオーバーに該当する場合は、表示は不要です。

6 添加物製剤を食品に使用した場合の表示

- 添加物の目的や機能をより有効に発揮又は安定させるために、他の添加物や食品で希釈する等して製造されるので複数の添加物又は食品素材を含んでいます。
- 添加物製剤は、その目的及び実在状態からみて目的とする機能を食品に発揮する主目的成分のもの（主剤）とこの目的機能を有用かつ有効に発揮させるための補助的な副成分

のもの（副剤）、さらにデキストリンや乳糖等の食品素材から構成されています。
- 添加物製剤を食品に使用した場合の表示は、添加物と同様にその成分を食品に表示しなければなりません。ただし、最終食品に効果を及ぼさない添加物（副剤）については、キャリーオーバーとみなされ表示は不要です。

添加物

Q 101　一般飲食物添加物リスト（一般に食品として飲食に供されている物であって添加物として使用される品目リスト）に収載がない食品は、添加物の目的で使用しても、表示は不要となりますか？

A 添加物の目的で使用した場合は、その物が食品であっても、添加物としての表示が必要になります。

参考法令等 ➡「食品表示基準Q＆A」（加工-76）

添加物

Q 102　添加物の名称について、カタカナ表記をひらがなや漢字で表示することはできますか？

A 消費者に誤解を与えない範囲で物質名をひらがなや漢字で表示することは可能です。

　添加物の物質名や簡略名については、食品衛生法施行規則別表第1や既存添加物名簿等に掲げられている名称のとおりに表示するのが原則ですが、食品関連事業者等や一般消費者に誤解を与えない範囲内でひらがなやカタカナ、漢字で表示することもできます。
（例）「クチナシ色素」を「くちなし色素」と、「ミョウバン」を「明礬」と表示することは可能です。

参考法令等 ➡「食品表示基準について」（加工食品）5⑶

添加物

Q 103　アミノ酸液については、どのように表示するのですか？

A 加水分解して得られたアミノ酸液については、食品として扱われ、添加物としての表示は不要です。

　動植物たんぱくを加水分解して得られたアミノ酸液のように、個々のアミノ酸まで単離せず種々のアミノ酸等が複合した状態を保っているものは、肉エキスと同様に食品として扱われるので、添加物としての表示は不要です。

❷　一方、アミノ酸液にL-グルタミン酸ナトリウム等の添加物が添加されている場合や、調味料の用途に使用されるもののうち、L-グルタミン酸ナトリウムやDL-アラニン等のように単一の成分からなるアミノ酸の場合は、添加物としての表示が必要になりま

す。
参考法令等➡「食品表示基準Q&A」（加工-77）

添加物

Q 104 寒天を使用した食品について、「寒天」はどのように表示すればよいですか？

A 寒天を食品として使用する場合は、添加物表示は不要です。なお、添加物としての目的で使用する場合には、添加物としての表示が必要です。

参考法令等➡「食品表示基準Q&A」（加工-78）

添加物

Q 105 塩化マグネシウム又は粗製海水塩化マグネシウム（別名：塩化マグネシウム含有物）を使用した場合、付加的に「(にがり)」と表示してもよいですか？

A 食塩や豆腐に使用した場合に限り、表示することができます。

一般に、「にがり」は塩化マグネシウムを主成分とする海水から塩をとった残留物をいい、古くから豆腐を固める材料等として用いられていることから、食塩に粗製海水塩化マグネシウムを使用した場合及び豆腐を固める目的で塩化マグネシウム又は粗製海水塩化マグネシウムを使用した場合に限って、「(にがり)」と付加表示を行っても差し支えありません。

参考法令等➡「食品表示基準Q&A」（加工-82）

添加物

Q 106 「香辛料抽出物」の表示に、「コショウ抽出物」（香辛料（基原物質名）＋抽出物）といった、個別の原材料名を付与した名称を用いてもよいですか？

A

香辛料を原材料とし、香辛味の付与の目的で使用される添加物の表示は、「香辛料抽出物」又は「スパイス抽出物」（食品表示においては簡略名又は類別名である「スパイス」、「香辛料」も使用できます。）のみを用いることとし、これ以外の名称は使用できません。

参考法令等➡「食品表示基準Q&A」（加工-84）

添加物

Q 107 増粘剤として、指定添加物であるカルボキシメチルセルロースナトリウムと既存添加物であるカラギナン、ペクチンを併用した場合、「増粘多糖類」と表示することはできますか？

A できません。

　簡略名「増粘多糖類」の表示は、既存添加物（「食品表示基準について」別添　添加物2-1）及び一般飲食物添加物（「食品表示基準について」別添　添加物2-3）の用途欄に増粘安定剤と記載された多糖類を2種以上併用する場合のみ使用することができますが、カルボキシメチルセルロースナトリウム（CMC）は指定添加物なので、既存添加物や一般飲食物添加物で認められている「増粘多糖類」という簡略名は使用できません。この場合は、「増粘剤（CMC、増粘多糖類）」と表示します。

参考法令等➡「食品表示基準について」（加工食品）1⑷①ク

添加物

Q 108 同一の簡略名を持つ亜硫酸ナトリウムとピロ亜硫酸カリウムを保存料として併用した場合、「保存料（亜硫酸塩）」と表示することはできますか？

A 「保存料（亜硫酸塩）」と表示することができます。

　同一の簡略名となる添加物を複数使用した場合の表示は1回でよいとされています。また、亜硫酸塩類に限りNa、K等塩の名称の付記は省略することができます。したがって、「保存料（亜硫酸塩）」と表示することができます。

参考法令等➡「食品表示基準について」（加工食品）1⑷①ウ

添加物

Q 109 同一の類別名を持つβ-カロテン、アナトー色素、トウガラシ色素を2種類以上併用した場合、1つの類別名で表示することはできますか？また、物質名と類別名を混用することはできますか？

A 「着色料（カロテノイド）」又は「カロテノイド色素」等と、1つの類別名で表示することができます。

❶ 類別名とは、簡略化した名称として定められたものであり、同一の類別名が複数の添加物に認められる場合があります。例えば、β–カロテン、アナトー色素、トウガラシ色素を併用した場合は、「着色料（カロテノイド）」又は「カロテノイド色素」等と、まとめて表示することができます。

❷ ただし、同一の類別名を持つ複数の添加物を、類別名と物質名を混用して「カロテノイド色素、アナトー色素、トウガラシ色素」と表示することはできないので、物質名で表示するのであれば「着色料（β–カロテン）、アナトー色素、トウガラシ色素」と表示します。

参考法令等➡「食品表示基準について」（加工食品）1(4)①ウエ

添加物

Q 110 ビタミン類を2種類以上併用した場合、「ビタミンＡＥB_2」、「ビタミンＡ、Ｅ、B_2」等と表示することができますか？

A できません。「ビタミンＡ、ビタミンＥ、ビタミンB_2」等と表示してください。

使用した添加物は物質名での表示を原則としており、広く一般に知られた添加物は簡略名又は類別名を使用することもできます。簡略名や類別名をさらに変更することはできません。したがって、この場合は、「ビタミンＡ、ビタミンＥ、ビタミンB_2」又は「V.A、V.E、V.B_2」等と表示してください。なお、栄養成分表示においては「V.A」は「VA」と表示することができます。

参考法令等➡「食品表示基準について」（加工食品）1(4)①ア

添加物

Q 111 一括名に物質名を追加して表示したり、同じ一括名の範疇のものを併用したときに一括名と物質名の混用はできますか？

A 一括名の後に括弧を付して物質名を表示することはできますが、一括名と物質名を混用して表示することはできません。

❶ 一括名に追加して物質名を表示する場合は、一括名の後に括弧を付して一括名の範囲の添加物の物質名（別名、簡略名を含む。）を表示します。この際、物質名は重量の割合の高いものから順に表示するとともに、複数のものを使用しているにもかかわらず、単品のみ使用しているかのような表現はできません。例えば、グリセリン脂肪酸エステル以外にも乳化剤を使用していながら、単に「乳化剤（グリセリン脂肪酸エステル）」

と表示することはできません。

❷ また、同じ一括名の範疇である添加物を併用した場合は、「乳化剤、レシチン」のように混用せずに、「グリセリン脂肪酸エステル、レシチン」と物質名で表示するか、「乳化剤」と一括名で表示するかどちらかの方法で行ってください。

参考法令等➡「食品表示基準Q&A」（加工-81）

添加物

Q112 こんにゃくの凝固の目的で使用した消石灰を一括名で「凝固剤」と表示することはできますか？また、豆腐の製造時に消泡の目的で使用したグリセリン脂肪酸エステルについて、「消泡剤」と表示することはできますか？

A

❶ 一括名の「凝固剤」は、その定義で「大豆から調整した豆乳を豆腐様に凝固させる際に用いられる食品添加物及びその製剤をいう。」と定められており、また消石灰は、一括名「凝固剤」を使用することができる添加物として規定されていないため、こんにゃくには「凝固剤」という一括名は使用できません。したがって、物質名で「水酸化カルシウム」（別名：消石灰）又は「水酸化Ca」と表示してください。

❷ また、豆腐にグリセリン脂肪酸エステルを消泡の目的で使用した場合の添加物表示については、そもそも一括名として「消泡剤」が規定されていないので、一括名で「乳化剤」（食品に乳化、分散、浸透、洗浄、起泡、消泡、離型等の目的で使用される添加物及びその製剤について使用できる。）と表示するか、物質名で「グリセリン脂肪酸エステル」又は「グリセリンエステル」と表示してください。

参考法令等➡「食品表示基準について」別添　添加物1-4

添加物

Q113 豆乳に膨張を目的として炭酸水素ナトリウムを添加して油揚げを製造した場合、「膨張剤」の一括名を使用することはできますか？また、「ふ」を製造する場合はどうですか？

A いずれの場合も一括名を使用することができます。

膨張剤は「パン、菓子等の製造工程で添加し、ガスを発生して生地を膨脹させ多孔性にするとともに食感を向上させる添加物及びその製剤」と定義されており、炭酸水素ナトリウムは、この一括名を使用することができる添加物として規定されていることから、いず

れも一括名を使用することができます。なお、他に「がんもどき」にも使用することができます。

参考法令等➡「食品表示基準Q＆A」（加工-87）

添加物

Q 114 酢酸ナトリウムのように2種類以上の一括名に属している添加物の表示はどのようになりますか？

A 主たる使用目的を明確にし、一括名の定義からみて最も適していると認められるもので表示してください。

参考法令等➡「食品表示基準について」（加工食品）1(4)②、別添 添加物1-4

添加物

Q 115 添加物の調味料の表示は、一括名で「調味料」とのみ表示すればよいですか？

A アミノ酸、有機酸といったグループ名を併記し、「調味料（アミノ酸）」、「調味料（有機酸）」等と表示します。

❶ 食品の製造又は加工の工程で、味の付与又は味質の調整等味覚の向上又は改善のために使用される添加物とその製剤については、一括名である「調味料」をもって表示することができます（甘味料、酸味料、苦味料は除く。）。

❷ ただし、「調味料」の表示のみでは、みそやしょうゆ、エキス類といった一般の食品と誤解される可能性があることから、添加物の表示では、グループ名（アミノ酸、核酸、有機酸及び無機塩の4種）を併記し、「調味料（アミノ酸）」、「調味料（有機酸）」等と表示します。

❸ また、2種類以上のグループの調味料を併用する場合は、使用量、使用目的から勘案して主となるグループ名に「等」の文字を付して表示します。

> **例** L-グルタミン酸ナトリウムと5'-イノシン酸ナトリウムを併用する場合で、L-グルタミン酸ナトリウムが主体と考えられるとき
> ⇢ 「調味料（アミノ酸等）」と表示

参考法令等➡「食品表示基準」別表第7
　　　　　　「食品表示基準について」別添 添加物1-4
　　　　　　「食品表示基準Q＆A」（加工-86）

添加物

Q 116 主に調味目的として使用されるグリシンを日持ち延長効果で使用し、併せて調味の目的で5′-イノシン酸二ナトリウムも使用した場合、どのように表示すればよいですか？

A グリシンを調味料として使用していないので、物質名で表示します。

❶ 若干の日持ち延長効果は「保存効果」に該当しないと判断されます。
❷ また、この場合、グリシンは調味料として使用したものではないので、調味料としての一括名を用いることはできません。
❸ したがって、Qの場合は、「調味料（核酸）、グリシン」と表示します。

参考法令等➡「食品表示基準について」別添　添加物1-4

添加物

Q 117 しょうゆに使用されたエタノールは保存料として表示すべきですか？

A 物質名のみの表示で構いません。

　しょうゆに一般に使用されているエタノールは、安息香酸、ソルビン酸等の保存料と同等の効果を有するレベルでないことから、物質名で表示（「エタノール」、「エチルアルコール」、「アルコール」、「酒精」）することになります。

参考法令等➡「食品表示基準Q＆A」（加工-85）

添加物

Q 118 香辛料としてパプリカ粉末の入った原料を使用したために、最終食品が着色した場合、どのように表示すればよいですか？

A 着色料としての表示は必要ないので、「香辛料」と表示してください。

　パプリカ粉末が香辛料として味を調整する用途で使用されたものであって、着色の目的で使用していないのであれば、「香辛料」と表示し、着色料としての表示は必要ありません。ただし、着色の目的で使用した場合は着色料としての表示が必要となります。

参考法令等➡「食品表示基準について」（加工食品）1(4)②

添加物

Q119 ブドウ果汁を用いて「ブドウゼリー」を製造したところ、製品に紫色がつくのですが、着色料としての表示は必要ですか？

A 着色の目的でなく、食品の原材料として使用したのであれば、添加物としての表示は必要ありません。ただし、着色の目的で果汁を添加した場合は、「着色料」としての表示が必要です。

参考法令等➡「食品表示基準Q＆A」（加工-78）

添加物

Q120 食用赤色3号とコチニール色素を併用した場合「着色料（赤3）、コチニール色素」と表示することはできますか？

A 用途名併記と物質名表示を混在させることはできません。

　用途名の「着色料」の表示は、名称に「色」の文字が含まれている場合には省略することができます。ただし、用途名の併記と省略して物質名のみの表示を混在させてはいけません。用途名併記であれば「着色料（赤3、コチニール）」と、用途名を省略し物質名のみで表示する場合は「赤色3号、コチニール色素」と表示してください。

参考法令等➡「食品表示基準」第3条第1項「添加物」

添加物

Q121 天然香料の表示は一括名で「香料」と表示できますが、「オレンジ香料」や「リンゴ香料」と、基原物質名による表示はできますか？

A 天然香料の物質名表示にあっては、基原物質名又は別名に「香料」の文字を付して表示することとなっています。ただし、基原物質が単一であることが条件ですので、確認が必要です。

　基原物質が単一ではない場合は一括名の「香料」以外の表示はできません。

参考法令等➡「食品表示基準について」（加工食品）1(4)①オ

添加物

Q 122 亜硫酸Naは保存料、酸化防止剤、漂白剤と3つの用途名があります。どの場合にどの用途名を併記するのか決まっているのですか？

A 2種以上の使用目的を有する添加物については、主たる目的に応じて適切な用途名を選択することとされています。

参考法令等➡「食品表示基準について」（加工食品）1⑷②イ

添加物

Q 123 パラオキシ安息香酸エステル類を併用した場合、簡略名を活用して「保存料（パラオキシ安息香酸）」と表示することはできますか？

A できます。

❶ パラオキシ安息香酸エステル類は、いずれも簡略名として「パラオキシ安息香酸」と表示することが認められているので、例えば、パラオキシ安息香酸イソブチルとパラオキシ安息香酸プロピルを併用した場合、「保存料（パラオキシ安息香酸）」と表示することは可能です。

❷ また、パラオキシ安息香酸エステル類の簡略名として、「イソブチルパラベン」、「プロピルパラベン」等があるので、これらを都合のいいように略して「保存料（パラベン）」と表示することはできません。

参考法令等➡「食品表示基準Q＆A」（加工-83）

添加物

Q 124 ゲル化剤としてペクチンとカラギナンを使用した場合、「増粘多糖類」と表示すれば「ゲル化剤」の表示を省略することができますか？

A ゲル化剤の目的で使用した場合は、用途名の「ゲル化剤」を併記しなければなりません。

通知「食品表示基準について」の別添　添加物2-1及び添加物2-3のリストの用途欄に増粘安定剤と記載されている複数の多糖類を、増粘剤として使用した場合、簡略名である「増粘多糖類」を表示することで用途名の「増粘剤」の併記は省略することができます。

95

ただし、安定剤又はゲル化剤の目的で使用した場合は、「安定剤（増粘多糖類）」、「ゲル化剤（増粘多糖類）」等と、用途名を併記する必要があります。したがって、この場合は、「ゲル化剤（ペクチン、カラギナン）」又は「ゲル化剤（増粘多糖類）」と表示してください。

参考法令等 ➡ 「食品表示基準」第3条第1項「添加物」

添加物

Q 125 漂白デンプンは食品扱いになるとのことですが、漂白デンプンを使用して加工食品を製造した場合、「漂白デンプン」と原材料表示することはできますか？

A 「漂白デンプン」と表示して差し支えありません。

 漂白デンプンと酸化デンプンは、どちらも次亜塩素酸ナトリウムにより処理されたものですが、漂白デンプンは、デンプンに対し化学的装飾を行うことなく、他の色素成分を酸化等することによりデンプンの色調を調整したもので、通常の食品加工とみなされます。それに対して、酸化デンプンは、デンプンの性質を変化させたもので、より高度な次亜塩素酸ナトリウム処理を行ったものとみなされ、添加物の加工デンプンとして扱います。

したがって、漂白デンプンは食品とみなされるので、「漂白デンプン」と原材料表示することは差し支えありません。

 一般に物理的処理（酸処理、アルカリ処理、漂白処理といった加水分解程度の簡単な化学的処理を含む。）又は酵素的処理を行ったデンプンは食品とみなされるため、これを加工デンプンと併用する場合には、物理的処理又は酵素的処理を行ったデンプンについては原材料表示し、加工デンプンについては添加物として表示します。

参考法令等 ➡ 「食品表示基準について」（加工食品）1⑷③コ

添加物

Q 126 加工デンプンとその他の食品素材を混合して加熱処理などの物理的処理等を行ったものは、食品又は添加物製剤のどちらに該当しますか？

A 使用目的によって、どちらに該当するかを決めます。

❶ 加工デンプンとその他の食品原材料を混合し物理的処理等を行って製造されたものが、調理を経て食品として喫食することを目的としたものである場合は、添加物製剤ではなく、食品と解されます（例：パン、菓子、うどん、わらび餅、から揚げのあげ衣等

の製造に用いる液状ミックスやミックスパウダー)。

❷ 一方で、そのような液状ミックスやミックスパウダーの製造に使用することを目的として、使用上便利なように製造されたものは添加物製剤と解されます。

❸ したがって、表示については、上記の取扱いに基づき、添加物製剤に該当する場合は、それぞれの加工デンプンの名称と重量パーセントの表示が必要であり、「加工デンプン」といった簡略名での表示は認められません。また、食品に該当する場合には、加工デンプンは添加物として適切に表示することが必要であり、その際には、「加工デンプン」といった簡略名での表示も可能です。

参考法令等➡「食品表示基準について」(加工食品) 1(4)③サ

添加物

Q 127 加工デンプンのみで製造した「餅」や、加工デンプンに砂糖・香料・色素を加えて製造した「わらび餅」、さらに、加工デンプン100％の「片栗粉」や「わらび粉」は、食品とみなされますか？

A 食品とみなされます。

「餅」や「わらび餅」は、そのまま食品として喫食されるものであり、また、「片栗粉」や「わらび粉」は、調理を経て食品として喫食するものであるため、添加物製剤ではなく、食品と解されます。

ただし、表示に当たっては、加工デンプンは添加物として適切に表示することが必要です。

参考法令等➡「食品表示基準について」(加工食品) 1(4)③シ

添加物

Q 128 数の子の漂白に過酸化水素を使用しますが、加工助剤として表示は免除されますか？

A 加工助剤に該当することとなるので、表示は必要ありません。

過酸化水素は、その使用基準で、釜揚げしらすとしらす干し以外の食品においては「最終食品の完成前に過酸化水素を分解し、又は除去しなければならない。」と定められており、数の子には残存しないこととなっているため、加工助剤に該当し、表示する必要はありません。

この他、使用基準で分解、中和、除去が定められている添加物には、亜塩素酸水、亜塩素酸ナトリウム、アセトン、イオン交換樹脂、塩酸、ケイ酸マグネシウム、次亜塩素酸水、

シュウ酸、臭素酸カリウム、水酸化ナトリウム、ナトリウムメトキシド、二酸化ケイ素、ヘキサン、ポリビニルポリピロリドン及び硫酸といったものがあります。

参考法令等 ➡「食品、添加物等の規格基準」第2　添加物　F　使用基準

添加物

 129 漬物の塩漬け工程で、変色防止のためにミョウバン（硫酸アルミニウムカリウム）を添加しますが、最終製品での残存量はごくわずかです。表示は必要ですか？

 加工助剤とみなされるので、表示は必要ありません。

　原料の本質的性質を保持する等の目的で使用され、その後の工程で除去されて、最終製品にほとんど残存せず、影響を与えない添加物は、加工助剤とみなされるので、表示する必要はありません。

参考法令等 ➡「食品表示基準」第3条第1項「添加物」

添加物

 130 カステラ等の包装時の保存のため、二酸化炭素でガス置換する場合、当該添加物の表示は必要ですか？

 食品中に残存しないことから、加工助剤に該当し、表示する必要はありません。

参考法令等 ➡「食品表示基準Q＆A」（加工 -88）

添加物

 131 キャリーオーバーの判断に際しては、量的基準等が設定されているのですか？

A 量的な基準等は設定されていません。

　添加物の種類は多く、食品に添加する量についても、その種類や状態によって異なるので、キャリーオーバーと判断される量的基準を一律に設定することはできません。個々の食品に対して判断していく必要があります。

参考法令等 ➡「食品表示基準について」（加工食品）1⑷③イ

添加物

Q 132 栗まんじゅう中の栗の甘露煮に含まれる添加物（焼ミョウバン、ビタミンC、黄色4号、次亜硫酸Na、重合リン酸塩）は表示が必要ですか？

A キャリーオーバーとはみなされないため、表示が必要です。

栗まんじゅうの中に均一に練り込まれた状態ではなく、栗の甘露煮としての形態をとどめていれば、その部分では添加物の効果があると考えられ、キャリーオーバーとはみなされないので、表示が必要です。

参考法令等➡「食品表示基準」第3条第1項「添加物」

添加物

Q 133 すし揚げをしょうゆ、砂糖等で調味したものに、豆腐用凝固剤の表示は必要ですか？

A 豆腐用凝固剤は調味工程を経て、最終食品では効果を有しないと考えられるため、キャリーオーバーに該当し、表示する必要はありません。

参考法令等➡「食品表示基準Q＆A」（加工-89）

添加物

Q 134 ミートボールやハンバーグステーキの原材料に、ベーコンやハムを細断混合して使用した場合、ベーコン等に含まれている発色剤は表示する必要がありますか？

A キャリーオーバーとみなされるため、表示は必要ありません。

ベーコンやハムが最終食品であるミートボール等に均一に練り込まれているのであれば、発色の効果はないと考えられ、キャリーオーバーに該当し、表示する必要はありません。

参考法令等➡「食品表示基準」第3条第1項「添加物」

添加物

Q 135 おでんに使用するしょうゆ加工品に含まれる調味料（アミノ酸等）や甘味料（甘草）は残留量が微量なので、キャリーオーバーに該当しますか？

A キャリーオーバーとはみなされないため、表示が必要です。

　最終食品において、視覚、味覚等の五官で感知し得る効果を及ぼしている添加物は、キャリーオーバーに該当しません。例えば、調味料、甘味料、着色料、香料等は残留量が微量だとしても、効果は否定できません。
　したがって、Qで説明している調味料や甘味料の場合も、最終食品の味覚に影響を及ぼすと考えられ、キャリーオーバーには該当せず、表示が必要です。

参考法令等 ➡「食品表示基準」第3条第1項「添加物」

添加物

Q 136 ピザのトッピングにソーセージを使用しますが、ソーセージに含まれる添加物は全て表示が必要ですか？

A

　ソーセージをトッピング程度に使用したものであれば、着色料や調味料のように五官で感知し得るものは表示し、最終食品中において効果を有することがないと考えられる保存料やリン酸塩等はキャリーオーバーとして省略することができます。
　ただし、ソーセージのピザに占める重量の割合が高い場合は、ソーセージに必要な表示をピザにも表示してください。

参考法令等 ➡「食品表示基準」第3条第1項「添加物」

添加物

Q 137 キャンデーに使用するソルビン酸製剤に、分散性を良くするためグルコノデルタラクトン、ピロリン酸四ナトリウム及び酢酸ナトリウムを使用しますが、食品ではキャリーオーバーとみなされますか？

A 添加物の副剤は、必要最小限度の量であって、食品に対する効果がなければキャリーオーバーとみなされ、表示は不要です。

ただし、酢酸ナトリウムは量によりキャンデーに対するpH調整効果をもたらす場合があり、その場合にはキャリーオーバーとみなされないので、注意が必要です。

参考法令等➡「食品表示基準」第3条第1項「添加物」

添加物

Q 138 清涼飲料水に添加する着香料製剤に含まれる乳化剤（ショ糖脂肪酸エステル）は、キャリーオーバーとみなされますか？

A 食品に対して効果を及ぼさないのであれば、キャリーオーバーとみなすことができます。

着香料製剤において、主成分の安定化を図るため、又は分散性の良い乳化状態とするために用いる乳化剤は、最終食品に微量残留しても、食品に対して効果を及ぼさない限りキャリーオーバーとみなされます。

ただし、製剤自体の乳化に必要な量より多い量であれば、最終製品に対する効果を期待するものであり、キャリーオーバーとはみなされません。

参考法令等➡「食品表示基準」第3条第1項「添加物」

添加物

Q 139 レモン（輸入）のスライスに防かび剤（チアベンダゾール）が使用されていますが、皮が十分に洗浄されていればキャリーオーバーとなりますか？

A キャリーオーバーにはなりません。

イマザリルやチアベンダゾール等の防かび剤は、加熱洗浄しても果物の皮にしみこんでいる添加物を完全に除去できないとする科学的データが公表されています。したがって、Qのように皮付きの状態で使用している果実等における防かび剤はキャリーオーバーにはなりません。防かび剤の用途名とチアベンダゾール等の物質名による添加物の表示が必要となります。

参考法令等➡「食品表示基準」第3条第1項「添加物」

添加物

Q 140 添加物製剤を食品に使用した場合、副剤として配合されている添加物は原材料として表示するのですか？

A キャリーオーバーに該当するため、表示する必要はありません。

　添加物製剤の品質及び機能を安定化させるため又は形態を形成させるために必要不可欠な副剤は、最終食品に残存してもその機能を発揮する量より有意に少ない量となるので、キャリーオーバーに該当し、表示する必要はありません。
　ただし、この副剤がアレルギー表示の対象物質の場合は、表示が必要となり、アレルギー表示をまとめてするか、個別表示をする必要があります。

参考法令等➡「食品表示基準」第3条第1項「添加物」

添加物

Q 141 プロピレングリコール等を含んだ「精米改良剤」を精米時に使用した場合、添加物の表示が必要ですか？

A 添加物を使用した精米については、添加物を含む旨の表示が必要です。

❶　最近、「古米が割れにくくなる」、「精米後の米が白くなり光沢が増す」等の理由によりプロピレングリコール等を含んだ「精米改良剤」といわれるものが、精米時に使用されることがあります。

❷　添加物を使用した精米は、名称等の表示に加え、使用した添加物を含む旨の表示が必要になります（栄養強化の目的で使用されるもの、加工助剤及びキャリーオーバーに該当する場合を除く。）。

❸　さらに、添加物を使用した精米を原材料として使用した米飯、おにぎり等を販売する場合についても、精米時に使用した添加物の表示が必要になります（キャリーオーバーに該当する場合を除く。）。

参考法令等➡「『精米改良剤』と称した食品添加物を使用した米の表示について」（平16.12.6食安監発1206004号）

添加物

Q 142 白菜を濃縮したものを発色の目的で使用する「白菜エキス」は、一般飲食物添加物に該当しますか？また、「発色剤」の併記が必要になりますか？

A 一般飲食物添加物に該当しますので、「発色剤」と用途名を併記する必要があります。

　一般飲食物添加物に該当します。「白菜エキス」の発色作用は、添加物の「硝酸カリウム」、「硝酸ナトリウム」と同様に、亜硝酸根によるもので、食肉製品以外の食品においても「硝酸カリウム」、「硝酸ナトリウム」に定められた使用基準の範囲内で使用されることが望ましいといえます。

　したがって、一般飲食物添加物「白菜エキス」を使用した際は、「発色剤」と用途名を併記する必要があります。

参考法令等➡「食肉製品に使用する「白菜エキス」の取扱いについて」（平 19.7.6 食安基発 0706002 号）

添加物

Q 143 表示する添加物がない場合は、「無添加」、「不使用」、「保存料、化学調味料は使用していません。」等と、添加物を使用していない旨を強調して表示することができますか？

A 表示する添加物がないことをもって、「無添加」等と表示することは好ましくありません。

　加工助剤やキャリーオーバーに該当する添加物については、表示が不要とされていますが、一部の工程で使用されていたことは事実であり、たまたま表示する添加物がないことをもって、添加物を使用していないことにはならないので「無添加」、「不使用」等と、表示することは好ましくありません。

　また、一部の添加物を使用していない旨を強調して表示することも、添加物使用の意義や有用性、安全性に対する誤解を招くとともに、添加物を用いた加工食品全般に対する信頼性を低下させるおそれがあるので、好ましくありません。

好ましくない「無添加」等の表示例

事実に反する「無添加」表示	・添加物を明らかに使用しているとき ・加工助剤、キャリーオーバー及び強化剤等、法令で表示免除の添加物を使用しているとき
正当な根拠なく（一部又は全ての）添加物の有用性ないし安全性を否定する表示	・「保存料や合成着色料などの添加物は、人体や健康に悪影響があるうえに…」（弁当） ・「少しでも安全な食生活を考え…化学調味料、保存料、着色料を使用していません。」（納豆）
消費者の不安感を利用した表示	・「無添加即席おみそ汁です。アルコール不使用。おいしさと安心」（即席みそ汁） ・「毎日食べるものだからこだわりは、おいしさと安心。化学調味料、食塩が無添加の和風だしの素が誕生しました。」（だしの素）

| 一般に同種の食品に添加物が使用されない場合における無添加表示 | ・特級JAS品で使用しないことになっている添加物を無添加と表示（トマトケチャップ） |

参考法令等 ➡「食品表示基準Q＆A」（加工-92）

添加物

 144 「合成保存料、合成着色料は一切使用しておりません。」又は「天然着色料使用」と表示することはできますか？

　添加物の表示は、化学的合成品とそれ以外のものを区別しないで表示することが基本であるとともに、「天然」又はこれに類する表現の使用は認められていないので、この点に十分留意して表示する必要があります。

参考法令等 ➡「食品表示基準について」（添加物）3

添加物

 145 添加物に対する消費者の関心に応えるため「添加物は一切使用していません。」、「無添加」などと表示することはできますか？

　通常、同種の製品に添加物が使用されているものであって、当該製品には添加物を使用していない場合に、添加物を使用していない旨の表示をしても差し支えありません。ただし、加工助剤やキャリーオーバー、栄養強化の目的で使用されたものとして表示が免除される添加物を使用している場合は、添加物を使用していない旨の表示をすることはできません。

　また、「無添加」とだけ表示することは、何を加えていないかが不明確なので、具体的に表示することが望ましいです。

　なお、通常、同種の製品に添加物が使用されることがないものである場合、添加物を使用していない旨の表示をすることは適切ではありません。

参考法令等 ➡「食品表示基準Q＆A」（加工-92）

第6 アレルギー表示

　アレルギー表示制度は、食物アレルギー患者を中心とした消費者の健康被害防止のために、アレルゲンを含む加工食品について、それを含む旨の表示を義務付けているものです。

1 対象範囲

- 販売の用に供され、容器包装された食品又は添加物です。
- 一般消費者に直接販売されない業務用食品や添加物を含め、食品流通の全ての段階において表示を義務付けています。

2 対象品目

- アレルギーを引き起こすことが明らかにされた原材料27品目が、特定原材料、特定原材料に準ずるものとして、次のように規定されています。特定原材料と特定原材料に準ずるものを併せて「特定原材料等」といいます。

アレルギー表示の対象品目

分類・規定	名称	備考
〔特定原材料〕 食品表示基準により表示義務のある品目 ※表示義務違反の対象となる。	えび、かに、小麦、そば、卵、乳、落花生	特に発症数、重篤度から勘案して表示する必要性の高いもの
〔特定原材料に準ずるもの〕 通知「食品表示基準について」により表示が推奨される品目	あわび、いか、いくら、オレンジ、カシューナッツ、キウイフルーツ、牛肉、くるみ、ごま、さけ、さば、大豆、鶏肉、バナナ、豚肉、まつたけ、もも、やまいも、りんご	症例数や重篤な症状を呈する者の数が継続して相当数みられるが、特定原材料に比べると少ないもの
	ゼラチン	単独の表示を行うことへの要望が多い

特定原材料等の詳細な範囲は、「日本標準商品分類」をもとに、定められています。

3 表示方法

- 特定原材料を含む加工食品については、当該特定原材料を含む旨を表示します。
- 特定原材料に由来する添加物にあっては、加工助剤及びキャリーオーバー等により添加物表示が不要とされているものであっても、特定原材料を含む旨を表示する必要があり

ます。
- 特定原材料に準ずるものを含む加工食品については、当該特定原材料に準ずるものを含む旨を可能な限り表示するよう努める必要があります。
- 特定原材料に準ずるものについては、その表示を欠く場合、特定原材料に準ずるものを使用していないのか、実際は使用しているのに表示がされていないだけなのかを判断することができず、アレルギー患者の商品選択の可能性が狭められてしまうため、アレルゲンを含む食品の表示の対象が「特定原材料7品目」又は「特定原材料に準ずる20品目を含む27品目」のいずれであるかを一括表示の外へ表示するよう努めることとされています。
- 食物アレルギーは、人によっては微量でもアナフィラキシー症状が誘発されることから、特定原材料等を常に含む食品にあっては、原材料としての使用の意図の有無にかかわらず表示をする必要があります。ただし、最終加工食品における特定原材料等の総たんぱく量が数μg／ml濃度レベル又は数μg／g含有レベルに満たない場合は、表示は不要とされています。

①特定原材料等を原材料として含む場合の表示方法

- 特定原材料等を原材料として含んでいる場合は、原材料名の直後に括弧を付して、特定原材料等を含む旨を「(○○を含む)」(「○○」は特定原材料等名)と表示します。

原材料名	○○、しょうゆ（小麦・大豆を含む）、△△、ハム（卵・豚肉を含む）、…／調味料（アミノ酸）、…

※2つ以上の特定原材料等を含む場合は、「・」を使用し「(□□・◇◇を含む)」と表示

- 特定原材料のうち「乳」については、「乳成分を含む」と表示します。「乳」のアレルギー表示は、アレルゲンを含む加工食品が乳製品や乳等を主要原料とする食品であっても、「乳成分を含む」と表示します。

②特定原材料等に由来する添加物の表示方法

- 特定原材料等に由来する添加物を含む食品の場合は、当該添加物の物質名と、その直後に括弧を付して、特定原材料等に由来する旨を「物質名（〜由来）」と表示します（例：「…、レシチン（大豆由来）、…」）。
- 特定原材料のうち「乳」に由来する添加物を含む食品の場合は、「乳成分由来」とはせず、「乳由来」と表示します。
- 添加物を乳化剤、調味料等の一括名で表示する場合は「一括名（〜由来）」と、甘味料等の用途名併記で表示する場合は「用途名（物質名：○○由来）」又は「用途名（物質名（○○由来））」と表示します（見やすさの観点からは、二重括弧を使用するよりも、「：」を使用する方がより望ましいとされています。）。

③繰り返しになるアレルギー表示の省略

- 表示をする最終食品に対し、2種類以上の原材料又は添加物を使用しているものであって、原材料又は添加物に同一の特定原材料等が含まれているものにあっては、そのうちのいずれかに特定原材料等を含む旨又は由来する旨を表示すれば、それ以外の原材料又は添加物については、特定原材料等を含む旨又は由来する旨を省略することができます。
- 一般的にアレルゲンが含まれていても摂取可能といわれている食品（しょうゆの小麦と大豆、みその大豆、卵殻カルシウムの卵など）が含まれている場合であって、繰り返しになるアレルギー表示を省略する場合にあっては、一般的に摂取可能といわれている食品以外の原材料にも同一の特定原材料等が含まれることが分かるような表示が望ましいとされています。

④代替表記等

- 特定原材料等と具体的な表示方法や言葉が異なるものの、特定原材料等の表示と同一のものであると認められる表記（代替表記）による表示を行う場合にあっては、当該表示をもって特定原材料等の表示に代えることができます。
- また、原材料名や添加物名に特定原材料等の名称又は代替表記を含んでいるため、特定原材料等を使った食品であることが理解できる表記（拡大表記）による表示を行えば、当該表示をもって特定原材料等の表示に代えることができます。

「玉子」、「たまご」、「鶏卵」、「ハムエッグ」等 ⇒ 「卵を含む」の表示を省略
「バター」、「チーズ」、「アイスミルク」、「乳糖」等 ⇒ 「乳成分を含む」の表示を省略

※「卵」について、「卵白」及び「卵黄」については、特定原材料名（卵）を含んでいるが、事故防止の観点から、拡大表記として含む旨の表示を省略することは不可とする。

⑤その他の表示方法（例外表示）

- 特定原材料等を表示するに当たっては、原則、個別表示により行いますが、個別表示により難い場合や個別表示がなじまない場合であって、次に該当する場合にあっては、原材料欄の最後にまとめて「（一部に○○を含む）」と表示することができます（一括表示）。

---

① 個別表示よりも一括表示の方が文字数を減らせる場合であって、表示面積に限りがあり、一括表示でないと表示が困難な場合
② 食品の原材料に使用されている添加物に特定原材料等が含まれているが、最終食品においてはキャリーオーバーに該当し、当該添加物が表示されない場合
③ 同一の容器包装内に容器包装されていない食品を複数詰め合わせる場合であって、容器包装内で特定原材料等が含まれる食品と含まれていない食品が接触する可能性が高い場合

④ 弁当など裏面に表示がしてあると、表示を確認するのが困難であるとの食物アレルギー患者からの意見を踏まえ、裏面に表示があるために表示を確認することが困難な食品について、表面に表示するため（ラベルを小さくするため）に表示量を減らしたい場合

- ただし、一括表示をする場合は、特定原材料等そのものが原材料として表示されている場合や、代替表記等で表示されているものも含め、その食品に含まれる全ての特定原材料等について、原材料欄の最後に「（一部に○○・○○・…を含む）」と表示します。また、個別表示と一括表示を組み合わせて使用することはできません。
- なお、原材料と添加物をそれぞれ事項名を設けて表示する場合の一括表示については、それぞれの事項内に含まれる（由来する）特定原材料等について、それぞれの事項内の最後に表示します。

原材料名	準チョコレート（パーム油、砂糖、全粉乳、ココアパウダー、乳糖、カカオマス、食塩）、小麦粉、ショートニング、砂糖、卵、コーンシロップ、乳又は乳製品を主要原料とする食品、ぶどう糖、麦芽糖、加工油脂、カラメルシロップ、食塩、（一部に大豆・乳成分・小麦・牛肉・卵を含む）
添加物	ソルビトール、酒精、乳化剤、膨張剤、香料、（一部に大豆・乳成分を含む）

4 コンタミネーション

　コンタミネーション（意図せず特定原材料が混入してしまうこと）防止対策の徹底を図ってもなおコンタミネーションの可能性が排除できない場合は、アレルギー疾患を有する者に対する注意喚起表記が推奨されています。

注意喚起例

【同一製造ライン使用によるコンタミネーション】
　「本品製造工場では○○（特定原材料等の名称）を含む製品を生産しています。」
　「○○（特定原材料等の名称）を使用した設備で製造しています。」　等
【原材料の採取方法によるコンタミネーション】
　「本製品で使用しているしらすは、かに（特定原材料等の名称）が混ざる漁法で採取しています。」
【えび、かにを捕食していることによるコンタミネーション】
　「本製品（かまぼこ）で使用しているイトヨリダイは、えび（特定原材料等の名称）を食べています。」

5 その他の留意事項

- 特定原材料等に関して「入っているかもしれない」等の可能性表示は認められません。
- 「穀類（小麦、大豆）」又は「小麦、大豆」を単に「穀類」とのみ表示するように、大分類で表示することは認められません。
- ただし、網で無分別に捕獲したものをそのまま原材料として用いるため、どの種類の魚介類が入っているか把握できないなどの製造工程上の理由から、「たん白加水分解物（魚介類）」、「魚醤（魚介類）」、「魚醤パウダー（魚介類）」、「魚肉すり身（魚介類）」、「魚油（魚介類）」、「魚介エキス（魚介類）」の6つに限り例外的に認められています。
- 対面販売や外食産業に係る事業者によって販売される食品は、特定原材料の表示義務を課すものではありませんが、品書き、メニュー等を通じ、アレルギー疾患を有する者に対する情報提供を充実させるため、正しい知識・理解に基づく、事業者の規模・業態等に応じた、アレルゲン情報の自主的な情報提供の促進を進めることが望ましいとされています。

> アレルギー表示

Q146 個別表示の具体的な表示方法を教えてください。

A それぞれの原材料や添加物の直後に括弧を付して、特定原材料等を含む旨を表示してください。

　原材料に特定原材料等を含む場合は、「《原材料名》（《特定原材料等》を含む）」と表示してください。例えば、「…、酵母エキス（小麦を含む）、…」。

　また、添加物が特定原材料等に由来するものである場合は、「《添加物》（《特定原材料等》由来）」と表示してください。例えば、「…、乳化剤（大豆由来）、…」。

参考法令等➡「食品表示基準Q＆A」別添　アレルゲンを含む食品に関する表示（E-2）

> アレルギー表示

Q147 特定原材料等より製造された「添加物」を食品の製造に使用した場合も同様の表示が必要となるのでしょうか？

A 添加物のうち、抗原性が認められない物以外は、使用された特定原材料等が判別できるように表示する必要があります。

　表示方法は、次のとおりです。

❶　原則として「物質名（〜由来）」と表示します。

❷　乳化剤、調味料等の一括名で表示する添加物の場合は、一般的に「一括名（〜由来）」と表示します。

❸　甘味料等の用途名併記で表示する添加物の場合は、「用途名（物質名：○○由来）」又は「用途名（物質名（○○由来））」と表示しますが、見やすさの観点からは、二重括弧を使用するよりも、「：」を使用する方がより望ましいです。

　　また、2つ以上の特定原材料から構成される添加物については、用途名（物質名：○○・△△由来、物質名：●●・▲▲由来）と表示してください。

❹　別名又は簡略名で、「卵」、「大豆」、「乳」等を意味する表現が認められている添加物の場合は、その名称をもって「（〜由来）」の表示を省略することができます（「食品表示基準について」別添2（特定原材料等由来の添加物についての表示例）を参照してください。）。

参考法令等➡「食品表示基準Q＆A」別添　アレルゲンを含む食品に関する表示（E-3）

アレルギー表示

 148 個別表示する際、繰り返しになるアレルギー表示は省略できますか？

 省略できます。

　繰り返しになるアレルギー表示の省略については、事業者に個別表示を促すための仕組みであることを踏まえ、特定原材料を原材料とする加工食品及び特定原材料に由来する添加物を含む食品については、当該食品に対し 2 種類以上の原材料又は添加物を使用しているものであって、当該原材料又は添加物に同一の特定原材料が含まれているものにあっては、そのうちのいずれかに特定原材料を含む旨又は由来する旨を表示すれば、それ以外の原材料又は添加物について、特定原材料を含む旨又は由来する旨の表示を省略することができます。

　なお、原材料と添加物の事項欄を分けた場合であっても、同様に省略が可能です。

表示例

（省略しない場合）

原材料名	○○○○（△△△△、ごま油）、ゴマ、□□、×××、しょうゆ（大豆・小麦を含む）、マヨネーズ（大豆・卵・小麦を含む）、たん白加水分解物（大豆を含む）、卵黄（卵を含む）、食塩、◇◇◇、酵母エキス（小麦を含む）
添加物	調味料（アミノ酸等）、増粘剤（キサンタンガム）、甘味料（ステビア）、◎◎◎◎（大豆由来）

（省略する場合）

原材料名	○○○○（△△△△、ごま油）、ゴマ、□□、×××、しょうゆ（大豆・小麦を含む）、マヨネーズ（卵を含む）、たん白加水分解物、卵黄、食塩、◇◇◇、酵母エキス
添加物	調味料（アミノ酸等）、増粘剤（キサンタンガム）、甘味料（ステビア）、◎◎◎◎

- しょうゆに「大豆を含む」と表示することで、同様に大豆を含むマヨネーズ、たん白加水分解物、◎◎◎◎の「大豆を含む」及び「大豆由来」を省略
- しょうゆに「小麦を含む」と表示することで、同様に小麦を含むマヨネーズ、酵母エキスの「小麦を含む」を省略
- マヨネーズに「卵を含む」と表示することで、同様に卵を含む卵黄の「卵を含む」を省略

参考法令等→「食品表示基準Q＆A」別添　アレルゲンを含む食品に関する表示（E-4）

アレルギー表示

Q 149 個別表示の繰り返しになるアレルギー表示の省略については、新たな知見が得られた場合は、仕組みの一部改善を図るとのことですが、具体的にどのような改善を図るのですか？

A

繰り返しになるアレルギー表示は省略することができますが、その一方で、抗原性が認められないとまではいえないが、一般的にアレルゲンが含まれていても摂取可能といわれている食品があります。例えば、しょうゆの原材料に使用される小麦は、しょうゆを作る過程で小麦のたんぱく質が分解されるため抗原性が低いといわれています。このような食品について、今後、国として調査研究を行い、科学的知見が得られた場合には、その食品が原材料として含まれる食品については、食物アレルギー患者の選択の判断に寄与する見直しを行うこととしています。

なお、その科学的知見が得られるまでの間の対応として、最終食品に同一の特定原材料等が複数含まれており、そのうち一般的にアレルゲンが含まれていても摂取可能といわれている食品（しょうゆの小麦と大豆、みその大豆、卵殻カルシウムの卵など）が含まれている場合であって、繰り返しになるアレルギー表示を省略する場合にあっては、以下のような表示をすることが望ましいです。

 一般的に摂取可能といわれている食品以外の同一の特定原材料等が含まれる原材料に含む旨を表示する。

 一般的に摂取可能といわれている食品にアレルギー表示をする場合は、一括表示枠の近接した箇所にその他の原材料にも同一の特定原材料等が含まれている旨を表示する。

表示例 原材料に「しょうゆ」を使用している場合であって、同食品に大豆が含まれる「たん白加水分解物」と小麦が含まれる「酵母エキス」も原材料として使用している場合

①
原材料名	○○○○（△△△△、ごま油）、ゴマ、□□、×××、しょうゆ、マヨネーズ（卵を含む）、たん白加水分解物（大豆を含む）、卵黄、食塩、◇◇◇、酵母エキス（小麦を含む）
添加物	調味料（アミノ酸等）、増粘剤（キサンタンガム）、甘味料（ステビア）、◎◎◎◎

②
原材料名	○○○○（△△△△、ごま油）、ゴマ、□□、×××、しょうゆ（大豆・小麦を含む）、マヨネーズ（卵を含む）、たん白加水分解物、卵黄、食塩、◇◇◇、酵母エキス
添加物	調味料（アミノ酸等）、増粘剤（キサンタンガム）、甘味料（ステビア）、◎◎◎◎

たん白加水分解物には大豆が、酵母エキスには小麦が含まれています。

参考法令等➡「食品表示基準Q＆A」別添　アレルゲンを含む食品に関する表示（E-5）

アレルギー表示

Q 150 原則として、個別表示ということですが、一括表示をすることは可能ですか？

A 個別表示により難い場合や個別表示がなじまない場合などは一括表示が可能です。

　特定原材料を原材料とする加工食品及び特定原材料に由来する添加物を含む食品については、原則として、原材料名の直後に括弧を付して表示することと規定されています。

　ただし、これまで個別表示をするか、一括表示をするかは、事業者の判断で選択されており、一括表示についても相当程度普及し、一覧性があるなどのメリットを踏まえ、個別表示により難い場合や個別表示がなじまない場合などは、一括表示も可能です。なお、個別表示により難い場合や個別表示がなじまない場合などの例示を以下に示します。

- 個別表示よりも一括表示の方が文字数を減らせる場合であって、表示面積に限りがあり、一括表示でないと表示が困難な場合
- 食品の原材料に使用されている添加物に特定原材料等が含まれているが、最終食品においてはキャリーオーバーに該当し、当該添加物が表示されない場合
- 同一の容器包装内に容器包装されていない食品を複数詰め合わせる場合であって、容器包装内で特定原材料等が含まれる食品と含まれていない食品が接触する可能性が高い場合
- 弁当など裏面に表示がしてあると、表示を確認するのが困難であるとの食物アレルギー患者からの意見を踏まえ、裏面に表示があるために表示を確認することが困難な食品について、表面に表示するため（ラベルを小さくするため）に表示量を減らしたい場合

参考法令等➡「食品表示基準Q＆A」別添　アレルゲンを含む食品に関する表示（E-6）

アレルギー表示

Q 151 一括表示の具体的な表示方法を教えてください。

A 原材料欄の最後（原材料と添加物を事項欄を設けて区分している場合は、それぞれ原材料欄の最後と添加物欄の最後）に「（一部に○○を含む）」と表示してください。

　その際、一括表示を見ることで、その食品に含まれる全ての特定原材料等を把握でき、アレルギー表示の見落としの防止を図るため、特定原材料等そのものが原材料として表示されている場合や、代替表記等で表示されているものも含め、一括表示には当該食品に含

まれる全ての特定原材料等を表示します。

　なお、このことにより、5年の経過措置期間中、旧基準の特定原材料等そのものが原材料として表示、又は代替表記等で表示されているため、一括表示欄への表示が省略されているものと、新基準の代替表記等も含めて全て一括表示するものとが混在し、食物アレルギー患者がどちらか判断がつかないケースが考えられますが、新基準の一括表示を「(一部に○○を含む)」とすることにより、旧基準によるものか、新基準によるものかの判別が可能となっています。

表示例

> ○○○（△△△△、ごま油）、ゴマ、□□、×××、しょうゆ、マヨネーズ、たん白加水分解物、卵黄、食塩、◇◇◇、酵母エキス
> 調味料（アミノ酸等）、増粘剤（キサンタンガム）、甘味料（ステビア）、◎◎◎◎、（一部に小麦・卵・ ごま ・大豆を含む）

※下線は特定原材料等を含む食品
※二重下線は代替表記及び代替表記の拡大表記であるが、一括表示にも表示
※実際の表示には下線も文字囲も必要ありません。

参考法令等➡「食品表示基準Q&A」別添　アレルゲンを含む食品に関する表示（E-7）

アレルギー表示

 152 原材料と添加物をそれぞれ事項を設けて表示する場合、また、事項を設けないで区分する場合、一括表示はどのように表示すればよいですか？

 一括表示は、それぞれ事項内の最後にまとめて表示します。

❶　原材料と添加物を区分し、それぞれ事項を設けて表示する場合は、それぞれの事項内に含まれる（由来する）特定原材料等について、それぞれの事項内の最後にまとめて表示します。

表示例

名称	チョコレートケーキ
原材料名	準チョコレート（パーム油、砂糖、全粉乳、ココアパウダー、乳糖、カカオマス、食塩）、小麦粉、ショートニング、砂糖、卵、コーンシロップ、乳又は乳製品を主要原料とする食品、ぶどう糖、麦芽糖、加工油脂、カラメルシロップ、食塩、（一部に大豆・乳成分・小麦・牛肉・卵を含む）
添加物 …	ソルビトール、酒精、乳化剤、膨張剤、香料、（一部に大豆・乳成分を含む）…

❷　それぞれ事項を設けずに原材料と添加物を区分して表示する場合は、それぞれ事項内に含まれる（由来する）特定原材料等について、事項内の最後にまとめて表示します。

表示例

名称	チョコレートケーキ
原材料名	準チョコレート（パーム油、砂糖、全粉乳、ココアパウダー、乳糖、カカオマス、食塩）、小麦粉、ショートニング、砂糖、卵、コーンシロップ、乳又は乳製品を主要原料とする食品、ぶどう糖、麦芽糖、加工油脂、カラメルシロップ、食塩／ソルビトール、酒精、乳化剤、膨張剤、香料、（一部に大豆・乳成分・小麦・牛肉・卵を含む）
…	…

参考法令等➡「食品表示基準Q＆A」別添　アレルゲンを含む食品に関する表示（E-8）

アレルギー表示

Q 153 個別表示と一括表示を併用することは可能ですか？

A 併用して表示することはできません。

 特定原材料等の表示方法としては、①個々の原材料の表示の直後に括弧書きで特定原材料等を表示する個別表示と、②事項内の原材料の表示の最後に一括して括弧書きで特定原材料等を表示する一括表示の方法がありますが、これらの表示を組み合わせて使用することはできません。

 ただし、業者間取引において、原材料を送り状等に表示する場合に限り、容器包装へのアレルギー表示は、原則として、原材料に係るものは一括表示、添加物に係るものは個別表示をしてください。

参考法令等➡「食品表示基準Q＆A」別添　アレルゲンを含む食品に関する表示（E-1）、（E-9）

アレルギー表示

Q 154 特定原材料の「乳」の表示はどのようにすればよいですか？

A 「乳」のアレルギー表示は「乳成分を含む」と表示します。

特定原材料の「乳」の表示方法において、乳製品に「乳を含む」、乳等を主要原料とする食品に「乳を含む」や「乳製品を含む」と表示することは、乳等省令で定義する「乳」や「乳製品」そのものを用いて製造しているかのように示すものであり、これは認められていません。

したがって、複数の表示方法ではなく、「乳」のアレルギー表示は「乳成分」のみとなっています。

なお、添加物の場合は、日本語的な意味合いから、「乳成分由来」ではなく、「乳由来」とします。

参考法令等➡「食品表示基準Q＆A」別添　アレルゲンを含む食品に関する表示（E-10）

アレルギー表示

 155　特定原材料等を２つ以上複数含んでいる場合、その接続は「・」「、」どちらにすればよいですか？

　「・」でつないでください。

　消費者がよりよく認知できるための表示方法として、特定原材料等が２つ以上になる場合は、特定原材料等どうしは「・」でつなぐこととされています。

参考法令等➡「食品表示基準Q＆A」別添　アレルゲンを含む食品に関する表示（E-11）

アレルギー表示

 156　特定原材料等に関する表示は必ず定められた表示方法で表示しなければならないのですか？

　特定原材料等と表示方法や言葉が違うが、特定原材料等と同じものであることが理解できる表示の場合は、アレルギー表示を省略することができますが、アレルギーを持つ子供でも読みとることができ、判断できる表示方法を基本として、次に示す代替表記及びその拡大表記（※）による表記を用いることができます。
　なお、旧食品衛生法に基づく表示基準で認められていた特定加工食品及びその拡大表記については、事故事例があることなどから廃止されています。

> ※代替表記及びその拡大表記
> ①　代替表記：特定原材料等と表示方法や言葉が違うが、特定原材料等と同じものであることが理解できる表記
> ②　拡大表記：①に掲げる代替表記を含むことにより、特定原材料等を使った食品であることが理解できる表記例
> 1）卵
> 　一般的に、「玉子」、「タマゴ」、「エッグ」等の表示であっても、特定原材料である「卵」を使用していると理解できるので、これらは代替表記として認められます。さらに、代替表記を拡大し、これらの代替表記を含む原材料名「厚焼玉子」、「ハムエッグ」は卵を使用していると理解できるとみなし、特定原材料に関する拡大表記として認め、含む旨

の表示は省略できます。

2）さけ

「鮭」、「サーモン」、「しゃけ」等の表記であっても、特定原材料に準ずるものである「さけ」を使用していると理解できるので、これらは代替表記として認められます。しかし、「ます」では一般に「さけ」を示しているとは理解できないので、代替表記としては認められません。代替表記を拡大し、「鮭フレーク」、「スモークサーモン」により特定原材料等に関する表記とすることはできます。

3）大豆

「だいず」、「ダイズ」等の表記は代替表記として認められますが、「えだまめ」、「もやし」、「黒豆」等は一般的に大豆と結び付けるのが困難なため、認められません。よって、「えだまめ（大豆）」、「大豆もやし」等と表示する必要があります。また、代替表記の拡大として、「大豆油」、「脱脂大豆」により特定原材料に準ずるものに関する表記とすることができます。

参考法令等 ➡「食品表示基準Q＆A」別添　アレルゲンを含む食品に関する表示（F-1）

アレルギー表示

 157　原材料にマヨネーズを使用した場合、一般的に卵（特定原材料）を使った食品であることが予測できることから、「卵を含む旨」の表示は不要でしょうか？

 マヨネーズを原材料に使用した場合は、「卵を含む旨」の表示が必要です。

　旧食品衛生法に基づく表示基準では、マヨネーズは「特定加工食品」としてアレルギー表示を省略することができましたが、マヨネーズに卵が入っていることを知らないという事故事例があることなどから、特定加工食品の制度は廃止されました。

　したがって、食品表示基準では、代替表記及びその拡大表記以外については、アレルギー表示をする必要があり、マヨネーズを原材料に使用した場合は「卵を含む旨」の表示が必要です。

参考法令等 ➡「食品表示基準Q＆A」別添　アレルゲンを含む食品に関する表示（F-2）

アレルギー表示

 158　卵黄と卵白については「卵」の文字が含まれていますが、「卵を含む」旨をなぜ表示しないといけないのでしょうか？

　「卵白」、「卵黄」については、特定原材料である「卵」の文字が含まれているものの、

製造するうえで完全に分離することが難しく、卵黄だったら食べられると判断されてしまい、事故の可能性が否定できないため、卵の拡大表記として認められず、「卵を含む」旨の表示が必要です。

参考法令等➡「食品表示基準Q＆A」別添　アレルゲンを含む食品に関する表示（F-3）

アレルギー表示

 159 特定原材料等が「入っているかもしれません。」「入っているおそれがあります。」などの可能性表示（入っているかもしれません。）について、何か規制はありますか？

 「可能性表示」（入っているかもしれません。）は認められません。

　可能性表示を認めると、食物アレルギー患者にとって症状の出ない商品についても「可能性表示」によりアレルギー表示が行われ、かえって患者の選択の幅を狭めてしまうおそれがあります。

参考法令等➡「食品表示基準Q＆A」別添　アレルゲンを含む食品に関する表示（H-1）

アレルギー表示

 160 特定原材料等の名称以外に代替できる表記方法はありますか？
また、禁止されている代替表記はありますか？

 原則として食品表示基準や通知で定める特定原材料等の名称に則り、表示します。

次のように特定原材料を複合化した表示方法は認められていません。

【大項目分類名使用の禁止例】

正しい表示	禁止される複合化表示
「穀類（小麦、大豆）」又は「小麦、大豆」	「穀類」
「牛肉、豚肉、鶏肉」	「肉類」、「動物性○○」
「りんご、キウイフルーツ、もも」	「果物類」、「果汁」

注）これは特定原材料等を含まない「穀類」等の表示まで禁止するものではありません。

　ただし、製造工程上の理由などから、次の食品に限って下記のように表示することができます。

例外規定表示	理由
「たん白加水分解物（魚介類）」 「魚醤（魚介類）」 「魚醤パウダー（魚介類）」 「魚肉すり身（魚介類）」 「魚油（魚介類）」 「魚介エキス（魚介類）」	網で無分別に捕獲したものをそのまま原材料として用いるため、どの種類の魚介類が入っているか把握できないため。

　例えば、「そば」について、原材料にそば粉を使用している場合であって、「そば粉」と表示する場合、「そば粉」の表示は「そば」の拡大表記であることから「そばを含む」という表示を省略することができます。同様に、原材料に魚醤（網で無分別に捕獲したものをそのまま原材料として用いているもの）を使用している場合、「魚醤（魚介類）」と表示し、これをもって代替表記とみなすため、改めて「えびを含む」などの表示は省略できることとなります。

　なお、原材料欄に単に「魚醤」、「魚肉すり身」などと表示する場合は、「えび」や「かに」などの特定原材料等が含まれていないと判断できる場合や、魚醤や魚肉すり身の原材料として「えび」や「かに」などの特定原材料等が含まれていると特定でき、個別表示の場合であって、他の原材料や添加物に同一の特定原材料等が含まれているため、魚醤等の「えびを含む」等を省略する場合、又は一括表示の場合であって、一括表示に「えび」や「かに」などを表示する場合のみ表示できることとなります。

表示例

（個別表示の場合）

たらこ、魚介エキス（魚介類）、海苔、魚醤（魚介類）、みりん、…

（一括表示の場合）

たらこ、魚介エキス（魚介類）、海苔、魚醤（魚介類）、みりん、…、（一部に卵・小麦・魚介エキス（魚介類）・魚醤（魚介類）を含む）

参考法令等 ➡「食品表示基準Q＆A」別添　アレルゲンを含む食品に関する表示（H-2）

アレルギー表示

 161 複合原材料の規定で表示を省略できる原材料が、アレルギー表示の特定原材料等の場合はどのようにすればよいですか？

　アレルギー表示において、食品表示基準で規定されている複合原材料の表示方法では、適切に特定原材料等の情報が提供されない場合が生じるため、次の事例を参考にアレルギー患者に正しい情報が伝わるように、特定原材料等の表示を行ってください。

例 1　当該複合原材料の製品の原材料に占める重量の割合が5％未満であるときの例示
　　例：食品表示基準では、原材料として、カスタードクリーム（全粉乳、卵、砂糖、小麦粉、香料）の使用が5％未満の場合、原材料表示は「カスタードクリーム」と省略して表示するため、特定原材料である全粉乳（乳）、卵、小麦粉（小麦）が全て表示されません。
　　アレルギー表示をする場合：
　　　　ア　「カスタードクリーム（乳成分・卵・小麦を含む）」と表示
　　　　イ　「（一部に乳成分・卵・小麦を含む）」と表示
　　　　※イは原材料表示の最後に一括して表示する場合に限る。
2　複合原材料の名称からその原材料が明らかなときの例示
　①　複合原材料の名称に主要原材料が明記されている場合（例．さばみそ煮等）
　　例：原材料として、さば、みそ、でん粉、砂糖、調味料（アミノ酸等）を使用している場合、食品表示基準では、原材料として「さばみそ煮」とのみ表示するため、特定原材料としてみそに使われる大豆、小麦、でん粉の原料である小麦が表示されません。
　　アレルギー表示をする場合：
　　　　ア　「さばみそ煮（大豆・小麦を含む）」と表示
　　　　イ　「（一部に大豆・小麦・さばを含む）」と表示
　　　　※イは原材料表示の最後に一括して表示する場合に限る。
　②　複合原材料の名称に主要原材料を総称する名称が明示されている場合（例．ミートボール等）
　　　ミートボールの名称からは、原材料の詳細が分からないため、ミートボールの原材料の中から、特定原材料等をミートボールのすぐ後に括弧を付して表示するか、原材料表示の最後に一括して表示します。
　③　JAS、食品表示基準で定義されている場合（例．マヨネーズ）
　　例：マヨネーズの名称からは、卵が使用されているのか、その他にどのような特定原材料等が使用されているのかが分かりません（大豆油が使用されている場合など）。
　　アレルギー表示をする場合：
　　　　ア　「マヨネーズ（卵・大豆を含む）」と表示
　　　　イ　「（一部に卵・大豆を含む）」と表示
　　　　※イは原材料表示の最後に一括して表示する場合に限る。
　④　一般にその原材料が明らかでない場合（例．がんもどき）
　　　がんもどきの名称からは、原材料の詳細が分からないため、がんもどきの原材料の中から、特定原材料等をがんもどきのすぐ後に括弧を付して表示するか、原材料表示の最後に一括して表示します。

参考法令等➡「食品表示基準Q＆A」別添　弁当・惣菜に係る表示（弁当‐6）、（弁当‐9）

> アレルギー表示

 162 食品表示基準の個別的義務表示では、表示する原材料の種類が多い場合に省略できる規定がありますが、それが特定原材料等の場合どのようにすればよいですか？

> 例　ウスターソース類の個別的義務表示の場合
> 野菜及び果実の原材料表示について、「野菜・果実」（野菜のみの場合は「野菜」）の文字の次に、括弧を付して、原材料に占める重量の割合の高いものから順に、「たまねぎ」、「にんじん」、「トマト」、「りんご」、「デーツ」等と、一般的な名称で表示し、表示する野菜及び果実の名称が4種類以上となる場合は、割合の高いものから順に3種類の名称を表示し、その他の名称は「その他」と表示することができる。

A 個別的義務表示で省略が認められていても、それが特定原材料等である場合は省略することができません。

　ウスターソースを例にとると、使用した野菜・果実が「たまねぎ、にんじん、トマト、りんご、デーツ、もも、いちご、ピーマン」（重量順）の場合、「りんご」以降は、まとめて「その他」と表示することができます。その場合、「りんご」と「もも」は特定原材料に準ずるものなので、原材料表示の最後に「（一部にりんご・ももを含む）」と表示します（特定原材料に準ずるもののアレルギー表示は任意ですが、消費者庁次長通知により表示することが推奨されています。）。

参考法令等➡「食品表示基準」第3条第2項「アレルゲン」

> アレルギー表示

 163 消費者、特に食物アレルギー疾患を有する方にとって分かりやすい表示となるよう文字の色や大きさ等を変えてもよいですか？

A 文字を大きくしたり、色を他の表示と変えたりすることのほか、フォントを変えたり、太文字にすることなどができます。

❶　原材料表示のうち、特定原材料等に係る表示の視認性を高め、アレルギー疾患を有する方が適切に判断できるよう、特定原材料等を表示する際に、文字の色や大きさ等を変えることは有用な方策です。
　また、特定原材料等の表示が省略できる代替表記や拡大表記（例．小麦の代替表記：コムギ、小麦の拡大表記：小麦粉）を使用した場合についても、特定原材料等と同様に、原材料として表示される代替表記や拡大表記そのものについて文字の色や大きさ等を変えることが可能です。

❷　具体的には、他の表示より文字を大きくすること（おおむね他の文字の1.5倍以下）や、

背景となる容器包装の色を考慮したうえで、文字の色を他の表示と変えることなどができます。また、文字のフォントを変えること、太文字にすること、下線を付けること、網をかけること等も可能です。ただし、複数の特定原材料等を表示する場合には、全ての特定原材料等について統一した色や大きさ等となるようにし、優良誤認に当たらないように配慮する必要があります。

表示例

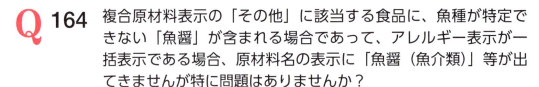

参考法令等➡「食品表示基準Q＆A」別添　アレルゲンを含む食品に関する表示（E-24）

アレルギー表示

Q164 複合原材料表示の「その他」に該当する食品に、魚種が特定できない「魚醤」が含まれる場合であって、アレルギー表示が一括表示である場合、原材料名の表示に「魚醤（魚介類）」等が出てきませんが特に問題はありませんか？

A 特に問題はありませんが、一般消費者にとって分かりやすくなるよう、原材料名欄に例外規定表示である「魚醤（魚介類）」を表示することが望ましいと考えられます。

❶　例えば、「魚醤」が複合原材料表示の「その他」に含まれる場合は、「その他」に含まれる原材料を「魚醤」まで全て表示し、「魚醤」以降の原材料を「その他」で表示する方法が考えられます。
　　例：■■（○○、△△、××、◇◇、魚醤（魚介類）、その他）

❷　また、例えば「ナンプラーソース」と表示する場合のように、複合原材料中の原材料表示を省略している場合であっても、「ナンプラーソース（○○、魚醤（魚介類）、その他）」と表示することがより望ましいと考えられます。

　なお、いずれの場合であっても、アレルゲンの一括表示は、「、（一部に…・魚醤（魚介類）・…を含む）」等と表示する必要があります。

参考法令等➡「食品表示基準Q＆A」別添　アレルゲンを含む食品に関する表示（H-2）

> アレルギー表示

Q 165 原材料としては使用していないのに、特定原材料等が意図せず混入（コンタミネーション）してしまう場合にも表示が必要ですか？

A コンタミネーションの可能性がある場合には、原材料表示の欄外にその旨の注意喚起をすることが望ましいです。

❶ ある特定原材料等Aを用いて食品Bを製造した製造ライン（機械、器具等）で、次に特定原材料等Aを使用しない別の食品Cを製造する場合、製造ラインを洗浄したにもかかわらず、その特定原材料等Aが混入してしまう場合があります。

❷ この場合、混入する可能性が完全に否定できない場合であっても、この混入物質は原材料ではないと判断される場合には、特定原材料等Aは食品Cの原材料とはならないので、表示の義務はありません。しかし、食物アレルギーはごく微量のアレルゲンによっても発症することがあるので、このようなコンタミネーションがないよう、製造ラインを十分洗浄することが大切です。

❸ さらに、その製造ラインでどのような原材料を用いた食品を製造しているかを管理し、必要に応じて消費者に情報提供することが望ましいでしょう。

❹ なお、特定原材料等Aは食品Cに必ず混入するということであれば、食品Cは特定原材料等Aを原材料として用いていると考えられるので表示が必要です。

参考法令等➡「食品表示基準Q＆A」別添　アレルゲンを含む食品に関する表示（G-1）

> アレルギー表示

Q 166 採取時の混獲や原材料の魚がえび、かにを捕食している、原材料の加工方法等の理由から最終製品にえび、かにがコンタミネーションしてしまう場合に表示は必要ですか？

A えび、かにが最終製品に必ず混入するのであれば、表示が必要です。

❶ えび、かにが最終製品に必ず混入するということであれば、最終製品ではえび、かにが原材料の一部を構成していると考えられるので表示が必要です。

❷ 一方、混入する可能性が完全に否定できない場合であっても、えび、かにが原材料の一部を構成していないと判断される場合には、表示する義務はありません。

❸ なお、魚肉すり身などには、様々な段階でえび、かにがコンタミネーションすることが考えられます。しかし、このような場合、原材料中の意図しないえび、かにの混入頻度と混入量が低いものについては、患者の食品選択の幅を過度に狭める結果になることから注意喚起表示の必要はないものと考えられています。

（参考）
　しらす・ちりめんじゃこ類や形態により消化管の除去が困難な魚を原材料とする一部のすり身類等については、厚生労働省において実施した混入検査により、特定原材料であるえび、かにを含む甲殻類が混入している食品も確認されています。
参考法令等➡「食品表示基準Q＆A」別添　アレルゲンを含む食品に関する表示（G-2）

アレルギー表示

Q 167 海外から輸入される穀類において、原材料の段階で特定原材料等がコンタミネーションする場合に、注意喚起する必要がありますか？

A 混入頻度と混入量が低く、混入が原因で食物アレルギーが発症している報告がないものは、注意喚起表示の必要はありません。

　海外から輸入される穀類には、同じサイロや輸送施設を利用しているため、コンタミネーションすることがまれにあります（例．大豆と小麦）。このような場合、穀類原材料中の意図しない特定原材料等の混入頻度と混入量が低く、その混入が原因で食物アレルギーが発症しているとの疑いの報告がほとんどないものについては、患者の食品選択の幅を過度に狭める結果になることから注意喚起表示の必要はないものと考えられています。
参考法令等➡「食品表示基準Q＆A」別添　アレルゲンを含む食品に関する表示（G-5）

アレルギー表示

Q 168 コンタミネーションは、どのように注意喚起すればよいですか？

A 一括表示枠外であっても、「入っているかもしれない」などの可能性表示は認められません。

　コンタミネーションしてしまう場合には、原材料表示の欄外にその旨を注意喚起することが望ましいです。

　ただし、一括表示枠外であっても、特定原材料等に関して「入っているかもしれない」などの可能性表示は認められていないので、同一製造ラインを使用することや原材料の採取方法等により、時にはある特定原材料等が入ってしまうことが想定できる場合には、明確に注意喚起をしてください。

> **例　1　同一製造ライン使用によるコンタミネーション**
> ・「本品製造工場では○○（特定原材料等の名称）を含む製品を生産しています。」
> ・「○○（特定原材料等の名称）を使用した設備で製造しています。」等

  2　原材料の採取方法によるコンタミネーション
- 「本製品で使用しているしらすは、かに（特定原材料等の名称）が混ざる漁法で採取しています。」

  3　えび、かにを捕食していることによるコンタミネーション
- 「本製品（かまぼこ）で使用しているイトヨリダイは、えび（特定原材料等の名称）を食べています。」

参考法令等➡「食品表示基準Q＆A」別添　アレルゲンを含む食品に関する表示（G-3）、（H-1）

アレルギー表示

 169　特定原材料等を使用していない旨の表示について具体的に教えてください。

A 特定原材料等が使用されていると一般に認識されている食品について、使用しないで製造した場合に、その旨を一括表示枠外に表示します。

❶　「特定原材料に準ずるものを含むであろう」とアレルギー疾患を有する方に社会通念に照らし認識されている食品については、当該特定原材料に準ずるものを使用せずに当該食品を製造等した場合であって、それが製造記録等により適切に確認できる場合には、当該特定原材料に準ずるものを使用していない旨を表示することが望ましいと考えられることから、「使用していない旨」を一括表示枠外に表示してください（例①）。

❷　なお、特定原材料等を使用していないと一般に消費者に認識される場合にまで、表示するというわけではありません（例②）。

> **例**　①　りんごを使用しないでフルーツミックスジュースを製造したことが適切に確認される場合
> 　　　「本品はりんごを使っていません。」と表示
> 　　②　ミネラルウォーターに大豆（特定原材料に準ずるもの）を使用していない場合
> 　　　「本品は大豆を使っていません。」と表示する必要はない。

参考法令等➡「食品表示基準Q＆A」別添　アレルゲンを含む食品に関する表示（E-22）

アレルギー表示

 170　特定の特定原材料等を使用していない旨の表示があれば、当該特定原材料等が含まれていないと考えてよいですか？

A 「使用していない」旨の表示をもって、特定原材料等が製品に含まれる可能性を完全に否定するものではありません。

❶　「使用していない」旨の表示は、必ずしも「含んでいない」ことを意味するものではありません。これは、表示をする者が、特定原材料等の使用の有無について、製造記録

等により適切に確認したことを意味するものです。

❷　例えば、一般に「ケーキ」には「小麦粉（特定原材料）」を使用していますが、「小麦粉」を使用しないで「ケーキ」を製造した場合であって、それが製造記録などにより適切に確認された場合に、「本品は小麦（粉）を使っていません」と表示することができます。しかし、このような場合であっても、同一の調理施設で小麦粉を使ったケーキを製造していた場合、コンタミネーションしている場合がありますので、この表示をもって、小麦が製品に含まれる可能性を完全に否定するものではありません。

❸　このため、「使用していない」旨の表示をする場合は、コンタミネーションの防止対策の徹底も図るなど、できる限り、アレルゲンの混入を防止するよう注意する必要があります。

参考法令等➡「食品表示基準Q＆A」別添　アレルゲンを含む食品に関する表示（E-23）

アレルギー表示

Q171 表示義務のない特定原材料に準ずるものについても、表示の対象としているかどうかについて情報提供を行うべきですか？

A 一括表示枠に近接した箇所に、どの特定原材料に準ずるものを表示の対象としているか明示することが有用です。

❶　特定原材料に準ずるものについては、表示が義務付けられておらず、その表示を欠く場合、アレルギー疾患を有する方は当該食品が「特定原材料に準ずるものを使用していない」又は「特定原材料に準ずるものを使用しているが、表示がされていない」のいずれであるかを正確に判断することが困難となっています。このため、対象範囲について、特定原材料7品目のみを対象としているのか、特定原材料に準ずるものを含む27品目を対象としているのかが明確となるように一括表示枠に近接した箇所に表示するよう努めてください。

> 例　①　全ての特定原材料に準ずるものを対象としている場合
> 　　「本品は食品表示基準で規定されている特定原材料に準ずるもの（あわび、いか、いくら、オレンジ、カシューナッツ、キウイフルーツ、牛肉、くるみ、ごま、さけ、さば、大豆、鶏肉、バナナ、豚肉、まつたけ、もも、やまいも、りんご、ゼラチン）についても表示の対象にしています。」
> 　　「この食品は27品目のアレルゲンを対象範囲としています。」
> 　　「アレルゲン（27品目対象）」
> 　②　特定原材料に準ずるものを対象としていない場合
> 　　「アレルゲンは義務7品目を対象範囲としています。」

❷　また、ウェブサイト等を活用して、消費者等に情報提供することも有用な方法です。

参考法令等➡「食品表示基準Q＆A」別添　アレルゲンを含む食品に関する表示（E-21）

アレルギー表示

Q 172　添加物としてペクチナーゼを使用するときに、酵素を培養するため小麦等のアレルゲンを混入している場合、その商品はアレルギー表示の対象になるのですか？

A 培地ごと混入する場合は表示の対象になります。

酵素のみを採取しているのであれば表示の必要はありませんが、培地ごと混入する場合は、アレルギー表示の対象になります。

> **例**　〈微生物に由来する酵素製品の特定原材料等〉
>
> 　果実・野菜よりジュースを製造する場合、搾汁後ペクチナーゼ、セルラーゼ、ヘミセルラーゼ等による酵素処理を行います。これらの酵素の中には微生物に由来するものがあり、この微生物を培養するのに培地を使用します。これら培地には特定原材料等を使用する場合が多くみられるため、最終製品での特定原材料等の量についての確認をする必要があります。
>
> 　果実・野菜ジュースの場合、使用する酵素を産出する微生物の培地に小麦グルテンを使用することがあり、酵素製品に特定原材料である「小麦」が含まれる可能性があります。酵素製品中に含まれる小麦たんぱくは、現在の分析技術では検出できない程度の低濃度です。最終加工品では各々の検出限界濃度を、含まれる最大濃度とみなして表示の必要性を検討することになります。また、微生物由来の酵素製品の場合、一般的には抽出、ろ過、遠心分離、限外ろ過、エタノール沈澱等の組み合わせにより精製されるので、このように精製が十分に行われている場合には表示の必要はなくなります。次の事例は表示の必要性を検討し、表示の必要性がないと判断した事例です。
>
> > ●小麦グルテンを分析し、一定量以下だった場合
> > 　　「小麦グルテンの検出限界（20ppm）以下」
> > 　　「酵素製品の添加量：0.05％」
> > 　　　　　　　　↓
> > 　　小麦グルテン（酵素由来特定原材料）の最終
> > 　　製品での推定最大含量：0.01ppm 以下
> > 　　　　　　（10ng/ml 以下）
> > 　　計算式：20ppm 以下 × 0.05％ ＝ 0.01ppm（10ng/ml）
> > 　　　　　　　　↓
> > 　　「表示の必要はない」と判断します。

参考法令等➡「食品表示基準Q＆A」別添　アレルゲンを含む食品に関する表示（B-9）

アレルギー表示

Q 173 微量な特定原材料等を含む場合は、どこまでアレルギー表示する必要があるのですか？

A 特定原材料等の総たんぱく量が、数μg／ml濃度レベル又は数μg／g含有レベルに満たない場合は表示の必要性はありません。

❶ 健康危害防止の観点から、食物アレルギーを誘発する量については、特定原材料等の抗原（特定たんぱく）量ではなく、加工食品中の特定原材料等の総たんぱく量に重きを置いて考えます。

❷ アレルギー症状を誘発する抗原量に関しては、総たんぱく量として一般的にはmg／ml濃度（食物負荷試験における溶液ml中の重量）レベルでは確実に誘発しうるといえますが、数μg／ml濃度レベルでは、アレルギー症状の誘発には個人差があり、ng／ml濃度レベルでは、ほぼ誘発しないであろうと考えられます。

　このことにより、数μg／ml濃度レベル又は数μg／g含有レベル以上の特定原材料等の総たんぱく量を含有する食品については表示が必要とされる一方、食品中に含まれる特定原材料等の総たんぱく量が、数μg／ml濃度レベル又は数μg／g含有レベルに満たない場合は表示の必要性はないこととされています。

❸ さらに、微量原材料の表示の必要性の判断に関しては、製造段階のある点を基準に判断することは、技術的にも難しく、また、ある点を基準にすれば、最終製品中の特定原材料等の残存量にばらつきが出ることから、最終製品中に残存する特定原材料等の量によって判断することが妥当といえます。

❹ 今後、食物中に残存するアレルゲンにかかる検知法の開発では、加工食品中の特定原材料等の総たんぱく量を数μg／ml濃度レベル以下又は数μg／g含有レベル以下まで検出可能となれば、表示の必要性の有無を確認するに十分な検知法となると考えられています。

※1 特定原材料7品目の表示制度を科学的に検証する目的で、「アレルゲンを含む食品の検査方法」（「食品表示基準について」別添）が定められています。

※2 mg（ミリグラム）＝ 10^{-3}g、μg（マイクログラム）＝ 10^{-6}g、ng（ナノグラム）＝ 10^{-9}g

参考法令等 ➡ 「食品表示基準Q＆A」別添　アレルゲンを含む食品に関する表示（C-3）

アレルギー表示

Q 174 卵を使用していない鶏肉製品で卵のたんぱく質が検出された場合、どのように表示すればよいですか？

A 卵のたんぱく質を含む工程で処理している旨を表示して、注意喚起を行うことが望ましいと思われます。

❶　鶏肉製品については、鶏を処理する過程での混入により、原材料として使用していないにもかかわらず、卵のたんぱく質が検出される事例があることが報告されています。

❷　混入する可能性が完全に否定できない場合であっても、最終製品で卵が原材料の一部を構成していないと判断される場合には、表示する義務はありませんが、卵のたんぱく質を含む工程で処理している旨を表示して、注意喚起を行うことが望ましいと思われます。

参考法令等➡「食品表示基準Q＆A」別添　アレルゲンを含む食品に関する表示（B-5）

アレルギー表示

Q175　調味料製剤中の食品素材が特定原材料等の場合、アレルギー表示はどのようにすればよいですか？

A 添加物製剤に含まれる賦形剤等の食品素材に特定原材料等が含まれている場合も、アレルギー表示が必要となります。

Qの食品素材は、本来キャリーオーバーと同様の扱いとなり表示の義務はありませんが、これらの食品素材の中に特定原材料等が含まれている場合には特定原材料等を表示する必要があります。

添加物製剤についても、原則として、個別表示とし、主剤・副剤・食品素材に括弧を付して特定原材料等を表示してください。

【表示例】　レシチン（大豆由来）50％
　　　　　　カゼインナトリウム（乳由来）5％
　　　　　　リン酸三カルシウム 0.5％
　　　　　　食品素材（コーンデキストリン、乳糖）44.5％
　　　　　　※乳糖は乳の代替表記の拡大表記のため「乳成分を含む」を省略

また、添加物製剤を食品の原材料として使用した場合、個別表示によることができない場合は、一括表示をしてください。

【例】・副剤が食品に影響を及ぼさないのであればキャリーオーバーとなるため、添加物の表示は不要ですが、その添加物に特定原材料が含まれており、かつ当該特定原材料を含む原材料及び添加物が他になく、繰り返しになるアレルギー表示の省略ができない場合

　　　・添加物製剤中の食品素材は、原材料としての表示が不要であるが、その食品素材に特定原材料が含まれており、かつ当該特定原材料を含む原材料及び添加物が他になく、繰り返しになるアレルギー表示の省略ができない場合

参考法令等➡「食品表示基準Q＆A」別添　アレルゲンを含む食品に関する表示（E-19）

アレルギー表示

Q 176 特定原材料等により製造される添加物であっても、アレルギー表示が免除される場合がありますか？

A 抗原性が知られていない物や純粋な特定成分のみを抽出し他の物質の混在が認められない物については、表示が免除されます。

❶ 特定原材料等由来の添加物であっても、抗原性試験等により抗原性が認められないと判断できる場合には、表示義務が免除されます。ここでいう「抗原性試験」とは、現在、添加物の審査に用いられている「食品添加物の指定及び使用基準改正に関する指針」に基づくもので、抗原性の有無が不明である場合は表示が必要です。

❷ 例えば、焼成した卵殻カルシウムや大豆から抽出したトコフェロール等、純粋な特定成分のみを抽出し、他の物質の混在が認められない物については、科学的な研究により抗原性が低い旨の報告がなされていることから、特定原材料等に関する表示は免除されますが、それ以外は表示を行う必要があります。

❸ また、L-ロイシンも、アミノ酸単体でのアレルギー発症の報告がないことから、最終製品が特定成分100％であれば表示は免除されます。

参考法令等➡「食品表示基準Q＆A」別添　アレルゲンを含む食品に関する表示（C-5）、（C-6）、（C-7）

アレルギー表示

Q 177 加工助剤やキャリーオーバー等、添加物のごく微量の残存についてもアレルギー表示は必要となるのですか？

A 特定原材料等に由来する添加物であれば、最終加工食品中の総たんぱく量が数μg／g未満のものを除き表示が必要です。

❶ 加工助剤やキャリーオーバーのように、添加物を含む旨の表示が不要とされているものであっても、特定原材料等に由来する添加物に係る表示では、次のとおり表示することとされています。

(1) 特定原材料7品目に由来する添加物の場合、添加物の表示が不要とされているものであっても、特定原材料については、表示する必要があります。

(2) 特定原材料に準ずるもの20品目に由来する添加物の場合、添加物の表示が不要とされているものであっても、特定原材料に準ずるものについては、可能な限り表示するようにしてください。

❷ ただし、最終加工食品中の特定原材料等の総たんぱく量が数μg／ml濃度レベル又は数μg／g含有レベルに満たない場合には、アレルギー症状を誘発する可能性がきわめて低いことから、原則として、数μg／ml又は数μg／g未満のものについては、表示する必要はありません。

❸ なお、過剰な表示は、かえって消費者の選択の余地を狭めることとなるので、微量な特定原材料等を含む場合の表示方法は、Q172 により行ってください。

参考法令等➡「食品表示基準Q＆A」別添　アレルゲンを含む食品に関する表示（B-10）、（C-3）

アレルギー表示

Q 178 添加物の安定化のために、特定原材料等から製造される食品を使用した場合は、特定原材料等に関する表示も必要になるのですか？

A 特定原材料等を使用していることが分かるように表示する必要があります。

添加物の安定化のため、特定原材料等から製造される食品を使用する場合（例：抽出トコフェロールの安定化等のため大豆油で希釈する場合）は、特定原材料等を使用していることが分かるように「トコフェロール、（一部に大豆を含む。）」等と、表示する必要があります。香料に併せて使用される副剤の表示も同様です。

参考法令等➡「食品表示基準Q＆A」別添　アレルゲンを含む食品に関する表示（B-11）

アレルギー表示

Q 179 カゼインやコラーゲンのような一般飲食物添加物については、添加物における表示と同様に「（乳由来）」や「豚由来」と表示するのですか？

A 添加物として使用する場合は、「カゼイン（乳由来）」、「コラーゲン（豚由来）」と表示します。

カゼインやコラーゲン自体を食するのであれば「○○を含む」と表示し、一般飲食物添加物として使用する場合は「○○由来」と表示する必要があります。

カゼイン等の特定原材料表記

	物質名	特定原材料表記
食品	カゼイン コラーゲン	カゼイン（乳成分を含む） コラーゲン（豚肉を含む）
一般飲食物添加物	カゼイン コラーゲン	カゼイン（乳由来） コラーゲン（豚由来）
指定添加物	カゼインナトリウム	カゼインナトリウム（乳由来）

参考法令等 ▶「食品表示基準Q&A」別添　アレルゲンを含む食品に関する表示（E-12）

アレルギー表示

Q 180 原材料にゼラチンを使用した場合は、「ゼラチン（牛由来）」や「ゼラチンを含む」と表示するのですか？

A 原材料としてゼラチンのみを表示し、「由来」や「含む」を表示する必要はありません。

　ゼラチンは、「牛」や「豚」等を主原料として製造されるもので、ゼラチンの名称で流通している製品を原材料として用いている場合は「ゼラチン」と表示し、「ゼラチン（豚由来）」、「ゼラチン（豚肉を含む）」等と表示する必要はありません。

参考法令等 ▶「食品表示基準Q&A」別添　アレルゲンを含む食品に関する表示（E-13）

アレルギー表示

Q 181 「乳又は乳製品を主原料とする食品」を使用したものの原材料名及びアレルギー物質の表示はどのようにするのですか？

A 「乳又は乳製品を主要原材料とする食品」又は「乳等を主要原料とする食品」として表示してください。

　「乳又は乳製品を主要原材料とする食品」は、これが名称であるため、「乳又は乳製品を主要原材料とする食品」又は「乳等を主要原料とする食品」として表示してください。

参考法令等 ▶「食品表示基準Q&A」別添　アレルゲンを含む食品に関する表示（E-17）

アレルギー表示

Q 182 乳糖のアレルギー表示は、具体的にはどのようにするのですか？

A 最終商品への残存量が数μg／gレベル未満の場合には、表示の必要はありません。また、「乳糖」は「乳」の代替表記として認められています。

❶　高度に精製された乳糖であっても、たんぱく質の残存が認められることから、残存たんぱく量で表示の必要性の有無を判断します。残存たんぱく量にはばらつきがあるので、希釈により最終商品への残存量が数μg／gレベル未満となる場合には、アレルギー表示の必要はありません。

❷　また、乳糖には「乳」の文字が含まれることにより、「乳」の代替表記が認められています。

参考法令等➡「食品表示基準Q＆A」別添　アレルゲンを含む食品に関する表示（Ⅰ-1）

アレルギー表示

Q 183 アレルギー表示（特定原材料7品目について）の監視は、どのように行われていますか？

A 製造・販売に係る関係書類からの確認や試験検査の方法により行われます。

　アレルギー表示が正しく行われているかどうかの監視については、アレルギー物質（特定原材料7品目：えび、かに、小麦、そば、卵、乳、落花生）が含まれているかどうかを確認することが必要となり、この確認方法としては、①原材料及び製品の仕入れ時に販売元の事業者からアレルギー物質の有無についての製造記録を求めているか等製造・販売に係る関係書類から確認する、②加工食品中に特定原材料が含まれているかどうか試験検査する、の2つの方法により行われます。

　特定原材料が含まれているかどうかの検査方法については、通知「食品表示基準について」の「別添　アレルゲンを含む食品の検査方法」を参照してください。利用に際しては、加工による特定原材料成分の変化・分解や食品からの特定原材料成分の抽出効率の変動により、この検査法による特定原材料総たんぱく質含有量の測定結果は実際の含有量と必ずしも正確に一致しないことに注意を払う必要があります。

参考法令等➡「食品表示基準Q＆A」別添　アレルゲンを含む食品に関する表示（Ⅰ-2）、（Ⅰ-3）
　　　　　「食品表示基準について」別添　アレルゲンを含む食品の検査方法　別添4

アレルギー表示

Q 184 事業者が行うべき情報提供は、どのような方法で行えばよいのですか？

A 消費者からの問い合わせに迅速に回答できる体制を整え、表示においては、できる限り詳細に記載し、消費者へ注意喚起を行うことが重要です。

　製造元となる事業者は、アレルギー表示を必要とする特定原材料等、さらには、これら以外の原材料についても、電話等による問い合わせへの対応やインターネット等による正確な情報提供等を行うことができる体制を整えることが必要です。

❷　そのためには、各事業者において、仕入れの際にその仕入れ先から商品に関する情報提供を受けて整理しておくことが重要です。

❸　各食品の表示には、原材料の内容をできる限り詳細に表示し、特に特定原材料7品目については別枠を設ける等して、消費者に対し注意喚起を行うことが重要です。その他、次の点に留意して情報提供に努めてください。

- 食品名欄には個別の分かりやすい表示を行い、多くの類似商品のうち、具体的にどの商品に関する原材料表示であるかが容易に判別できるようにする。
- 表示面積の制約により、省略規定を採用している場合は、別の情報提供において、正確に全ての特定原材料を表示する。
- 特定原材料等について、微量でも含まれる可能性のあるものも含めて可能な限り把握し、情報提供する。
- 情報提供をインターネットのホームページ上等で行う場合は、各ホームページの分かりやすい部分に、表示内容についての問い合わせに対応できる部署、担当者名、住所、電話番号、Eメールアドレス等を表示する。
- 企業秘密に該当する場合でも、アレルギー表示は必要となる。しかし、他の原材料の詳細について情報提供ができない場合は、表示されているものの他にも原材料を用いている旨を表示し、アレルギーに関する問い合わせ先等を表示することにより、個別に情報提供に応じる。

参考法令等➡「食品表示基準Q&A」別添　アレルゲンを含む食品に関する表示（Ⅰ-6）

アレルギー表示

 Q 185 アレルギー表示について、消費者からの問い合わせがあった場合、どのようなことに留意すればよいですか？

A 製造工程や原材料規格書等の情報を集積しておくとともに、勝手な判断や憶測での回答をしないことが重要です。

❶ 消費者（特に食物アレルギー患者）は、表示で全ての情報を確認することはできないため、表示で入手できなかった情報について、事業者へ問い合わせをすることが少なくありません。消費者からの問い合わせに備えて、製造工程や原材料規格書等の情報を集積しておくことが重要です。

❷ 消費者の問い合わせの目的は、「食物アレルギーが発症した際の原因物質の解明」、「自分自身のアレルギー物質となる原材料の使用の有無を知る」、「一括表示などで省略されている原材料について知る」、「混入（コンタミネーション）の可能性を知る」、「原材料についての基本的な知識を得る」等があげられます。

> **例** 問い合わせの具体例
> - 「原材料表示の最後に括弧書（まとめ書）にされているものは、どの原材料に使われていますか。量によっては食べることができますので、どの位の量を使っているか教えてください。」
> - 「アレルギー表示を省略している原材料がありましたら教えてください。」
>   ⋯➡原材料規格書から各原材料について特定原材料等の情報を伝えます。
> - 「アレルギー症状が起きてしまったのですが、原因が分からないので、原材料や使用量について詳しく教えてください。」
>   ⋯➡原材料規格書から、特定原材料等に限定せず、全ての原材料についての情報を提供します。

- 「微量でも症状がでますので、同じ製造ライン（機械、器具等）で他にどのようなものを作っているかを教えてください。」
  ・・・➡ 製造方法や同じライン・工場で製造している別製品の原材料規格書から、特定原材料等の情報について確認し、混入（コンタミネーション）の可能性について回答します。

❸ 答えるときの留意点として、次の点があげられます。

- 相手が知りたい情報について、はっきり理解できなかった場合には、確認をとる。
  相手の質問の趣旨が理解できなかった場合に、自分勝手に質問を解釈し回答することは、誠意がないと受け取られ、不信感を抱かせます。
- 勝手な判断や憶測で回答することはやめる。
  回答する時点において資料が不備である場合等、憶測や勝手な判断によって回答すると事故を引き起こす危険性があります。連絡先を尋ね、正確な情報を資料入手後に回答します。
  × 「おたずねの▲▲（特定原材料等）は含まれていないと思います。」
  × 「私どもの製品が原因とは考えられません。」
  ○ 「今、ここにその点に関する資料がありませんので、後日資料収集後に回答いたします。ご連絡先をお教えください。」

参考法令等➡「食品表示基準Q＆A」別添　アレルゲンを含む食品に関する表示（Ⅰ-6）
　　　　　「食品表示基準について」別添　アレルゲンを含む食品に関する表示　第2.2

アレルギー表示

Q 186 誤ったアレルギー表示がされた製品が出荷された場合、どのような対応をとればよいのですか？

　最寄りの保健所へ連絡をとり、状況を説明して対応を協議したうえで、食物アレルギー患者へ適切な情報提供をする必要があります。

　アレルギー表示の目的は、食物アレルギー患者への健康被害防止であり、特に含まれている特定原材料等が表示されていない場合には、その特定原材料等による食物アレルギー患者の健康被害が発生する可能性が高まります。最寄りの保健所へ連絡をとり、状況を説明して対応を協議するとともに、自社のホームページで案内を掲載する等何らかの手段により、食物アレルギー患者がその商品を食べないよう早急に適切な情報提供をする必要があります。
　また、出荷された個数や地域（店舗）、出荷日時等の調査を速やかに行ってください。

参考法令等➡「食品表示基準Q＆A」別添　アレルゲンを含む食品に関する表示（H-4）

第7 遺伝子組換え表示

遺伝子組換え食品については、食品表示基準において「遺伝子組換え食品」である場合はその旨を表示することが義務付けられています。

1 表示対象となる農産物（対象農産物）及び加工食品

義務表示の対象となる食品や表示方法等の概要は、次表のとおりとなっています。

遺伝子組換え食品の義務表示対象品目リスト

食品の分類	義務表示の対象品目	表示方法
(1) 従来のものと組成、栄養価等が同等である遺伝子組換え農産物が存在する作目（大豆、とうもろこし、ばれいしょ、菜種、綿実、アルファルファ、てん菜、パパイヤ）に係る農産物及びこれを原材料とする加工食品であって、加工工程後も組み換えられたDNA又はこれによって生じたたんぱく質が残存するもの	【農産物　8つ】 大豆（枝豆、大豆もやしを含む。）、とうもろこし、ばれいしょ、菜種、綿実、アルファルファ、てん菜、パパイヤ 【加工食品　33食品群】 (1) 豆腐・油揚げ類 (2) 凍豆腐、おから及びゆば (3) 納豆 (4) 豆乳類 (5) みそ (6) 大豆煮豆 (7) 大豆缶詰及び大豆瓶詰 (8) きな粉 (9) 大豆いり豆 (10) (1)から(9)までを主な原材料とするもの (11) 大豆（調理用）を主な原材料とするもの (12) 大豆粉を主な原材料とするもの (13) 大豆たん白を主な原材料とするもの (14) 枝豆を主な原材料とするもの (15) 大豆もやしを主な原材料とするもの (16) コーンスナック菓子 (17) コーンスターチ (18) ポップコーン (19) 冷凍とうもろこし	・分別生産流通管理が行われた遺伝子組換え農産物を原材料とする場合 →「大豆（遺伝子組換え）」等の義務表示 ・遺伝子組換え農産物と非遺伝子組換え農産物が不分別の農産物を原材料とする場合 →「大豆（遺伝子組換え不分別）」等の義務表示 ・分別生産流通管理が行われた非遺伝子組換え農産物を原材料とする場合 →「大豆（遺伝子組換えでない）」等の任意表示

	⒇ とうもろこし缶詰及びとうもろこし瓶詰 (21) コーンフラワーを主な原材料とするもの (22) コーングリッツを主な原材料とするもの（コーンミールを含み、コーンフレークを除く。） (23) とうもろこし（調理用）を主な原材料とするもの (24) ⒃から⒇までを主な原材料とするもの (25) 冷凍ばれいしょ (26) 乾燥ばれいしょ (27) ばれいしょでん粉 (28) ポテトスナック菓子 (29) (25)から(28)までを主な原材料とするもの (30) ばれいしょ（調理用）を主な原材料とするもの (31) アルファルファを主な原材料とするもの (32) てん菜（調理用）を主な原材料とするもの (33) パパイヤを主な原材料とするもの	
(2) 従来のものと組成、栄養価等が著しく異なる遺伝子組換え農産物及びこれを原材料とする加工食品	(1) 高オレイン酸大豆、高リシンとうもろこし、ステアリドン酸産生大豆 (2) (1)を主な原材料とするもの（当該形質を有しなくなったものを除く。） (3) (2)を主な原材料とするもの	「大豆（高オレイン酸遺伝子組換え）」等の義務表示
(3) 従来のものと組成、栄養価等が同等である遺伝子組換え農産物が存在する作目（大豆、とうもろこし、ばれいしょ、菜種、綿実、アルファルファ、てん菜）に係る農産物を原材料とする加工食品であって、組み換えられたDNA及びこれによって生じたたんぱく質が加工工程で除去・分解等され	しょうゆ 大豆油 コーンフレーク 水飴 異性化液糖 デキストリン コーン油 菜種油 綿実油 砂糖（てん菜を主な原材料とするもの） これらを主な原材料とする食	表示不要 （ただし、表示する場合には、上記⑴の表示方法に準じた方法で実施）

	品	
ることにより、食品中に残存しないもの		

※1 「主な原材料」とは、全原材料中重量で上位3品目で、かつ、原材料中に占める重量が5％以上のもの

※2 「分別生産流通管理」とは、非遺伝子組換え農産物を生産、流通及び加工の各段階で分別管理し、その旨を書類により証明する管理の方法。意図せざる混入の目安は、大豆及びとうもろこしについて、5％以下

2 表示方法

①従来のものと組成、栄養価等が同等のもの（除草剤の影響を受けないようにした大豆、害虫に強いとうもろこしなど）

● 対象農産物及びこれを原材料とする加工食品のうち、加工工程後も組み換えられたDNA又はこれによって生じたたんぱく質が検出できるもの（上記表に掲げる8作物及び33食品群）について、次のとおり遺伝子組換え食品に関する表示をします。

① 分別生産流通管理が行われた遺伝子組換え農産物を原材料とする場合
　⇒ 一括表示の原材料名の次に括弧を付して「遺伝子組換えのものを分別」、「遺伝子組換え」等と表示（義務表示）

② 遺伝子組換え農産物及び非遺伝子組換え農産物が分別されていない農産物を原材料とする場合
　⇒ 一括表示の原材料名の次に括弧を付して「遺伝子組換え不分別」等と表示（義務表示）

③ 分別生産流通管理が行われた非遺伝子組換え農産物を原材料とする場合
　⇒ ・一括表示に原材料名のみ表示
　　・一括表示の原材料名の次に括弧を付して「遺伝子組換えでないものを分別」、「遺伝子組換えでない」、「非遺伝子組換え」等と表示（任意表示）
　　・原材料が1種類のみの場合（例えばきな粉など）は、原材料名の表示が省略できるため、名称のみを表示するか、一括表示に当該原材料名を表示し原材料名の次に括弧を付して「遺伝子組換えでない」等と表示（任意表示）
　　・一括表示様式外に「遺伝子組換え○○でない」等と表示（任意表示）

大豆を主原料とする食品の例

① 遺伝子組換え大豆を原料としている場合

名　　称	大豆加工食品
原材料名	大豆（遺伝子組換え）、植物油、卵白、・・・
⋮	⋮

② 遺伝子組換え大豆を分別していない大豆を原料としている場合

名　　称	大豆加工食品
原材料名	大豆（遺伝子組換え不分別）、植物油、卵白、・・・
⋮	⋮

③ 非遺伝子組換え大豆を原料としている場合

名　　称	麦みそ
原材料名	はだか麦、大豆（遺伝子組換えでない）、食塩
⋮	⋮

又は

名　　称	麦みそ
原材料名	はだか麦、大豆、食塩
⋮	⋮

- 組み換えられたDNA及びこれによって生じたたんぱく質が加工工程で除去・分解され、広く認められた最新の検出技術によってもその検出が不可能とされている加工食品（サラダ油やしょうゆなど）については、遺伝子組換えに関する表示は必要ありませんが、表示を行う場合には上記の①から③までの規定の例により表示します。
- 「分別生産流通管理」とは、遺伝子組換え農産物及び非遺伝子組換え農産物を生産、流通及び加工の各段階で善良なる管理者の注意をもって分別管理し、その旨を証明する書類により明確にした管理の方法をいいます。

②従来のものと組成、栄養価等が著しく異なるもの（高オレイン酸大豆等）

- 一括表示の原材料名の次に括弧を付して「高オレイン酸遺伝子組換えのものを分別」、「高オレイン酸遺伝子組換え」、「高オレイン酸遺伝子組換えのものを○％混合」等と表示します（義務表示）。

3 遺伝子組換え表示制度の見直し

- 遺伝子組換え表示制度については、2017（平成29）年4月より、消費者庁に設置された「遺伝子組換え表示制度に関する検討会」において制度の在り方について検討が行われてきました。2018（平成30）年3月には「遺伝子組換え表示制度に関する検討会報告書」が取りまとめられ、制度の見直しの方向性として、「遺伝子組換え不分別」の表現に代わる分かりやすい表示について検討することや、「遺伝子組換えでない」表示が認められる条件である「意図せざる混入率」を「5％以下」から「不検出」に引き下げること等が示されています。

遺伝子組換え表示

 187 豆腐を主な原材料とする麻婆豆腐を弁当の具材に使用した場合、遺伝子組換え表示の対象になりますか？

 対象にはなりません。

　豆腐を主な原材料とする麻婆豆腐については、遺伝子組換え表示の対象となる33の加工食品群の1つに該当しますが、この麻婆豆腐を弁当の具材に使用した場合、例えば、フライ類や煮物などとともに具材の1つとして使用した弁当であれば、33の加工食品群のいずれにも該当しないので義務表示の対象にはなりません。

　なお、麻婆飯のように豆腐が主体で33の加工食品群でいう「豆腐類を主な原材料とするもの」に該当するような場合は、義務表示の対象になります。

参考法令等➡「食品表示基準Q＆A」別添　遺伝子組換え食品に関する事項（GM-9）、（GM-38）

遺伝子組換え表示

 188 遺伝子組換えに関する表示が不要となる加工食品にはどのようなものがありますか？

 しょうゆや植物油など、次表のものが考えられます。

遺伝子組換え表示が不要となる加工食品の例

表示不要な加工食品	対象農産物
しょうゆ	大豆
大豆油	
コーンフレーク	とうもろこし
水飴 　水飴使用食品（ジャム類など）	
液糖 　液糖使用食品（シロップなど）	
デキストリン 　デキストリン使用食品（スープ類など）	
コーン油	
菜種油	菜種
綿実油	綿実
砂糖（てん菜を主な原材料とするもの）	てん菜

参考法令等 ➡ 「食品表示基準Q＆A」別添　遺伝子組換え食品に関する事項（GM-12）

遺伝子組換え表示

Q 189 調理冷凍食品のコロッケ等で原材料名の表示を衣とフライ種とに区分する場合、遺伝子組換えに関する表示はどうなりますか？

区分ごとではなく、全原材料の重量に占める割合を基に判断してください。

　主な原材料であるかどうかについては、区分ごとに判断するのではなく、全原材料の重量に占める当該原材料の割合を基に判断します。
　したがって、全原材料の重量に占めるコーンスターチの割合が、上位３位以内で、かつ、５％以上の場合は、衣とフライ種の両方に遺伝子組換えに関する表示をすることになります。

参考法令等 ➡ 「食品表示基準Q＆A」別添　遺伝子組換え食品に関する事項（GM-15）

遺伝子組換え表示

Q 190 とうもろこしの他にコーンスターチが主な原材料である食品の表示はどうなりますか？

とうもろこしとコーンスターチの両方に遺伝子組換えに関する表示を行います。

参考法令等 ➡ 「食品表示基準Q＆A」別添　遺伝子組換え食品に関する事項（GM-23）

遺伝子組換え表示

Q 191 「大豆油（遺伝子組換えでない）」、「でん粉（遺伝子組換えでない）」のように、対象農産物名以外の原材料名に括弧を付した表示をすることはできますか？

　遺伝子組換えに関する表示をする場合、原材料名（対象農産物については、当該農産物の名称）の次に、括弧を付して、当該農産物について「遺伝子組換え」、「遺伝子組換え不分別」、「遺伝子組換えでない」等のいずれかを表示することとされており、対象農産物を

明確に示す必要があります。

　ただし、原材料名をみれば当該対象農産物から製造されていることが一般に明らかである場合には、次の例のように対象農産物名以外の原材料名の次に、括弧を付して表示することができます。

> **例** ①　原材料名をみれば当該対象農産物から製造されていることが一般に明らかである場合
> ・大豆油
> 　「大豆油（大豆（遺伝子組換え））」、「大豆油（遺伝子組換えでない大豆を使用）」と表示するところを
> 　⋯➡「大豆油（遺伝子組換え）」、「大豆油（遺伝子組換えでない）」と表示することができる。
> ・ばれいしょでん粉
> 　「ばれいしょでん粉（ばれいしょ（遺伝子組換えでない））」と表示するところを
> 　⋯➡「ばれいしょでん粉（遺伝子組換えでない）」と表示することができる。
> ②　原材料名からは当該対象農産物から製造されていることが一般に明らかでない場合
> ・植物油、でん粉
> 　⋯➡「植物油（大豆（遺伝子組換えでない））」、「でん粉（ばれいしょ（遺伝子組換えでない））」と対象農産物を明確に示して表示する。
> 　※「植物油（遺伝子組換えでない）」、「でん粉（遺伝子組換えでない）」と表示することはできない。

参考法令等➡「食品表示基準Q＆A」別添　遺伝子組換え食品に関する事項（GM-37）

遺伝子組換え表示

Q 192　「とうもろこし」と表示しないで、「スイートコーン（遺伝子組換え不分別）」と表示してよいですか？

A　スイートコーンはとうもろこしであることが明らかなので、例のように「スイートコーン（遺伝子組換え不分別）」と表示しても差し支えありません。

表示例

名　　　称	スイートコーン
形　　　状	クリームスタイル
原 材 料 名	スイートコーン（遺伝子組換え不分別）、コーンスターチ（遺伝子組換え不分別）、糖類（砂糖、ぶどう糖）／調味料（アミノ酸等）
原料原産地名	アメリカ（スイートコーン）
内　容　量	280グラム
賞味期限	缶底に表示
保存方法	直射日光を避け、常温で保存してください。
販　売　者	○○食品株式会社　＋×× 東京都品川区○○町○－○

> スイートコーンは対象農産物であるとうもろこしから製造されていることが明らかであることから、対象農産物名以外の「スイートコーン」の次に遺伝子組換えに関する表示をすることができる。

参考法令等➡「食品表示基準Q&A」別添　遺伝子組換え食品に関する事項（GM-14）

遺伝子組換え表示

Q 193 「遺伝子組換えでない」旨を任意表示する場合の方法について教えてください。

A 一括表示枠内の原材料名欄又は一括表示枠外のどちらに表示してもかまいません。

❶　一括表示枠内に表示する場合は、原材料名の次に、括弧を付して「遺伝子組換えでない」等と、分別生産流通管理が行われた非遺伝子組換え農産物である旨を表示します。

❷　一括表示枠外に表示する場合も、❶の場合と同様に、「遺伝子組換え○○ではありません。」等と、分別生産流通管理が行われた非遺伝子組換え農産物を使用している旨を表示してください。

❸　なお、小麦など遺伝子組換え農産物が存在しないもの及びこれらを原材料とする加工食品については、当該農産物に関し、遺伝子組換えでないことの表示は禁止されています。

参考法令等➡「食品表示基準Q&A」別添　遺伝子組換え食品に関する事項（GM-50）、（GM-51）

遺伝子組換え表示

Q 194 商品全体について「遺伝子組換えでない」旨を強調する表示をすることはできますか？

A 全ての原材料について分別生産流通管理が行われていれば可能です。

❶　一括表示枠外に強調表示する場合でも、一括表示の場合のルールに従い、「遺伝子組換え○○でない」等と、分別生産流通管理が行われた非遺伝子組換え農産物を使用して

いる旨を表示することが基本です。

❷ 「遺伝子組換え原料不使用」等の強調表示については、その表示を見る消費者は、その食品中のどの原材料が遺伝子組換えであるのか否かを特定できず、一般には、その食品に使用されている全ての原材料が分別生産流通管理を行った非遺伝子組換え農産物からなると認識する可能性があるので、消費者の誤認を防止する観点から、このような表示をする場合には、全ての原材料について分別生産流通管理が行われている必要があります。

❸ 次の(1)、(2)のような場合であっても、その製品に使用されている全ての原材料について分別生産流通管理を行った遺伝子組換えでない対象農産物を使用していない限り、「遺伝子組換え不使用」等の強調表示をすることはできません。

(1) 主な原材料には、分別生産流通管理が行われた農産物を使用していても、副原料（主な原材料でない原材料）として、分別生産流通管理が行われたことを確認していない農産物又はこれを原材料とする加工食品を使用している場合

> **例**
> ・遺伝子組換えでない大豆を主な原材料として使用した弁当の４番目の原材料として、不分別とうもろこしを使用
> ・遺伝子組換えでない大豆を主な原材料として使用した豆腐ハンバーグに、不分別とうもろこしから製造されたコーンスターチをつなぎとしてごく少量（全原材料に占める重量比が５％未満）添加

(2) 分別生産流通管理を行っていない農産物を原材料として使用した大豆油やしょうゆ等の義務表示の対象でない加工食品を原材料として使用している場合

> **例**
> ・遺伝子組換えでないばれいしょを主な原材料として使用したポテトチップスに、不分別大豆から製造された大豆油を使用

表示例─大豆油を使用したポテトチップス

・**誤った強調表示の例**（ばれいしょについては分別生産流通管理が行われたものであるが、大豆油の原材料の大豆は不分別である場合）

【強調表示（商品表面）】

遺伝子組換え原材料不使用

【一括表示部分】

名　　称	ポテトチップス
原材料名	ばれいしょ、大豆油、食塩／調味料（アミノ酸等）
⋮	⋮

又は

名　　称	ポテトチップス
原材料名	ばれいしょ（遺伝子組換えでない）、大豆油、食塩／調味料（アミノ酸等）
⋮	⋮

※1　上の例の場合、主な原材料であるばれいしょについて分別生産流通管理が行われていても、大豆油の原材料である大豆は分別生産流通管理が行われた非遺伝子組換え農産物ではないため、商品全体について「遺伝子組換え原材料不使用」との強調表示をすることはできません（このような強調表示をせず、一括表示だけであれば可能）。

※2　大豆油は義務表示の対象品目ではないので、遺伝子組換えに関する表示を省略しています。

・**正しい強調表示の例**（ばれいしょ、大豆油の原材料の大豆ともに、分別生産流通管理が行われたものである場合）

【強調表示（商品表面）】

遺伝子組換え原材料不使用

【一括表示部分】

名　　称	ポテトチップス
原材料名	ばれいしょ、大豆油、食塩／調味料（アミノ酸等）
⋮	⋮

又は

名　　称	ポテトチップス
原材料名	ばれいしょ（遺伝子組換えでない）、大豆油（遺伝子組換えでない）、食塩／調味料（アミノ酸等）
⋮	⋮

参考法令等➡「食品表示基準Q＆A」別添　遺伝子組換え食品に関する事項（GM-39）

遺伝子組換え表示

 195 分別生産流通管理が行われた農産物とみなされる「意図せざる遺伝子組換え農産物の一定の混入」とは、具体的にどのような値ですか？

 5％以下とされています（大豆及びとうもろこし）。

　「意図せざる遺伝子組換え農産物の一定の混入」とは、大豆及びとうもろこしについては5％以下です。分別生産流通管理の「流通マニュアル」又はこれに準じた方法により分別生産流通管理が適切に行われた場合には、分別生産流通管理が行われた農産物とみなされ、混入率5％以下を目安とした取引が可能です。

　また、ばれいしょについては、現在のところ、大豆やとうもろこしと同様の目安はありませんが、意図せざる混入の可能性自体を否定するものではありません。

　なお、混入率5％以下というのは、分別生産流通管理が適切に行われたという前提のうえでの、意図せざる遺伝子組換え農産物の一定の混入を意味しているのであり、例えば、分別生産流通管理を確認していないが結果として遺伝子組換え農産物の混入率が5％以下であった場合や、意図的に遺伝子組換え農産物を混入した場合などは、分別生産流通管理が適切に行われた農産物とはみなされないので、注意して下さい。

参考法令等➡「食品表示基準Q＆A」別添　遺伝子組換え食品に関する事項（GM-43）

遺伝子組換え表示

 196 遺伝子組換え表示に、「GMO」という表現を使用することは可能ですか？

 「GMO」や「non-GM」等の表現は使用できません。

　GMOは、Genetically Modified Organismsの略ですが、GMOでは消費者に分かりにくいので、一括表示枠内の原材料名欄には、日本語で「遺伝子組換え不分別」等と表示してください。同様に、遺伝子組換えでない旨を表すものとして、「non-GM」等の表現も使用できません。

参考法令等➡「食品表示基準Q＆A」別添　遺伝子組換え食品に関する事項（GM-46）

遺伝子組換え表示

Q 197 「遺伝子組換え飼料不使用牛乳（卵）」や「遺伝子組換えでない牛乳（卵）」という表示はできますか？

A 原材料に当たらない飼料の表示、遺伝子組換え技術で作られた牛乳（卵）が流通しているような誤解を与える表示はできません。

 一括表示枠内の原材料名欄には使用した原材料を表示することとなっているので、牛乳（卵）の原材料に当たらない飼料の表示はできません。したがって、「遺伝子組換え飼料不使用牛乳（卵）」といった遺伝子組換えに関する表示を一括表示枠内に表示することはできません。

❷ また、「遺伝子組換えでない牛乳（卵）」という表示は、現時点では、遺伝子組換え技術を用いて作られた牛乳（卵）が流通しているような誤解を与えることから、表示禁止事項に該当し、表示することはできません。

❸ なお、遺伝子組換え飼料（とうもろこしなど）については、組み換えられた DNA 等は家畜の体内で消化酵素により分解され、牛乳や卵には残らないため、遺伝子組換えに関する表示は義務付けられていませんが、❶のような表示を一括表示枠外に任意で表示することは可能です。

参考法令等➡「食品表示基準Q＆A」別添　遺伝子組換え食品に関する事項（GM-50）

遺伝子組換え表示

Q 198 「この商品の小麦は遺伝子組換えではありません。」と表示することはできますか？

A 当該商品に使用した農産物のみが遺伝子組換えでないと消費者に誤解されるため、表示できません。

 遺伝子組換え農産物が存在しない農産物について、
(1) この○○は遺伝子組換えと関係ありません。
(2) この○○は遺伝子組換えの対象となっておりません。
(3) この○○は遺伝子組換えではありません。
(4) 遺伝子組換え○○を使用していません。

と表示することは、当該商品に使用した農産物のみが遺伝子組換えでないと消費者に誤解されるため、表示禁止事項に該当し、表示できません。

❷ なお、一般に当該農産物については遺伝子組換えのものが存在していないということを表示することは可能です（例：現在のところ、小麦や米については遺伝子組換えのものは流通していません。）。

参考法令等➡「食品表示基準Q＆A」別添　遺伝子組換え食品に関する事項（GM-51）

遺伝子組換え表示

Q 199 添加物の原料が遺伝子組換えのものである場合、取引先にその情報を書類等で通知する必要はありますか？

A 添加物に遺伝子組換え表示は義務付けられていないため、通知する必要はありません。

添加物については、遺伝子組換えに関する表示は義務付けられていません。また、添加物に限らず、遺伝子組換えに関する情報の書類等による通知義務はありません。

ただし、製品情報として積極的に取引先等に伝えることは望ましいことと考えられます。

参考法令等➡「食品表示基準Q＆A」別添　遺伝子組換え食品に関する事項（GM-3）

第8 原料原産地名

　2017（平成29）年の改正により、国内で製造した全ての加工食品が原料原産地表示の対象とされました。ただし、輸入品（輸入後の国内での加工行為等が、実質的な変更をもたらしていないものを含む。）については、従来どおり輸入品として「原産国名」の表示が必要であり、原料原産地名の表示は必要ありません。

　なお、原材料名の表示等と同様、以下の場合には、原料原産地名の表示は不要です。
・設備を設けて飲食させる場合（外食）
・食品を製造し、又は加工した場所で販売する場合（いわゆるインストア加工を含む。）
・不特定又は多数の者に対して譲渡（販売を除く。）する場合
・容器包装に入れずに販売する場合

　また、容器包装の表示可能面積がおおむね30cm^{2}以下の場合には、原料原産地名の表示を省略することができます。

1 食品表示基準による表示（別表第15に掲げる品目を除く。）

①対象原材料
- 原材料に占める重量割合が最も高い原材料（重量割合上位1位の原材料）を原料原産地表示の対象とします。
- なお、米トレーサビリティ法や酒税の保全及び酒類業組合等に関する法律に基づく酒類の表示の基準の規定に基づき、重量割合上位1位の原材料の原産地が表示（情報伝達）されている場合、当該原材料には食品表示基準の原料原産地表示の規定は適用されません。

②表示方法
- 対象原材料（使用した原材料に占める重量の割合が最も高い原材料）の原産地を、原材料名に対応させて、国別に重量割合の高いものから順に国名を表示します（国別重量順表示）。
- 原料原産地名欄を設け、原材料名に対応させて原料原産地を表示するか、原材料名欄に表示してある原材料名に対応させて括弧を付して原料原産地を表示します。ただし、一括表示枠内に表示することが困難な場合は、記載箇所を明記のうえで別の箇所に表示することができます。

③対象原材料が生鮮食品の場合
　原材料が国産品であるものには国産である旨を、輸入品であるものには「原産国名」を表示します。なお、原材料が国産品の場合、国産である旨の表示は、都道府県名その他一般に知られている地名などに代えることができます。

また、原産地が2か国以上ある場合は、対象原材料に占める重量の割合の高いものから順に表示し、3か国以上ある場合は、対象原材料に占める重量の割合の高いものから順に2か国以上表示し、その他の原産地を「その他」と表示することもできます。

④対象原材料が加工食品（中間加工原材料）の場合
製造地表示
- 中間加工原材料が国産品であるものには国内において製造された旨を「国内製造」等と、輸入品であるものには外国において製造された旨を「○○製造」（○○は、原産国名）と表示します（「○○製造」の表示に代えて「○○加工」と表示することはできません。）。
- また、製造地表示をする国が2か国以上ある場合は、対象原材料に占める重量の割合の高いものから順に表示し、3か国以上ある場合は、対象原材料に占める重量の割合の高いものから順に2か国以上表示し、その他の製造地を「その他」と表示することができます。

原産地表示
- 当該中間加工原材料の原料の原産地が、生鮮原材料の状態まで遡って判明しており、客観的に確認できる場合には、「○○製造」の表示に代えて、当該生鮮原材料名と共にその原産地を表示することができます（任意の段階での製造地を表示することは認められません。）。

⑤国別重量順表示が困難な場合（例外表示）
　表示をする時点（製造日）を含む1年間で国別の重量順位の変動や産地切替えが行われる見込みで、国別重量順表示が困難な場合に限り、必要な要件を満たせば「又は表示」、「大括り表示」、「大括り表示＋又は表示」により表示することができます。いずれの場合も、これらの表示の根拠となる資料の保管が必要となります。

又は表示
- 原材料の原産地として使用する可能性のある複数国を、過去の一定期間における産地別使用実績又は今後の一定期間における産地別使用計画（以下、「産地別使用実績又は産地別使用計画」）における重量割合の高いものから順に「又は」でつないで表示します。
- 「又は表示」を使用する際は、消費者の誤認防止のため、容器包装に産地別使用実績又は産地別使用計画に基づく表示である旨の注意書きが必要となります（「○○の産地は、一昨年の使用実績順」など）。また、一定期間における使用割合が5％未満である対象原材料の原産地については、当該原産地の後に括弧を付して、一定期間における使用割合が5％未満である旨を表示する必要があります（「その他」表示には不要）。

大括り表示
- 3か国以上の外国の原産地表示を「輸入」等と括って表示します。

大括り表示＋又は表示
- 前述の「大括り表示」の使用要件を満たしたうえで、輸入品の合計と国産の重量順に変更があり、「輸入、国産」や「国産、輸入」の表示が困難な場合であって、前述の「又

は表示」の使用要件を満たす場合に限り、「輸入」（大括り表示）と「国産」を、産地別使用実績又は産地別使用計画における重量割合の高いものから順に「又は」でつないで表示します。

2 食品表示基準別表第15の1～6に掲げる対象品目の表示

従来の食品表示基準において対象とされていた22の食品群と個別の4品目については、引き続き従来の基準に従い表示することとされています。

①対象品目
- 22食品群における対象品目は、輸入品以外の加工食品であって、その原材料及び添加物に占める重量の割合が最も高い生鮮食品で、かつ、当該割合が50％以上であるものの原産地を表示します。
- なお、22食品群の加工食品には該当するものの、原材料及び添加物に占める重量の割合が50％以上の生鮮食品がないものについては、新たな原料原産地表示制度に基づいて表示を行うことになります。

22食品群に該当する原料原産地表示の義務表示対象品目一覧

農産加工食品	①乾燥したもの　②塩蔵したもの　③ゆで・蒸したもの、あん ④異種混合したもの　⑤緑茶・緑茶飲料　⑥もち ⑦いりさや落花生・いり落花生・あげ落花生・いり豆 ⑧黒糖・黒糖加工品　⑨こんにゃく
畜産加工食品	⑩調味したもの　⑪ゆで・蒸したもの　⑫表面をあぶったもの ⑬衣をつけたもの　⑭異種混合したもの
水産加工食品	⑮乾燥したもの　⑯塩蔵したもの　⑰調味したもの ⑱こんぶ巻　⑲ゆで・蒸したもの　⑳表面をあぶったもの ㉑衣をつけたもの
その他	㉒生鮮食品を異種混合したもの

②表示方法
- 原材料及び添加物に占める重量の割合が50％以上を占めるものが明らかである場合は、国産品にあっては「国産品である旨」を、輸入品にあっては「原産国名」を表示します。
- 表示箇所（原料原産地名欄を設けるか、原材料名欄に表示するか等）及び国産の場合の都道府県名等の表示、複数の原産国に関する「その他」表示については、前述1と同様です。
- 22食品群においては、従来どおり国別重量順表示が原則となるため、前述1④の製造地表示及び⑤の例外表示による原料原産地表示は認められません。
- 食品表示基準別表第15の2～6に掲げる以下の5品目については、個別に原料原産地

表示の規定を設け、対象となる原材料を定めています。

品目	対象	表示事項
農産物漬物	重量割合上位4位（又は3位）かつ5％以上の原材料	原料原産地名
野菜冷凍食品	重量割合上位3位かつ5％以上の原材料	原料原産地名
うなぎ加工品	うなぎ	うなぎの原産地
かつお削りぶし	かつおのふし	ふしの原産地
おにぎり	のり	原そうの原産地

※うなぎ加工品、かつお削りぶし、おにぎりについては、原材料名の次に括弧を付して表示

3 東京都消費生活条例による原料原産地表示

2008（平成20）年1月に発生した輸入冷凍ギョウザを原因とする健康被害により、東京都では、消費者が安心して適正に商品を選択することができるよう、国内で製造され、都内で消費者向けに販売される調理冷凍食品には原料原産地表示を義務付けています。

①対象原材料

対象原材料の範囲とその種類は以下のとおりです。

【対象原材料の範囲】
①原材料に占める重量の割合が上位3位以内までのもので、かつ、重量に占める割合が5％以上のもの
②商品名とその強調表示にその名称が付されたもの

【対象原材料の種類】
①食品表示基準別表第2に規定する生鮮食品
②食品表示基準で原料原産地表示が義務付けられている22食品群（輸入品を除く）
③食品表示基準で原料原産地表示が義務付けられている「かつお削りぶし」、「農産物漬物」、「うなぎ加工品」、「野菜冷凍食品」及び「おにぎり」（輸入品を除く）

②表示方法

国産品にあっては「国産品である旨」を、輸入品にあっては「原産国名」を表示します（前述2の②の方法と同様です。）。

4 豆腐・納豆の原料大豆原産地表示に関するガイドライン

●豆腐・納豆については、異なる原産国の大豆を切り替えて使用している状況などから、

事業者の自主的な表示の取組みを促すためのガイドラインが策定されています。
- 対象品目は、豆腐（もめん豆腐、きぬごし豆腐、充填豆腐）と納豆です。
- 表示方法は、基本的に前述2の②と同様ですが、原材料に占める重量割合の順位が頻繁に変動したり、原産国の異なる大豆が頻繁に切り替わる場合にあっては、大豆の品質面等で大きな違いはみられないとの観点から、要件を満たす場合に例外表示として「又は表示」を行うことができます。

新たな原料原産地表示

Q200 原料原産地表示の対象となる加工食品はどのようなものですか？

A 国内で製造した全ての加工食品が原料原産地表示の対象となります。

次の場合には、原料原産地名の表示は必要ありません。
(1) 設備を設けて飲食させる場合（外食）
(2) 食品を製造し、又は加工した場所で販売する場合（いわゆるインストア加工を含む。）
(3) 不特定又は多数の者に対して譲渡（販売を除く。）する場合
(4) 容器包装に入れずに販売する場合

また、容器包装の表示可能面積がおおむね 30cm^2 以下の場合には、原料原産地名の表示を省略することができます。

参考法令等 ▶「食品表示基準Q＆A」別添　新たな原料原産地表示制度（原原-1）

新たな原料原産地表示

Q201 原料原産地表示の対象となる原材料とはどのようなものですか？

A 原材料に占める重量割合が最も高い原材料（重量割合上位1位の原材料）が対象となります。

 事業者の実行可能性も考慮し上記を原料原産地表示の対象としていますが、消費者への情報提供の観点からは、できるだけ多くの原材料を原料原産地表示の対象とすることが望まれます。

ただし、食品表示基準別表第15の1に掲げる22食品群と、以下の5品目は個別に原料原産地表示の規定を設け、原料原産地表示の対象となる原材料を定めています。
(1) 農産物漬物は、重量割合上位4位（又は3位）かつ5％以上の原材料
(2) 野菜冷凍食品は、重量割合上位3位かつ5％以上の原材料
(3) うなぎ加工品は、うなぎ
(4) かつお削りぶしは、かつおのふし
(5) おにぎりは、のり

 なお、以下の法律の規定に基づき、重量割合上位1位の原材料の原産地が表示（情報伝達）されている場合、当該原材料には食品表示基準の原料原産地表示の規定を適用しません。
(1) 米穀等の取引等に係る情報の記録及び産地情報の伝達に関する法律（米トレーサビリティ法）（平成21年法律第26号）（食品表示基準別表第15の1の(6)に掲げるもち

を除く。）
(2) 酒税の保全及び酒類業組合等に関する法律（昭和28年法律第7号）
2017（平成29）年9月時点では、(2)に基づく表示の基準として、果実酒等の製法品質表示基準を定める件（平成27年国税庁告示第18号）が制定されています。

参考法令等➡「食品表示基準Q＆A」別添　新たな原料原産地表示制度（原原-2）

新たな原料原産地表示

202 米トレサ法に基づき、重量割合上位1位の米に対しWebサイト掲載で産地情報の伝達を行いますが、一括表示に原料原産地表示を行う必要はありますか？

あらためて原料原産地表示をする必要はありません。

1　米トレサ法に基づき、重量割合上位1位の原材料の米の産地情報が伝達されている場合は、原料原産地表示の規定の適用外となりますので、Webサイトへの掲載等であっても産地情報の伝達がされていれば、さらに原材料に対応させて原産地を表示する必要はありません。

2　なお、原料原産地表示の規定が適用外となるのは、米トレサ法に基づき産地情報の伝達を行っている原材料の重量割合が上位1位である場合のみです。
　したがって、重量割合が2位以降の原材料に対して、米トレサ法による対応がされている場合は、重量割合上位1位の原材料には、別途、食品表示基準に基づき、原材料名に対応させて原産地を表示しなければなりません。

参考法令等➡「食品表示基準」第3条第2項（原料原産地名）

新たな原料原産地表示

203 酒類も原料原産地表示の対象になりますか？対象である場合、原料原産地表示の対象となる原材料とはどのようなものですか？

食品表示基準において、「原材料名」の表示義務がない酒類も、原料原産地表示の対象となります。

❶　具体的には、以下のいずれかになります。
(1) 原料原産地名の事項欄を設けて、原材料に占める重量割合が最も高い原材料（重量割合上位1位の原材料）に対応させて原料原産地を表示。
(2) 原材料名を任意で表示している場合は、原料原産地名の欄を設けずに、対応する原材料名の次に、括弧を付して原料原産地表示することも可能。

❷ 上記❶の(2)の場合、酒類については、原材料名の表示が義務ではないため、表示順が重量順とは限りませんが、原材料名欄の原材料名の表示順にかかわらず、原材料に占める重量割合が最も高い原材料（重量割合上位1位の原材料）に原料原産地表示を行ってください。

❸ なお、清酒、米焼酎（単式蒸留）、みりん及び果実酒は、「米穀等の取引等に係る情報の記録及び産地情報の伝達に関する法律」又は「酒税の保全及び酒類業組合等に関する法律」第86条の6第1項の規定に基づく表示の基準に基づき、原材料の原産地が表示（情報伝達）されているため、食品表示基準における原料原産地表示の規定を適用しません。

参考法令等 ➡「食品表示基準Q＆A」別添　新たな原料原産地表示制度（原原-3）

新たな原料原産地表示

 204 水も原料原産地表示の対象になりますか？

 対象とはなりません。

水以外の原材料の中で、原材料に占める重量割合が最も高い原材料（重量割合上位1位の原材料）に原料原産地表示を行う必要があります。

参考法令等 ➡「食品表示基準Q＆A」別添　新たな原料原産地表示制度（原原-5）

新たな原料原産地表示

 205 添加物も原料原産地表示の対象になりますか？

 対象とはなりません。

❶ 原料原産地表示の対象は原材料に限られており、添加物は表示の対象ではありません。
したがって、食品中、原材料に占める重量割合が最も高い原材料（重量割合上位1位の原材料）に原料原産地表示を行う必要があります。
また、添加物のみで構成されている食品や水と添加物のみで構成されている食品については、原料原産地表示を行う必要はありません。

❷ なお、添加物にもともと含まれている賦形剤（乳糖、小麦粉、でん粉等）についても、原料原産地表示を行う必要はありません。

参考法令等 ➡「食品表示基準Q＆A」別添　新たな原料原産地表示制度（原原-6）

新たな原料原産地表示

Q 206 単に混合しただけなど、原材料の性状に大きな変化がない複合原材料について、原材料名欄で分割して表示している場合、どの原材料の原産地を表示すればよいですか？

A 分割した後の原材料名に基づき、重量割合上位1位の原材料に原産地を表示してください。

❶ 複合原材料は、単に混合しただけなど、原材料の性状に大きな変化がない場合、複合原材料の全ての原材料を分割して表示することができます。

❷ その場合、原料原産地表示は、分割した後の原材料名表示に基づき、原材料に占める重量割合が最も高い原材料（重量割合上位1位の原材料）に原産地表示を行う必要があります。

《例1：複合原材料表示による方法》

名　　　　称	ラムネ菓子
原 材 料 名	砂糖調製品（韓国製造（砂糖、コーンスターチ））、レモン果汁／クエン酸、重曹、香料
内　容　量	10g
賞 味 期 限	平成30年10月1日
保 存 方 法	直射日光を避けて保存してください。
製 造 者	××株式会社 東京都千代田区永田町▲－▲

名　　　　称	ラムネ菓子
原 材 料 名	砂糖調製品（砂糖、コーンスターチ）（韓国製造）、レモン果汁／クエン酸、重曹、香料
内　容　量	10g
賞 味 期 限	平成30年10月1日
保 存 方 法	直射日光を避けて保存してください。
製 造 者	××株式会社 東京都千代田区永田町▲－▲

《例2：分割して表示する方法》

名　　　　称	ラムネ菓子
原 材 料 名	砂糖（韓国製造）、コーンスターチ、レモン果汁／クエン酸、重曹、香料
内　容　量	10g
賞 味 期 限	平成30年10月1日
保 存 方 法	直射日光を避けて保存してください。
製 造 者	××株式会社 東京都千代田区永田町▲－▲

参考法令等➡「食品表示基準Q＆A」別添　新たな原料原産地表示制度（原原－7）

新たな原料原産地表示

Q 207 同種の原材料をまとめ書きしている場合で、野菜が全て国産である場合は、どのように原料原産地を表示すればよいですか？

A 以下の例のように表示することができます。

なお、以下の例以外は認められないということではないので、消費者に分かりやすい表示としてください。

> **例** たまねぎ＞豚肉である場合
> 原材料名：野菜（たまねぎ（国産）、キャベツ、トマト）、豚肉
> 原材料名：野菜（たまねぎ（国産）、キャベツ（国産）、トマト（国産））、豚肉
> 原材料名：野菜（国産（たまねぎ、キャベツ、トマト））、豚肉
> 原材料名：野菜（たまねぎ、キャベツ、トマト）（国産）、豚肉
> 原材料名：野菜（国産）（たまねぎ、キャベツ、トマト）、豚肉

参考法令等 ➡ 「食品表示基準Q＆A」別添　新たな原料原産地表示制度（原原 -10）

新たな原料原産地表示

Q 208 複数の加工食品Ａ、Ｂが個別に包装されるなど、区分けされ、それを組み合わせて１つの製品となる食品であって、その構成要素となる加工食品Ａ、Ｂに区分けして原材料表示をしている場合、どの原材料に原産地の表示義務がありますか？

A

 構成要素となる加工食品Ａ、Ｂそれぞれの重量割合上位１位の原材料のうち、製品全体でみて重量割合が最も高い原材料に原料原産地表示を行う必要があります。

 なお、同じ原材料がＡ、Ｂそれぞれに使用されているなど、製品全体でみると同じ原材料が複数回表示される場合には、合算は行いません。

 このような製品として、
(1) 調理などによりＡ、Ｂを合わせた形で食するもの
　　（例：麺にスープが添付されているもの）
(2) それぞれが独立しており別々に食するもの
　　（例：チョコレートとクッキーの組合せ）

等が考えられますが、(2)のような場合であって、各構成要素ごとに原材料表示を行っているような製品については、各構成要素の重量割合上位１位の原材料の全てに原産地を表示することが望ましいと考えます。

例） A：チョコレート（カカオマス 40g、砂糖 25g、…）
　　　　　　　　　　　↑
　　　　　　　　　　義務
　　　B：クッキー（小麦粉 35g、砂糖 25g、…）
　　　　　　　　　　↑
　　　　　　　　　任意

　※1　合算すると砂糖が重量割合上位1位となりますが、原料原産地表示の必要はありません。
　※2　Bの小麦粉の製造地（原産地）は、表示することが望ましいと考えます。

❹　ただし、お中元用の詰め合わせ食品など、個別食品ごとに販売することが可能な食品を詰め合わせている場合は、構成要素である個別食品について表示する必要があります。個別食品ごとに重量割合上位1位の原材料について原料原産地表示が必要です。

参考法令等➡「食品表示基準Ｑ＆Ａ」別添　新たな原料原産地表示制度（原原 -11）

新たな原料原産地表示

Q 209 原材料を「魚肉」等と括って表示している場合、原産地表示はどのようにするのですか？

❶　魚肉練り製品等は、冷凍魚肉すり身や鮮魚を主原材料として製造されます。冷凍魚肉すり身や鮮魚を使用し、「魚肉」等と表示した場合の表示方法は、以下のとおりです。

❷　鮮魚のみで製造した魚肉練り製品等の場合
《例1：原料原産地名の事項欄を設けて表示する場合》
（魚肉が全て国産の場合）

名　　　　称	魚肉ソーセージ
原 材 料 名	魚肉、でん粉、食塩、…
原料原産地名	国産（魚肉）
内　容　量	200g
賞 味 期 限	平成30年12月31日
保 存 方 法	直射日光を避け、常温で保存してください。
製　造　者	□□株式会社 東京都千代田区霞が関■-■-■

《例2：原材料名に併記して表示する場合》
（魚肉が全て国産の場合）

名　　　　称	魚肉ソーセージ
原 材 料 名	魚肉（国産）、でん粉、食塩、…
内 　容 　量	200g
賞 味 期 限	平成30年12月31日
保 存 方 法	直射日光を避け、常温で保存してください。
製 　造 　者	□□株式会社 東京都千代田区霞が関■－■－■

《例3：魚種を明記した場合》

名　　　　称	ケーシング詰特種かまぼこ
原 材 料 名	魚肉（たら（国産）、ぐち、えそ）、種もの（チーズ）、でん粉、食塩、…
内 　容 　量	100g
賞 味 期 限	平成30年12月31日
保 存 方 法	直射日光を避け、常温で保存してください。
製 　造 　者	□□株式会社 東京都千代田区霞が関■－■－■

《例4：明記している魚種の全てが国産の場合》

名　　　　称	蒸しかまぼこ
原 材 料 名	魚肉（（国産）（たら、ぐち、えそ））、でん粉、食塩、…
内 　容 　量	100g
賞 味 期 限	平成30年12月31日
保 存 方 法	直射日光を避け、常温で保存してください。
製 　造 　者	□□株式会社 東京都千代田区霞が関■－■－■

❸　冷凍魚肉すり身のみで製造した魚肉練り製品等の場合

《例5：魚肉すり身の製造地を表示する場合》

（一定期間において重量割合の順番が入れ替わる3以上の外国製造の魚肉すり身＞国内製造の魚肉すり身の場合）

名　　　　称	魚肉ソーセージ
原 材 料 名	魚肉、でん粉、食塩、…
原料原産地名	外国製造、国内製造（魚肉すり身）
内 　容 　量	200g
賞 味 期 限	平成30年12月31日
保 存 方 法	直射日光を避け、常温で保存してください。
製 　造 　者	□□株式会社 東京都千代田区霞が関■－■－■

《例6：魚肉すり身に使用した鮮魚の産地を表示する場合》
(一定期間において重量割合の順番が入れ替わる3以上の外国産の魚類を原料とした魚肉すり身＞国産の魚類を原料とした魚肉すり身の場合)

名　　　　称	魚肉ソーセージ
原 材 料 名	魚肉（輸入、国産）、でん粉、食塩、…
内　容　量	200g
賞 味 期 限	平成30年12月31日
保 存 方 法	直射日光を避け、常温で保存してください。
製　造　者	□□株式会社 東京都千代田区霞が関■-■-■

《例7：「魚肉」ではなく、「魚肉すり身」と原材料名表示する場合》
(一定期間において重量割合の順番が入れ替わる3以上の外国製造の魚肉すり身を使用する場合)

名　　　　称	魚肉ソーセージ
原 材 料 名	魚肉すり身（外国製造）、でん粉、食塩、…
内　容　量	200g
賞 味 期 限	平成30年12月31日
保 存 方 法	直射日光を避け、常温で保存してください。
製　造　者	□□株式会社 東京都千代田区霞が関■-■-■

《例8：魚肉すり身に使用した鮮魚の産地を表示する場合》
(例7の場合で、鮮魚まで遡った産地を表示する場合)

名　　　　称	魚肉ソーセージ
原 材 料 名	魚肉すり身（魚肉（輸入））、でん粉、食塩、…
内　容　量	200g
賞 味 期 限	平成30年12月31日
保 存 方 法	直射日光を避け、常温で保存してください。
製　造　者	□□株式会社 東京都千代田区霞が関■-■-■

❹　冷凍魚肉すり身と鮮魚を混合して製造した魚肉練り製品等の場合

《例9：魚肉すり身の製造地と鮮魚の産地を表示する場合》

（アメリカ製造の魚肉すり身＞国産の鮮魚の場合）

名　　　　称	魚肉ソーセージ
原　材　料　名	魚肉、でん粉、食塩、…
原料原産地名	アメリカ製造（魚肉すり身）、国産（たら）
内　　容　　量	200g
賞　味　期　限	平成30年12月31日
保　存　方　法	直射日光を避け、常温で保存してください。
製　　造　　者	□□株式会社 東京都千代田区霞が関■－■－■

《例10：鮮魚まで遡って産地を表示する場合》

（例9の場合で、鮮魚まで遡った産地を表示する場合）

名　　　　称	魚肉ソーセージ
原　材　料　名	魚肉（アメリカ、日本）、でん粉、食塩、…
内　　容　　量	200g
賞　味　期　限	平成30年12月31日
保　存　方　法	直射日光を避け、常温で保存してください。
製　　造　　者	□□株式会社 東京都千代田区霞が関■－■－■

参考法令等 ➡「食品表示基準Q＆A」別添　新たな原料原産地表示制度（原原 -13）

新たな原料原産地表示

 210 重量割合上位1位の原材料が2つ以上ある場合、どの原材料に原料原産地表示を行う必要がありますか？

 重量割合上位1位となる全ての原材料に原料原産地表示を行う必要があります。

参考法令等 ➡「食品表示基準Q＆A」別添　新たな原料原産地表示制度（原原 -14）

新たな原料原産地表示

 211 原料原産地表示は、どこに表示すればよいですか？

　一般用加工食品への原料原産地表示は、食品表示基準の別記様式1又はこれと同等程度に分かりやすく一括して、容器包装に原料原産地名欄を設け、原材料名に対応させて原料

原産地を表示するか、原材料名欄に表示してある原材料名に対応させて括弧を付して原料原産地を表示する必要があります。

参考法令等➡「食品表示基準Q＆A」別添　新たな原料原産地表示制度（原原 -15）

新たな原料原産地表示

Q 212　原材料が生鮮食品である場合の原料原産地表示の国別重量順表示について、基本的な表示方法を教えてください。

A

 原材料が国産品であるものには国産である旨を、輸入品であるものには「原産国名」を表示します。

 ただし、原材料が国産品の場合、国産である旨（国産、日本、日本産など）に代えて以下のような表示が可能です。

(1) 原材料が農産物の場合

都道府県名その他一般に知られている地名の表示が可能です。原料原産地表示では国産である旨の表示が原則なので、「国産」よりも狭く限定された地域であれば表示可能です。

例えば、都道府県名より広い地域名での表示（「九州産」、「関東産」など）も一般に知られている地名として表示が可能です。

(2) 原材料が畜産物の場合

主たる飼養地が属する都道府県名その他一般に知られている地名の表示が可能です。

(3) 原材料が水産物の場合

水域名、水揚げ港名、水揚げ港又は主たる養殖地が属する都道府県名その他一般に知られている地名の表示が可能です。

❸ また、原材料が輸入品の水産物の場合、原産国名に水域名を併記することができます。これは、例えばインド洋にあるフランス領ケルゲレン諸島で漁獲された魚（メロ）について、原産国名が「フランス」となると、消費者からはフランス本国の近海で獲れたとの誤解を招く可能性があります。このため、国名だけでは分かりにくい場合、水域名を併記できることとしたもので、例えば「原材料名：メロ（フランス（インド洋））」と表示することができます。ただし、水域名のみの記載は、国産である旨を示すことになるため、認められません。

❹ 具体的な表示例は、以下のとおりです。

《例1：原料原産地名欄による表記》

名　　　称	ポークソーセージ（ウインナー）
原 材 料 名	豚肉、豚脂肪、たん白加水分解物（大豆・豚肉・ゼラチンを含む）、還元水あめ、食塩、香辛料（大豆を含む）／調味料（アミノ酸等）、リン酸塩（Na、K）、…
原料原産地名	カナダ（豚肉）
内 容 量	150g
賞 味 期 限	平成30年12月31日
保 存 方 法	10℃以下で保存してください
製 造 者	□□株式会社 東京都千代田区霞が関■－■－■

《例2：原材料名欄に括弧書きで表記（食品表示基準別記様式1　備考3）》

名　　　称	ポークソーセージ（ウインナー）
原 材 料 名	豚肉（カナダ）、豚脂肪、たん白加水分解物（大豆・豚肉・ゼラチンを含む）、還元水あめ、食塩、香辛料（大豆を含む）／調味料（アミノ酸等）、リン酸塩（Na、K）、…
内 容 量	150g
賞 味 期 限	平成30年12月31日
保 存 方 法	10℃以下で保存してください
製 造 者	□□株式会社 東京都千代田区霞が関■－■－■

《例3：一括表示枠内に表示することが困難な場合、記載箇所を明記のうえで別の箇所に表示》

名　　　称	ポークソーセージ（ウインナー）
原 材 料 名	豚肉、豚脂肪、たん白加水分解物（大豆・豚肉・ゼラチンを含む）、還元水あめ、食塩、香辛料（大豆を含む）／調味料（アミノ酸等）、リン酸塩（Na、K）、…
原料原産地名	商品名下部に記載
内 容 量	150g
賞 味 期 限	平成30年12月31日
保 存 方 法	10℃以下で保存してください
製 造 者	□□株式会社 東京都千代田区霞が関■－■－■

商品名
○○ソーセージ
原料豚肉の原産地名
カナダ

《不適切な表示例》

※　例1において、原材料が複数ある場合、原料原産地名欄に単に産地名のみ表示すると、どの原材料の産地を表示しているのか不明となるため、産地名の次に括弧を付して、当該産地に対応した原材料名を表示する必要があります。

×	名　　　称	ポークソーセージ（ウインナー）
	原 材 料 名	豚肉、豚脂肪、たん白加水分解物（大豆・豚肉・ゼラチンを含む）、還元水あめ、食塩、香辛料（大豆を含む）／調味料（アミノ酸等）、リン酸塩（Na、K）、…
	原料原産地名	カナダ
	内　容　量	150g
	賞 味 期 限	平成30年12月31日
	保 存 方 法	10℃以下で保存してください
	製 造 者	□□株式会社 東京都千代田区霞が関■－■－■

参考法令等 ➡ 「食品表示基準Q＆A」別添　新たな原料原産地表示制度（原原-16）

新たな原料原産地表示

Q 213 複数の原産地の原材料を混合している場合の表示の方法について教えてください。

A

 　2か国以上のものを混合した場合は、原材料に占める重量の割合が高いものから順に原産地を表示します。

《例１：原材料に占める重量の割合の高いものから順に原産地名を表示》

名　　　称	ポークソーセージ（ウインナー）
原 材 料 名	豚肉（カナダ、アメリカ）、豚脂肪、たん白加水分解物（大豆・豚肉・ゼラチンを含む）、還元水あめ、食塩、香辛料（大豆を含む）／調味料（アミノ酸等）、リン酸塩（Na、K）、…
内　容　量	150g
賞 味 期 限	平成30年12月31日
保 存 方 法	10℃以下で保存してください
製 造 者	□□株式会社 東京都千代田区霞が関■－■－■

 　3か国以上のものを混合した場合は、原材料に占める重量の割合が高いものから順に2か国以上表示し、その他の原産地を「その他」と表示することもできます。

《例2:原料原産地が3か国以上であり、全て表示する場合》

名　　　　称	ポークソーセージ（ウインナー）
原 材 料 名	豚肉（カナダ、アメリカ、デンマーク、日本）、豚脂肪、たん白加水分解物（大豆・豚肉・ゼラチンを含む）、還元水あめ、食塩、香辛料（大豆を含む）／調味料（アミノ酸等）、リン酸塩（Na、K）、…
内 　容 　量	150g
賞 味 期 限	平成30年12月31日
保 存 方 法	10℃以下で保存してください
製 　造 　者	□□株式会社 東京都千代田区霞が関■－■－■

《例3:原料原産地を2か国以上表示し、それ以外を「その他」と表示する場合》

名　　　　称	ポークソーセージ（ウインナー）
原 材 料 名	豚肉（カナダ、アメリカ、その他）、豚脂肪、たん白加水分解物（大豆・豚肉・ゼラチンを含む）、還元水あめ、食塩、香辛料（大豆を含む）／調味料（アミノ酸等）、リン酸塩（Na、K）、…
内 　容 　量	150g
賞 味 期 限	平成30年12月31日
保 存 方 法	10℃以下で保存してください
製 　造 　者	□□株式会社 東京都千代田区霞が関■－■－■

❸　国産の原材料と外国産の原材料を混合した場合も、国単位で計算します。すなわち、3か国以上のものを混合し、かつ、2か国以上表示した場合に、その他の原産地を「その他」と表示できます。

《例4:鹿児島県産（50％）、宮崎県産（30％）の原材料とカナダ産（20％）の原材料を混合して使用した場合》

○

名　　　　称	ポークソーセージ（ウインナー）
原 材 料 名	豚肉（国産、カナダ産）、豚脂肪、たん白加水分解物（大豆・豚肉・ゼラチンを含む）、還元水あめ、食塩、香辛料（大豆を含む）／調味料（アミノ酸等）、リン酸塩（Na、K）、…
内 　容 　量	150g
賞 味 期 限	平成30年12月31日
保 存 方 法	10℃以下で保存してください
製 　造 　者	□□株式会社 東京都千代田区霞が関■－■－■

○

名　　　　称	ポークソーセージ（ウインナー）
原 材 料 名	豚肉（国産（鹿児島県、宮崎県）、カナダ産）、豚脂肪、たん白加水分解物（大豆・豚肉・ゼラチンを含む）、還元水あめ、食塩、香辛料（大豆を含む）／調味料（アミノ酸等）、リン酸塩（Na、K）、…
内 　容 　量	150g
賞 味 期 限	平成30年12月31日
保 存 方 法	10℃以下で保存してください
製 　造 　者	□□株式会社 東京都千代田区霞が関■－■－■

○
名　　　称	ポークソーセージ（ウインナー）
原 材 料 名	豚肉（鹿児島県、宮崎県、カナダ）、豚脂肪、たん白加水分解物（大豆・豚肉・ゼラチンを含む）、還元水あめ、食塩、香辛料（大豆を含む）／調味料（アミノ酸等）、リン酸塩（Na、K）、…
内 　容 　量	150g
賞 味 期 限	平成30年12月31日
保 存 方 法	10℃以下で保存してください
製 　造 　者	□□株式会社 東京都千代田区霞が関■－■－■

《不適切な表示例》

※ 鹿児島県、宮崎県、カナダ、アメリカを原産地とする原材料を混合している場合であっても、「鹿児島県、宮崎県、その他」という表示は、国単位でみて1か国（日本）しか表示していないため不可。

×
名　　　称	ポークソーセージ（ウインナー）
原 材 料 名	豚肉（鹿児島県、宮崎県、その他）、豚脂肪、たん白加水分解物（大豆・豚肉・ゼラチンを含む）、還元水あめ、食塩、香辛料（大豆を含む）／調味料（アミノ酸等）、リン酸塩（Na、K）、…
内 　容 　量	150g
賞 味 期 限	平成30年12月31日
保 存 方 法	10℃以下で保存してください
製 　造 　者	□□株式会社 東京都千代田区霞が関■－■－■

参考法令等➡「食品表示基準Q＆A」別添　新たな原料原産地表示制度（原原-17）

新たな原料原産地表示

Q214 原材料名欄には、アレルギー表示や遺伝子組換え表示を行うこともありますが、原料原産地表示、アレルギー表示、遺伝子組換え表示の順番について、優先順位はありますか？

A アレルギー表示を優先して、一番最初に表示してください。

❶ 食品表示基準において、原料原産地表示、アレルギー表示、遺伝子組換え表示の順番について特段の規定はありませんが、特定の食物アレルギー体質を持つ消費者の健康危害の発生を防止するアレルギー表示は、他の表示よりも優先して一番最初に表示すべきです。
　　また、特定のアレルギー体質を持つ消費者が適切に判断できるよう、アレルギー表示の対象となる特定原材料等に係る表示の視認性を高めることが望ましいです。

❷ 具体的な表示例は、以下のとおりです。（＿はアレルギー表示、＿は遺伝子組換え表示、＿は原料原産地表示）

《例1：豆腐サラダに原料原産地表示をする場合》

名　　　　称	豆腐サラダ
原 材 料 名	豆腐（<u>大豆を含む</u>：<u>遺伝子組換えでない</u>）（<u>国内製造</u>）、レタス、トマト、きゅうり、…
内 　容　 量	300g
消 費 期 限	平成30年12月31日
保 存 方 法	10℃以下で保存してください
製 　造 　者	□□株式会社 東京都千代田区霞が関■－■－■

《例2：つくだ煮に原料原産地表示をする場合》

名　　　　称	つくだ煮
原 材 料 名	しょうゆ（<u>大豆・小麦を含む</u>、<u>国内製造</u>）、こんぶ、植物油脂、唐辛子、糖類（砂糖、水飴）…
内 　容　 量	100g
賞 味 期 限	平成30年12月31日
保 存 方 法	直射日光をさけ、常温で保存してください
製 　造 　者	□□株式会社 東京都千代田区霞が関■－■－■

《例3：マカロニサラダに原料原産地表示をする場合》

名　　　　称	マカロニサラダ
原 材 料 名	マカロニ（<u>イタリア製造</u>）、マヨネーズ、きゅうり、人参、玉ねぎ、…（<u>一部に小麦・乳成分・卵・大豆を含む</u>）
内 　容　 量	100g
消 費 期 限	平成30年12月31日
保 存 方 法	10℃以下で保存してください
製 　造 　者	□□株式会社 東京都千代田区霞が関■－■－■

《例4：コーンスナック菓子に原料原産地表示をする場合》

名　　　　称	コーンスナック菓子
原 材 料 名	コーングリッツ（とうもろこし（<u>アメリカ</u>、<u>遺伝子組換え不分別</u>））、砂糖、食塩／乳化剤、炭酸カルシウム、…
内 　容　 量	300g
賞 味 期 限	平成30年12月31日
保 存 方 法	直射日光をさけ、常温で保存してください
製 　造 　者	□□株式会社 東京都千代田区霞が関■－■－■

参考法令等➡「食品表示基準Q＆A」別添　新たな原料原産地表示制度（原原-18）

> 新たな原料原産地表示

Q 215 原料原産地名の表示について、国名を「略称」等で表示することはできますか？また、米国をUSAやUSと表示することはできますか？

A 原則的には認められません。

　米国産をUSAやUSと表示することは、原則的には認められません（ただし、大括り表示における「輸入（EU産、南米産）」といった表示を除きます。）。
[原産国の表示として認められるものの例]
　米国、アメリカ、アメリカ合衆国、豪州、オーストラリア、中国、中華人民共和国
参考法令等➡「食品表示基準Q＆A」別添　新たな原料原産地表示制度（原原-20）

> 新たな原料原産地表示

Q 216 原材料に占める重量割合が最も高い原材料（重量割合上位1位の原材料）について、特定の原産地名とその使用割合を強調して表示していますが、別途、一括表示内に原料原産地の表示が必要ですか？

A 必要です。

　一括表示外に原産地を強調して表示している場合であっても、原料原産地表示については、一括表示内の原料原産地名欄に又は対応する原材料名の次に、括弧を付して表示することが必要です。
　原料原産地名を一括表示内に表示することが困難な場合には、原料原産地名欄にその表示箇所を表示すれば、他の箇所に表示することも可能です。
参考法令等➡「食品表示基準Q＆A」別添　新たな原料原産地表示制度（原原-22）

> 新たな原料原産地表示

Q 217 一括表示内に原料原産地を表示する際、使用割合の併記は必要ですか？

A 原料原産地名を表示する場合には、重量割合上位2位以下の原材料に任意で表示する場合を含め、使用割合の表示は必要ありません。

　一括表示内に任意で強調したい産地名のみを表示する場合や、一括表示外で特定の産地

を強調して表示する場合は、食品表示基準第7条の特色ある原材料を使用した旨を表示する場合に該当するため、当該強調表示に近接した場所又は一括表示の原材料名に割合表示が必要です。ただし、その割合が100％である場合にあっては、割合の表示を省略することができます。

《例：原材料○○が、国産原料70％、カナダ産原料20％、アメリカ産原料10％である場合》

① 食品表示基準第3条の規定に従い、原材料の原産地全てに関して表示＝食品表示基準第7条の適用外
（義務表示対象の原材料、対象外の原材料とも共通）

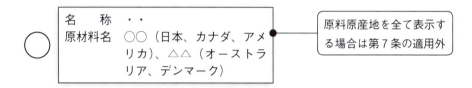

② 一括表示内に義務表示対象の原材料に加えて、任意で特定の原材料の原産地のみを強調表示＝食品表示基準第7条を適用
（義務表示対象外の原材料の場合）

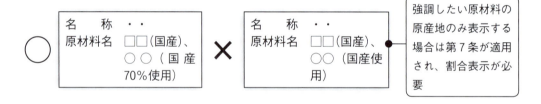

③ 一括表示外に原材料の原産地を強調表示＝食品表示基準第7条を適用
（義務表示対象の原材料、対象外の原材料とも共通）

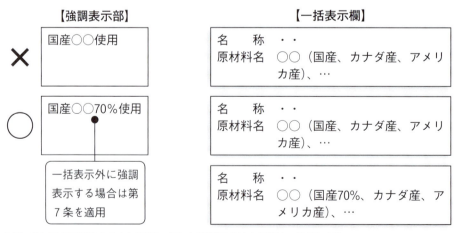

参考法令等➡「食品表示基準Q＆A」別添　新たな原料原産地表示制度（原原-23）

新たな原料原産地表示

Q 218 原料原産地表示対象の重量割合上位1位の原材料に加え、任意で上位5位の原材料にも原料原産地名を表示できますか？

A 重量割合上位1位の原材料以外の原材料に任意で原料原産地名を表示しても、適切な位置に表示されていれば、問題ありません。

ただし、消費者が誤認しないように留意してください。

参考法令等➡「食品表示基準Q&A」別添　新たな原料原産地表示制度（原原-24）

新たな原料原産地表示

Q 219 「又は表示」が認められるのはどのような場合ですか？また、その根拠資料は、どの程度の期間、根拠として使用できますか？

A

❶ 原材料の原産地として使用する可能性のある複数国を、過去の一定期間における産地別使用実績又は今後の一定期間における産地別使用計画における重量割合の高いものから順に「又は」でつないで表示する方法です。

❷ 国別重量順表示を原則としますが、国別重量順表示を行おうとした場合に、表示をする時点（製造日）を含む1年間で重量順位の変動や産地切替えが行われる見込みで、国別重量順表示が困難である場合に限り、「又は表示」が認められます。

また、以下の資料の保管を条件とします。

(1) 次に掲げる期間（事業者が定めた期間）がいつからいつまでかを示す資料
　ア　表示をする時点（製造日）を含む1年間（製造年、製造年度等）
　イ　産地別使用実績の基礎となる過去の一定期間又は産地別使用計画の基礎となる今後の一定期間（以下「過去又は今後の一定期間」といいます。）

(2) 過去又は今後の一定期間における原産地ごとの重量順位の変動や産地切替えがあることを示す資料

(3) 過去の一定期間における産地別使用実績又は今後の一定期間における産地別使用計画をどのような単位（一製品ごとか、原料の管理を共通化している製品単位ごとか等）で計上したかを示す資料

(4) 過去又は今後の一定期間における原産地ごとの使用割合の順を示す資料

❸ 過去の一定期間における産地別使用実績とは、表示しようとする時点（製造日）を含む1年間（製造年、製造年度等）から遡って3年以内の中での1年以上の実績に限ります。（例1参照）

❹ また、過去の一定期間における産地別使用実績に基づく「又は表示」を基本とします

が、新製品又は原料調達先の変更が確実な場合などの過去の産地別使用実績が使用できない場合は、今後の一定期間における産地別使用計画に基づく「又は表示」とする必要があります。

今後の一定期間における産地別使用計画は、当該計画に基づく製造の開始日から1年間以内の予定に限ります。計画の期間外に製造された製品について、当該計画を根拠に、「又は表示」を行うことはできません。（例2参照）

❺ 「又は表示」はあくまで例外の1つであり、産地の切替えが見込まれても、その都度表示を切り替えることができる又は包装自体を切り替えることができる場合は、国別重量順表示が困難と認められないため、「又は表示」を用いることはできません。

❻ なお、適正な表示が行われているか否かについては、国や都道府県等が事業者への立入検査などを通じて原料原産地表示の確認を行うこととしており、その際に、「又は表示」等を行った理由の聞取りや保管を条件としている根拠書類の確認を行うことになります。

《例1：「又は表示」に当たって根拠として用いることができる「使用実績」の考え方》

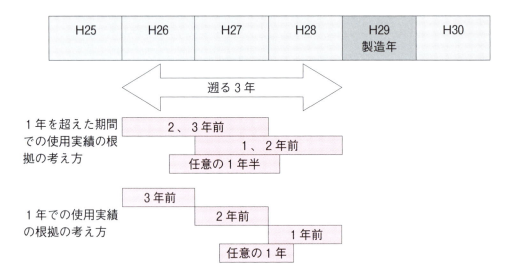

《例2：使用計画で表示した場合》

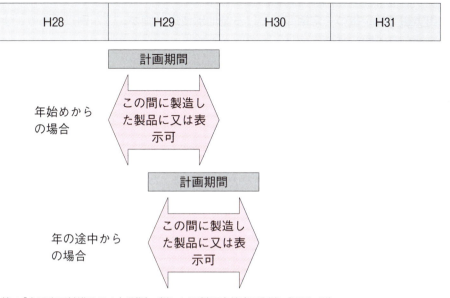

参考法令等➡「食品表示基準Q＆A」別添　新たな原料原産地表示制度（原原-26）

新たな原料原産地表示

Q 220　「又は表示」の基本的な表示方法について教えてください。

A 原材料の原産地として使用する可能性のある複数国を、過去の一定期間における産地別使用実績又は今後の一定期間における産地別使用計画における重量割合の高いものから順に「又は」でつないで表示する方法です。

❶　例えば、「A国又はB国」と表示した場合、
（1）「A国のみ」、「B国のみ」、「A国、B国の順番」、「B国、A国の順番」の4通りの産地のパターンを表します。
　　あくまで、表示した国の範囲内での使用が認められるものであり、表示されていない国を産地とする原料の使用は認められません。そのため、実際の製品にC国産の原料が含まれる場合、「A国又はB国」の表示は使用できません。
（2）過去の一定期間における産地別使用実績又は今後の一定期間における産地別使用計画において、A国産の原料の方がB国産の原料よりも使用割合が多いことを表します。
　　表示の順番は、事業者が設定した期間の使用実績の順番に限ります。例えば、今後の使用計画からみて国別重量順表示が困難と認められる場合は、今後の使用計画が過去のどの期間の使用実績と同様な傾向になるのかを判断し、当該期間の使用実績順に国名を表示してください。

❷　国別重量順表示と同様、原産国が3か国以上ある場合は、3か国目以降を「その他」

と表示することができます。

　例えば、「A国又はB国又はその他」と表示した場合、過去の一定期間における産地別使用実績又は今後の一定期間における産地別使用計画が、3か国以上あり、上位2か国としては、A国、B国の順に、重量割合の高いことになります。

❸　また、消費者の誤認防止のために、容器包装に対し必ず、過去の一定期間における産地別使用実績又は今後の一定期間における産地別使用計画に基づく表示である旨の注意書きが必要です。

《例1：外国の産地2か国の場合》

名　　　　称	ポークソーセージ（ウインナー）
原 材 料 名	豚肉（カナダ又はアメリカ）、豚脂肪、たん白加水分解物（大豆・豚肉・ゼラチンを含む）、還元水あめ、食塩、香辛料（大豆を含む）／調味料（アミノ酸等）、リン酸塩（Na、K）、…
内　容　量	150g
賞 味 期 限	平成30年12月31日
保 存 方 法	10℃以下で保存してください
製　造　者	□□株式会社 東京都千代田区霞が関■-■-■

※　豚肉の産地は、平成28年の使用実績順

《例2：国産を含めた2か国の場合》

名　　　　称	ポークソーセージ（ウインナー）
原 材 料 名	豚肉（アメリカ又は日本）、豚脂肪、たん白加水分解物（大豆・豚肉・ゼラチンを含む）、還元水あめ、食塩、香辛料（大豆を含む）／調味料（アミノ酸等）、リン酸塩（Na、K）、…
内　容　量	150g
賞 味 期 限	平成30年12月31日
保 存 方 法	10℃以下で保存してください
製　造　者	□□株式会社 東京都千代田区霞が関■-■-■

※　豚肉の産地は、平成27年から2年間の使用実績順

《例3：3か国の場合》

名　　　　称	ポークソーセージ（ウインナー）
原 材 料 名	豚肉（カナダ又はアメリカ又はデンマーク）、豚脂肪、たん白加水分解物（大豆・豚肉・ゼラチンを含む）、還元水あめ、食塩、香辛料（大豆を含む）／調味料（アミノ酸等）、リン酸塩（Na、K）、…
内　容　量	150g
賞 味 期 限	平成30年12月31日
保 存 方 法	10℃以下で保存してください
製　造　者	□□株式会社 東京都千代田区霞が関■-■-■

※　豚肉の産地は、前年の使用実績順

《例4：3か国目以降を「その他」と表示した場合》

名　　　　称	ポークソーセージ（ウインナー）
原 材 料 名	豚肉（カナダ又はアメリカ又はその他）、豚脂肪、たん白加水分解物（大豆・豚肉・ゼラチンを含む）、還元水あめ、食塩、香辛料（大豆を含む）／調味料（アミノ酸等）、リン酸塩（Na、K）、…
内　容　量	150g
賞 味 期 限	平成30年12月31日
保 存 方 法	10℃以下で保存してください
製　造　者	□□株式会社 東京都千代田区霞が関■ー■ー■

※　豚肉の産地は、平成28年9月から平成29年8月までの使用実績順

参考法令等➡「食品表示基準Q＆A」別添　新たな原料原産地表示制度（原原 -27）

新たな原料原産地表示

Q 221 「又は表示」をする際、使用割合が極めて少ない原産地については、消費者の誤認防止のためにどのような表示をするのですか？

A 使用量の極めて少ない原産地の使用量について、消費者が誤認することを防止する必要があります。

❶ 以下のように表示することを義務付けています。
　⑴　「使用割合が極めて少ない」とは、「5％未満」を指します。
　⑵　「大括り表示＋又は表示」、「中間加工原材料の製造地表示」の中で用いる「又は表示」を含め、「又は表示」をする場合には、過去の使用実績等における重量割合が5％未満の原産地について、原産地名の後ろに括弧を付して、「5％未満」などと表示します。
　⑶　過去の一定期間における産地別使用実績又は今後の一定期間における産地別使用計画に基づく割合である旨を注意書きで表示します。

《例：「又は表示」で5％未満の原産地がある場合》

名　　　　称	こいくちしょうゆ（本醸造）
原 材 料 名	大豆（アメリカ産又は国産（5％未満））、小麦、食塩
内　容　量	400ml
賞 味 期 限	平成30年10月30日
保 存 方 法	直射日光を避け常温で保存してください
製　造　者	○○株式会社 東京都千代田区永田町●ー●ー●

※　大豆の原産地順・割合は、平成27年の使用実績

❷　なお、
　⑴　「大括り表示＋又は表示」の中の大括り表示（輸入など）については、括った合計が「5％未満」である場合に表示が必要です。
　⑵　「又は表示」の中の「その他」については、「5％未満」などの表示は不要です。
　⑶　国別重量順表示については、「5％未満」などの表示は不要です。

参考法令等 ➡「食品表示基準Q＆A」別添　新たな原料原産地表示制度（原原 -29）

新たな原料原産地表示

Q 222　「大括り表示」が認められるのはどのような場合ですか？また、「大括り表示」の根拠資料は、どの程度の期間、根拠として使用できますか？

❶　消費者への情報提供の観点から、国別重量順表示を原則としますが、原材料の過去の一定期間における産地別使用実績からみて、国別重量順表示を行おうとした場合に、3以上の外国の原産地表示に関して、表示をする時点（製造日）を含む1年間で重量順位の変動や産地切替えが行われる見込みで、国別重量順表示が困難である場合に限り、「大括り表示」が認められます。

　また、上記に加え、以下の資料を保管していることを条件とします。
(1)　次に掲げる期間（事業者が定めた期間）がいつからいつまでかを示す資料
　ア　表示をする時点（製造日）を含む1年間（製造年、製造年度等）
　イ　過去又は今後の一定期間
(2)　過去又は今後の一定期間における原産地ごとの重量順位の変動や産地の切替えがあることを示す資料
(3)　過去の一定期間における産地別使用実績又は今後の一定期間における産地別使用計画をどのような単位（1製品ごとか、原料の管理を共通化している製品単位ごとか等）で計上したかを示す資料

❷　過去の一定期間における産地別使用実績とは、表示をする時点（製造日）を含む1年間（製造年、製造年度等）から遡って3年以内の中での1年以上の実績に限ります。（例1参照）

❸　また、過去の一定期間における産地別使用実績に基づく「大括り表示」を基本としますが、新製品又は原料調達先の変更が確実な場合などの過去の産地別使用実績が使用できない場合は、今後の一定期間における産地別使用計画に基づく「大括り表示」とする必要があります。

　今後の一定期間における産地別使用計画は、当該計画に基づく製造の開始日から1年間以内の予定に限ります。計画の期間外に製造された製品について、当該計画を根拠に、「大括り表示」を行うことはできません。（例2参照）

❹　「大括り表示」はあくまで例外の1つであり、産地の切替えが見込まれても、その都度表示を切り替えること又は包装自体を切り替えることができる場合は、国別重量順表示が困難と認められないため、「大括り表示」を用いることはできません。

❺　また、「3以上の外国の原産地」とは、例えば、ある農産物を年間を通じて安定的に

調達するために、輸入先を、北半球と南半球の複数国の間で時期により切り替えることなどにより、結果として、産地ごとの使用状況が、「北半球の国のみ」、「北半球の国と南半球の国の混合」及び「南半球の国のみ」の間で切り替わるようなもの等を想定しています。

　国別重量順表示が可能な原料調達状況にあるものの、「大括り表示」を行うためだけに、意図的に、ごく短期間だけ複数国から原料調達を行い、産地の切替え・混合をするようなことは、国別重量順表示が困難であるとは認められません。（例3参照）

❼　なお、適正な表示が行われているか否かについては、国や都道府県等が事業者への立入検査などを通じて原料原産地表示の確認を行うこととしており、その際に、「大括り表示」を行った理由の聞取りや保管を条件としている根拠書類の確認を行うことになります。

《例1：「大括り表示」に当たって根拠として用いることができる「使用実績」の考え方》

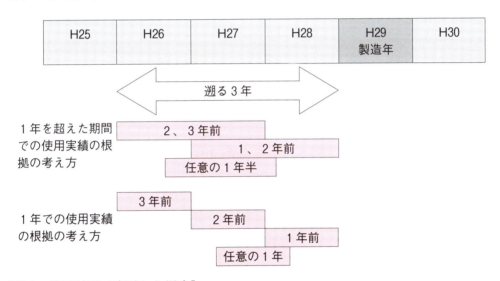

《例2：使用計画で表示した場合》

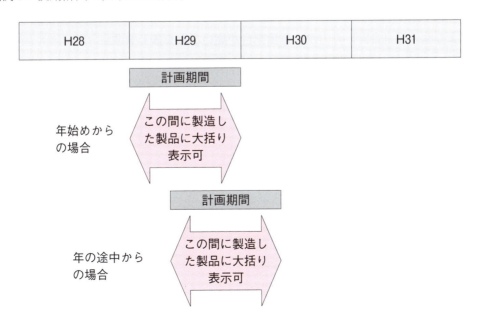

《例3》

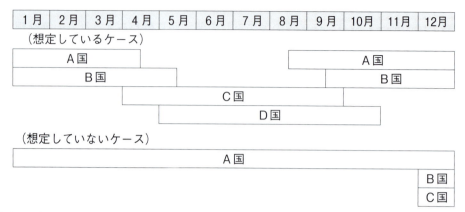

参考法令等➡「食品表示基準Q＆A」別添　新たな原料原産地表示制度（原原-31）

新たな原料原産地表示

Q 223 「大括り表示」の基本的な表示方法について教えてください。

A 外国の原産地表示を「輸入」などと括って表示します。

 外国の原産地表示を「輸入」などと括って表示する方法です。

「輸入」と表示した場合、その原材料の過去の一定期間における産地別使用実績又は今後の一定期間における産地別使用計画からみて、3以上の外国の原産地表示に関して、表示をする時点（製造日）を含む1年間で重量順位の変動や産地切替えが見込まれることを表します。

また、「輸入、国産」と表示した場合、その原材料に実際に含まれる原産地について、国産より輸入品（合計）の方が、重量割合が高いことを表します。

 「輸入」の他に、「外国産」、「外国」なども表示可能とします。

《例1：3以上の外国産のみの場合》

名　　　称	こいくちしょうゆ（本醸造）
原 材 料 名	大豆（輸入）、小麦、食塩
内　容　量	400ml
賞 味 期 限	平成30年10月30日
保 存 方 法	直射日光を避け常温で保存してください
製　造　者	○○株式会社 東京都千代田区永田町●-●-●

《例2：国産より外国産の方が多い場合》

名　　　　称	こいくちしょうゆ（本醸造）
原 材 料 名	大豆（輸入、国産）、小麦、食塩
内　容　量	400ml
賞 味 期 限	平成30年10月30日
保 存 方 法	直射日光を避け常温で保存してください
製　造　者	○○株式会社 東京都千代田区永田町●－●－●

《例3：外国産より国産の方が多い場合》

名　　　　称	こいくちしょうゆ（本醸造）
原 材 料 名	大豆（国産、輸入）、小麦、食塩
内　容　量	400ml
賞 味 期 限	平成30年10月30日
保 存 方 法	直射日光を避け常温で保存してください
製　造　者	○○株式会社 東京都千代田区永田町●－●－●

参考法令等➡「食品表示基準Q＆A」別添　新たな原料原産地表示制度（原原 -32）

新たな原料原産地表示

Q 224　「大括り表示」と「又は表示」の併用（「輸入又は国産」や「国産又は輸入」）が認められるのはどのような場合ですか？

A それぞれの条件を満たす場合に限り、併用が認められます。

　「大括り表示」の認められる条件を満たしたうえで、輸入品の合計と国産の重量順に変更があり、「輸入、国産」や「国産、輸入」の表示が困難な場合であって、「又は表示」の認められる条件を満たす場合に限り認められます。

《例：「大括り表示」と「又は表示」の併用が認められる場合》

期間	表示	備考
4～6月	A国／B国／C国／国産	輸入合計＞国産　1位はA国
7～9月	C国／A国／B国	輸入のみ　1位はC国
10～12月	国産／B国／A国／C国	輸入合計＜国産　1位は国産
1～3月	B国／A国／C国／国産	輸入合計＞国産　1位はB国

参考法令等➡「食品表示基準Q＆A」別添　新たな原料原産地表示制度（原原 -34）

新たな原料原産地表示

Q225 「大括り表示」と「又は表示」の併用（「輸入又は国産」や「国産又は輸入」）の基本的な表示方法について教えてください。

❶ 「大括り表示」と「又は表示」の併用とは、「輸入」と「国産」を、過去の一定期間における産地別使用実績又は今後の一定期間における産地別使用計画における重量割合の高いものから順に「又は」でつないで表示する方法です。
　例えば、「輸入又は国産」と表示した場合、
(1)　「輸入のみ」、「国産のみ」、「輸入、国産の順番」、「国産、輸入の順番」の4通りの産地のパターンを表します。
(2)　過去の一定期間における産地別使用実績又は今後の一定期間における産地別使用計画において、輸入品（合計）の方が国産よりも使用割合が多いことを表します。

❷ また、消費者の誤認防止のために、容器包装に対し必ず、過去の一定期間における産地別使用実績又は今後の一定期間における産地別使用計画に基づく表示である旨の注意書きが必要です。

《例1》

名　　　　称	ポークソーセージ（ウインナー）
原　材　料　名	豚肉（輸入又は国産）、豚脂肪、たん白加水分解物（大豆・豚肉・ゼラチンを含む）、還元水あめ、食塩、香辛料（大豆を含む）／調味料（アミノ酸等）、リン酸塩（Na、K）、…
内　　容　　量	150g
賞　味　期　限	平成30年12月31日
保　存　方　法	10℃以下で保存してください
製　　造　　者	□□株式会社 東京都千代田区霞が関■-■-■

※　豚肉の産地は、平成28年9月から平成29年8月までの使用実績順

《例2》

名　　　　称	小麦粉
原　材　料　名	小麦（輸入又は国産）
内　　容　　量	1kg
賞　味　期　限	平成30年10月31日
保　存　方　法	高温多湿を避け常温で保存してください
製　　造　　者	△△株式会社 東京都千代田区霞が関▲-▲-▲

※　小麦の産地は、賞味期限の2年前の使用実績順

参考法令等➡「食品表示基準Q＆A」別添　新たな原料原産地表示制度（原原－35）

新たな原料原産地表示

Q 226 「又は表示」及び「大括り表示＋又は表示」において、過去の一定期間における産地別使用実績又は今後の一定期間における産地別使用計画に基づく表示であることを示す注意書きについて、どのような表現で書けばよいですか？また、どの程度の期間が認められますか？

A

❶ 「又は表示」及び「大括り表示＋又は表示」をする場合は、消費者が「国別重量順ではなく、過去の一定期間における産地別使用実績順又は今後の一定期間における産地別使用計画順の表示であること」が分かるように、注意書きをする必要があります。

❷ 過去の一定期間における産地別使用実績順に表示する場合の注意書きについては、
　○○の産地は、平成 27 年の使用実績順
　○○の産地は、平成 26 年から 2 年間の使用実績順
　○○の産地は、製造年の前年の使用実績順
　○○の産地は、製造年の一昨年の使用実績順
　○○の産地は、前年の使用実績順
　○○の産地は、一昨年の使用実績順
　○○の産地は、過去 1 年間の使用実績順
　○○の産地は、過去 2 年間の使用実績順
　○○の産地は、賞味期限の○年前の使用実績順
　○○の産地は、賞味期限の年の○年前から□年前までの使用実績順
　○○の産地は、賞味期限の年の○年前から□年間の使用実績順
　○○の産地は、平成 27 年 9 月から平成 28 年 8 月までの使用実績順
　○○の産地は、製造○年前の使用実績順
　○○の産地は、過去○年間の平均使用実績順

等が考えられます。遡ることができる期間は、表示をする時点（製造日）を含む 1 年間（製造年、製造年度等）から 3 年以内であるため、例えば、製造年が平成 29 年であれば、平成 26 年、平成 27 年、平成 28 年の 3 年の中で事業者が定める 1 年以上の過去の実績を注意書きに使用することができます。

なお、賞味期限の長いもの及び賞味期限を省略しているものについては、いつの時期の使用実績であるのか消費者に分かるようにする必要があります。

❸ 今後の一定期間における使用計画順に表示する場合の注意書きについては、
　○○の産地は、平成 29 年の使用計画順
　○○の産地は、今年度の使用計画順
　○○の産地は、平成 29 年 6 月から平成 30 年 5 月までの契約栽培から推定した順

○○の産地は、製造年の使用計画順

　　　○○の産地は、平成29年の使用計画順。平成30年の使用計画に変更がない場合は、継続して表示。

等が考えられますが、いずれの場合も、当該計画の期間内に製造された製品に限り、これらを注意書きに使用することができます。

❹　期間については、

　　　「平成○年」と表示し、特段の説明がない場合は、１月から12月まで

　　　「平成○年度」と表示し、特段の説明がない場合は、４月から３月まで

の期間のものと判断します。（元号に代えて、西暦を用いた場合も同様）

　　農作物ごとに設けられている年度など上記と異なる運用がされる場合は、範囲が分かるようにその旨の注意書きを行ってください。

　　また、「前年の使用実績順」などの表示は、例えば、製造年が平成29年であれば平成28年を指し、製造年が平成30年であれば平成29年を指すことになりますので、当該表示を続けることが誤表示とならないか、よく確認してください。

❺　なお、上記の注意書きは、あくまで表示例ですので、上記の書き方以外は認められないということではありません。消費者に分かりやすい注意書きとしてください。

参考法令等➡「食品表示基準Ｑ＆Ａ」別添　新たな原料原産地表示制度（原原 −36）

新たな原料原産地表示

　「又は表示」、「大括り表示」又は「大括り表示＋又は表示」をする場合に保管すべき資料はどのようなものですか？

❶　次の資料を保管する必要があります。

（1）　次に掲げる期間（事業者が定めた期間）がいつからいつまでかを示す資料

　　ア　表示をする時点（製造日）を含む１年間（製造年、製造年度等）

　　イ　過去又は今後の一定期間

（2）　当該製品に用いる原材料について、過去又は今後の一定期間における原産地ごとの重量順位の変動や産地切替えがあることを示す資料

（3）　過去の一定期間における産地別使用実績又は今後の一定期間における産地別使用計画をどのような単位（１製品ごとか、原料の管理を共通化している製品単位ごとか等）で計上したかを示す資料

（4）　「又は表示」、「大括り表示＋又は表示」の注意書きをするものにあっては、注意書きが指し示す期間中の表示対象の原材料の原産地（「大括り表示＋又は表示」の場合は、輸入品合計と国産品）ごとの使用割合の順を示す資料

❷　❶の過去の一定期間における産地別使用実績の資料については、具体的には、

(1) 産地が記載されている送り状や納品書等
(2) 産地が記載されている規格書等であって、容器包装、送り状又は納品書等において、製品がどの規格書等に基づいているのか照合できるようになっているもの
(3) 仕入れた原材料を当該製品に使用した実績が分かるもの（使用原材料の産地を記載した製造記録や製造指示書等）

等、産地別の原材料の仕入実績及び使用実績を客観的に裏付ける資料が必要です。
　また、(1)から(3)までの資料だけでは、原産地ごとの使用割合の順等が容易に判断できない場合には、(1)から(3)までの内容を総括し、当該製品について原産地ごとの使用割合の順等が分かるようにした資料も保管する必要があります。

❸ また、❶の今後の一定期間における産地別使用計画の資料については、具体的には、
(1) 原材料に使用する原産地の使用計画が明確になっているもの
(2) 原材料の納入元（商社等）からの原産地が記載されている調達計画及びその調達計画に基づき原材料を使用することが明確になっているもの
(3) 契約栽培等の生産者との契約及びその契約に基づき原材料を使用することが明確になっているもの

等が必要です。

❹ いずれの場合も、過去又は今後の一定期間及び表示をする時点（製造日）を含む１年間（製造年、製造年度等）が明確であって、内容が表示根拠として合理的な内容のものを、製造・流通の実情に応じて保管してください。また、監視（立入検査等）の際には、実際の原材料の使用状況について、表示内容と違いがないかの確認をすることとなるので、製品製造時の使用実績が分かる資料も保管してください。

参考法令等➡「食品表示基準Q＆A」別添　新たな原料原産地表示制度（原原-37）

新たな原料原産地表示

Q228 「又は表示」、「大括り表示」等の根拠資料等は、どの程度の期間、保管する必要があるのですか？

A 賞味（消費）期限に加えて１年間、また、期限表示を省略しているものは、製造から５年間とされています。

❶ 「又は表示」や「大括り表示」等ができる条件の１つとして、食品表示基準第41条の努力義務の規定とは別に、過去又は今後の一定期間における原産地ごとの重量順位の変動や産地切替えがあることを示す資料や、過去又は今後の一定期間における原産地ごとの使用割合の順を示す資料の保管が定められています。

❷ 根拠資料等の保管期間は、その根拠を基に表示が行われている製品の
(1) 賞味（消費）期限に加えて１年間
(2) 賞味期限の表示を省略している製品については、製造をしてから５年間とします。

❸ 「又は表示」、「大括り表示」等には過去の使用実績が活用されることになるので、そ

のことを見越して、現在の産地別使用割合等の書類の保管を行ってください。

参考法令等 ➡「食品表示基準Q&A」別添 新たな原料原産地表示制度（原原 -39）

新たな原料原産地表示

Q 229 原料原産地表示の対象の原材料が中間加工原材料の場合の表示方法について教えてください。

A 表示した原材料の名称に対応して製造地を表示することを基本とします。

❶ 加工食品は、生鮮原材料を使用して製造している場合もあれば、他社工場で製造された中間加工原材料を使用して製造する場合もあり、その中間加工原材料を生鮮原材料まで遡って原産国を特定することは困難な場合があります。

また、従来から原材料の名称は、生鮮原材料であるか中間加工原材料であるかを区別せず、最も一般的な名称で表示することから、表示した中間加工原材料の名称に対応して製造地を表示します。

その際、単に国名のみを表示すると、その中間加工原材料の元となる生鮮原材料の原産地であると消費者が誤認するおそれがあることから、中間加工原材料の原産地を「○○製造」と表示します（「○○加工」との表現は使用できません。）。

❷ 製造地表示をする国が複数ある場合は、国別重量順表示を基本とし、必ず国名ごとに「製造」の文字を付してください。（「ドイツ、ブラジル製造」のような表示は認められません。）また、中間加工原材料名の次に、括弧を付して「○○製造」と中間加工原材料名に対応させた表示が必要です。すなわち、例えば「りんご（ドイツ製造）」のように、生鮮原材料名に対応させて「○○製造」と表示することはできません。

❸ なお、中間加工原材料の原料の原産地が、生鮮原材料の状態まで遡って判明しており、客観的に確認できる場合には、「○○製造」の表示に代えて、当該生鮮原材料名とともにその原産地を表示することができます。

❹ その他の表示方法については、生鮮原材料と同じであり、「国内製造」の表示に代えて、「○○県製造」といった都道府県名での表示をすることができます。

《例1：中間加工原材料の製造地表示》

（りんご果汁を購入し、使用している場合）

名　　　称	清涼飲料水
原 材 料 名	りんご果汁（ドイツ製造）、果糖ぶどう糖液糖、果糖／酸味料、ビタミンC
内　容　量	500ml
賞 味 期 限	平成30年12月31日
保 存 方 法	直射日光や高温多湿の場所を避けて保存してください
製　造　者	××株式会社 東京都千代田区永田町×-×-×

（皮を購入し、使用している場合）

名　　　　称	どらやき
原 材 料 名	皮（卵、小麦粉、砂糖）（国内製造）、つぶあん（砂糖、小豆、水あめ）／膨張剤
内　容　量	1個
消 費 期 限	平成30年12月31日
保 存 方 法	直射日光、高温多湿の場所を避けて保存してください
製　造　者	○○株式会社 東京都千代田区永田町●－●－●

（小麦粉を購入し、使用している場合）

名　　　　称	食パン
原 材 料 名	小麦粉（国内製造）、砂糖、マーガリン、パン酵母、食塩、（一部に小麦、乳成分を含む）
内　容　量	6枚
消 費 期 限	表面に記載
保 存 方 法	直射日光、高温多湿を避けて保存してください
製　造　者	☆☆株式会社 東京都千代田区霞が関★－★－★

《例2：中間加工原材料の製造地表示（原料原産地名の事項欄を設けて表示)》

（りんご果汁を購入し、使用している場合）

名　　　　称	清涼飲料水
原 材 料 名	りんご果汁、果糖ぶどう糖液糖、果糖／酸味料、ビタミンＣ
原料原産地名	ドイツ製造（りんご果汁）
内　容　量	500ml
賞 味 期 限	平成30年12月31日
保 存 方 法	直射日光や高温多湿の場所を避けて保存してください
製　造　者	××株式会社 東京都千代田区永田町×－×－×

《例3：中間加工原材料の生鮮原材料の原産地を遡って表示》

○

名　　　　称	清涼飲料水
原 材 料 名	りんご果汁（りんご（ドイツ、ハンガリー））、果糖ぶどう糖液糖、果糖／酸味料、ビタミンＣ
内　容　量	500ml
賞 味 期 限	平成30年12月31日
保 存 方 法	直射日光や高温多湿の場所を避けて保存してください
製　造　者	××株式会社 東京都千代田区永田町×－×－×

✕	名　　　　称	清涼飲料水
	原 材 料 名	りんご果汁（りんご（ドイツ製造、ハンガリー製造））、果糖ぶどう糖液糖、果糖／酸味料、ビタミンＣ
	内　容　量	500ml
	賞 味 期 限	平成30年12月31日
	保 存 方 法	直射日光や高温多湿の場所を避けて保存してください
	製　造　者	××株式会社
		東京都千代田区永田町×－×－×

《例4：中間加工原材料の生鮮原材料の原産地を遡って表示（原料原産地名の事項欄を設けて表示）》

名　　　　称	清涼飲料水
原 材 料 名	りんご果汁、果糖ぶどう糖液糖、果糖／酸味料、ビタミンＣ
原料原産地名	ドイツ（りんご）、ハンガリー（りんご）
内　容　量	500ml
賞 味 期 限	平成30年12月31日
保 存 方 法	直射日光や高温多湿の場所を避けて保存してください
製　造　者	××株式会社
	東京都千代田区永田町×－×－×

名　　　　称	清涼飲料水
原 材 料 名	りんご果汁、果糖ぶどう糖液糖、果糖／酸味料、ビタミンＣ
原料原産地名	ドイツ、ハンガリー（りんご）
内　容　量	500ml
賞 味 期 限	平成30年12月31日
保 存 方 法	直射日光や高温多湿の場所を避けて保存してください
製　造　者	××株式会社
	東京都千代田区永田町×－×－×

《例5：中間加工原材料の生鮮原材料の原産地を原料原産地名の事項欄を設けて表示する際、当該生鮮原材料が複数の中間加工原材料に使用されている場合》

※　原産地を表示する生鮮原材料がどの中間加工原材料の生鮮原材料かが分かるように表示する必要があります。

名　　　　称	清涼飲料水
原 材 料 名	りんご果汁、りんご果粒、果糖ぶどう糖液糖、果糖／酸味料、ビタミンＣ
原料原産地名	ハンガリー（りんご（りんご果汁））
内　容　量	500ml
賞 味 期 限	平成30年12月31日
保 存 方 法	直射日光や高温多湿の場所を避けて保存してください
製　造　者	××株式会社
	東京都千代田区永田町×－×－×

参考法令等 ➡ 「食品表示基準Q＆A」別添　新たな原料原産地表示制度（原原 -41）

新たな原料原産地表示

 230 中間加工原材料の製造地の決め方を教えてください。

A

❶　国内において製造された旨を「国内製造」と、輸入品の場合には、外国において製造された旨を「○○製造」と表示します。

❷　輸入した中間加工原材料については、通常、通関の際の輸入許可書上の産地が製造地となります。

❸　また、輸入された加工食品に対し、国内他社で何らかの行為を行ったものを仕入れ、それを中間加工原材料として用いるような場合については、Q231を参照してください。

❹　なお、「製造」又は「加工」を行ったとして、製造者、加工者等と事項名が変わることと、国内で実質的な変更が行われ中間加工原材料が「国内製造」になることは別ですので、それぞれ適切に判断してください。

参考法令等➡「食品表示基準Q&A」別添　新たな原料原産地表示制度（原原 -42）

新たな原料原産地表示

 231 輸入された中間加工原材料について国内で行う行為の中で、「国内製造」とならない行為には、どのようなものがありますか？

A

❶　中間加工原材料が国産品の場合には、国内において製造された旨を「国内製造」と、輸入品の場合には、外国において製造された旨を「○○製造」と表示する必要があります。

❷　そのため、輸入された中間加工原材料については、国内他社でさらに「製品の内容についての実質的な変更をもたらす行為」がなされ、それを仕入れて中間加工原材料として使用する場合は、「国内製造」となります。

❸　「製品の内容についての実質的な変更をもたらす行為」とは、製品として輸入品であることを示す「原産国名」表示での考え方と同様です。

❹　「製品の内容についての実質的な変更をもたらす行為」とはならず「国内製造」とならない主な具体例は、以下のとおりです。

「製品の内容についての実質的な変更をもたらす行為」とはならず「国内製造」とならない主な具体例	
容器包装へのラベルの添付、修正、付け替え	容器包装に日本用の日本語ラベルを付すなど
詰め合わせ	販売のための外装に詰め合わせるなど
小分け	バルクで仕入れたものを小分けするなど 例：うなぎの蒲焼きをバルクで仕入れて小分けする、スパゲッティをバルクで仕入れて小分けする。
切断	スライスするなどの単なる切断 例：ハムをスライスする。
整形	形を整えるなど 例：ブロックのベーコンの形を整える。
選別	形、大きさで選別するなど 例：煮干を大きさで選別する。
破砕	少し砕くなど（粉末状にしたものを除く。） 例：①挽き割り大豆　②岩塩を砕く。
混合	同じ種類の食品を混合するなど 例：紅茶を混合する。
盛り合わせ	異なる種類の食品を容易に分けられるよう盛り合わせるなど 例：個包装されている、仕切り等で分けられているなど容易に分けられるように盛り合わせる。
骨取り	除骨のみを行うなど 例：塩サバの骨抜き
冷凍	輸送又は保存のための冷凍など
解凍	自然解凍等により、単に冷凍された食品を冷蔵若しくは常温の状態まで解凍したもの 例：冷凍ゆでだこを解凍する。
乾燥	輸送又は保存のための乾燥など
塩水漬け	輸送又は保存のための塩水漬けなど
加塩	既に塩味の付いた食品を加塩など 例：塩鮭甘口にふり塩をし塩鮭辛口にする。
調味料等の軽微な添加	少量の調味料を加えるなど 例：水煮にごく少量のしょうゆを加える。 薬味を少量足すなど 例：大学芋にごまをまぶす。
希釈	濃度を下げるために、水等を追加するなど 例：濃縮果汁の濃度を調整するために、水を加える。（濃縮果汁を還元果汁まで希釈することを除く。）
添加物の添加	添加物を添加するなど

	例：①ぶどうオイルにビタミンＥを栄養強化の目的で添加する。②干しえびを着色する。③オレンジ果汁を着香する。
殺菌	容器包装前後に殺菌するなど 例：①ちりめんじゃこを加熱殺菌　②濃縮果汁を小分けする際に行う殺菌　③製品の固形物と充填液の両方を新たな容器に充填し加熱殺菌　④製品から固形物を取り出し新たな充填液を加えずに真空パック又はドライパックをして加熱殺菌
結着防止	固まらないように植物性油脂を塗布するなど 例：レーズンへ植物性油脂を塗布する。
再加熱	揚げ直し、焼き直し、蒸し直しなど単なる加熱

参考法令等 ➡「食品表示基準Ｑ＆Ａ」別添　新たな原料原産地表示制度（原原-43）

新たな原料原産地表示

Ｑ 232 原料原産地表示の対象である中間加工原材料が複合原材料であって、「中間加工原材料の製造地表示」ではなく、生鮮原材料の原産地まで遡って表示する場合、複合原材料の中のどの原材料に原産地を表示する必要がありますか？

Ａ 複合原材料における重量割合上位１位の原材料に原産地を表示してください。

❶　複合原材料の原料原産地表示について、生鮮原材料の原産地まで遡って表示する場合、複合原材料の原材料に占める重量割合が最も高い原材料（複合原材料の重量割合上位１位の原材料）の原産地の表示が必要です。

❷　複合原材料の重量割合上位１位の原材料が、製品全体での重量割合上位２位の原材料よりも重量が少ない場合であっても、表示義務の対象は複合原材料の重量割合上位１位の原材料です。

❸　この場合、複合原材料の原材料の表示は、原産地を表示する原材料名のみならず、複合原材料の原材料の表示方法に従い、複合原材料の名称の次に括弧を付して、当該複合原材料の原材料名を当該複合原材料の原材料に占める重量割合の高いものから順に全て表示してください。

　また、当該複合原材料の原材料が３種類以上ある場合は、当該複合原材料の原材料に占める重量割合の高い順が３位以下であって、かつ、当該割合が５％未満である原材料については、「その他」と表示することができます。

❹　なお、複合原材料中の重量割合上位１位の原材料だけでなく、複合原材料中の重量割合上位２位、３位等の原材料についても、原料原産地を表示することが望ましいです。

《例1：中間加工原材料の原材料の原産地を遡って表示》

名　　　　称	どらやき
原 材 料 名	皮（卵（国産）、小麦粉、砂糖）、つぶあん（砂糖、小豆、水あめ）／膨張剤
内　容　量	1個
消 費 期 限	平成30年12月31日
保 存 方 法	直射日光、高温多湿の場所を避けて保存してください
製　造　者	○○株式会社 東京都千代田区永田町●－●－●

《例2：中間加工原材料の原材料の原産地を遡って表示》（原料原産地名の事項名を設けて表示）

名　　　　称	どらやき
原 材 料 名	皮（卵、小麦粉、砂糖）、つぶあん（砂糖、小豆、水あめ）／膨張剤
原料原産地名	国産（卵）
内　容　量	1個
消 費 期 限	平成30年12月31日
保 存 方 法	直射日光、高温多湿の場所を避けて保存してください
製　造　者	○○株式会社 東京都千代田区永田町●－●－●

参考法令等➡「食品表示基準Q＆A」別添　新たな原料原産地表示制度（原原 -45）

新たな原料原産地表示

Q 233 中間加工原材料の製造地表示においても、「又は表示」や「大括り表示」等は認められますか？

A 国別重量順表示が困難な場合であって、一定の条件を満たす場合に限り認められます。

　消費者への情報提供の観点から、国別重量順表示が原則です。

　しかしながら、製造地表示であっても、国別重量順表示が困難な場合に限り、一定の条件下で、「又は表示」、「大括り表示」及びそれらの併用が認められています。

　認められる条件については、生鮮原材料の場合と全く同じです。

　なお、「大括り表示」については、「外国製造」などと表示しますが、意味が明確に伝わらない「輸入製造」、「国外製造」などは認められません。

《例1：製造地表示における「又は表示」》

名　　　称	清涼飲料水
原 材 料 名	りんご果汁（ドイツ製造又は国内製造）、果糖ぶどう糖液糖、果糖／酸味料、ビタミンC
内　容　量	500ml
賞 味 期 限	平成30年12月31日
保 存 方 法	直射日光や高温多湿の場所を避けて保存してください
製　造　者	××株式会社 東京都千代田区永田町×－×－×

※　りんご果汁の製造地は、平成28年の使用実績順

《例2：製造地表示における「大括り表示」》

名　　　称	清涼飲料水
原 材 料 名	りんご果汁（外国製造）、果糖ぶどう糖液糖、果糖／酸味料、ビタミンC
内　容　量	500ml
賞 味 期 限	平成30年12月31日
保 存 方 法	直射日光や高温多湿の場所を避けて保存してください
製　造　者	××株式会社 東京都千代田区永田町×－×－×

参考法令等➡「食品表示基準Q＆A」別添　新たな原料原産地表示制度（原原 -47）

新たな原料原産地表示

 234 食品表示基準別表第4に個別の品目ごとに原材料名の表示方法の規定があるものがありますが、それに従い、中間加工原材料の名称に代えて生鮮食品の原材料名まで遡って表示している場合、原料原産地表示はどのようにすればよいですか？

❶　原料原産地表示の対象となる原材料は、食品表示基準別表第4において個別の規定に基づき表示した原材料の中で重量割合上位1位のものです。

❷　表示方法については、食品表示基準別表第20や別記様式1に従い、基本的には原料原産地名の事項欄を設け、以下のいずれかを表示します。

（1）　個別の規定に基づき表示した原材料名に対応させて、その原産地を表示する。

《例1：濃縮りんご果汁を使用しており、りんごの原産地を表示する場合》

名　　　　称	りんごジュース（濃縮還元）
原 材 料 名	りんご／香料
原料原産地名	ドイツ、日本
内　容　量	500ml
賞 味 期 限	平成30年12月31日
保 存 方 法	直射日光や高温多湿の場所を避けて保存してください
製　造　者	▽▽株式会社 東京都千代田区永田町▼-▼-▼

(2) 原材料として使用した時（製品を製造した時）の状態に対応した原材料名とその原産地を表示する。

　　この場合は、個別の規定に基づき原材料名欄に表示してある原材料が指し示す全ての原材料とそれぞれの原産地を表示してください。

《例2：ドイツ製造の濃縮りんご果汁と国産りんごの搾汁を使用しており、濃縮りんご果汁の製造地とりんごの原産地を表示する場合》

名　　　　称	りんごジュース（濃縮還元）
原 材 料 名	りんご／香料
原料原産地名	ドイツ製造（りんご果汁）、国産（りんご）
内　容　量	500ml
賞 味 期 限	平成30年12月31日
保 存 方 法	直射日光や高温多湿の場所を避けて保存してください
製　造　者	▽▽株式会社 東京都千代田区永田町▼-▼-▼

《例3：ドイツ製造の濃縮りんご果汁と国産りんごの搾汁を使用しており、濃縮りんご果汁の製造地とりんごの原産地を表示する場合の「又は表示」》

名　　　　称	りんごジュース（濃縮還元）
原 材 料 名	りんご／香料
原料原産地名	ドイツ製造（りんご果汁）又は国産（りんご）
内　容　量	500ml
賞 味 期 限	平成30年12月31日
保 存 方 法	直射日光や高温多湿の場所を避けて保存してください
製　造　者	▽▽株式会社 東京都千代田区永田町▼-▼-▼

※　濃縮りんご果汁の製造地及びりんごの原産地は、平成27年の使用実績順

❸　また、原料原産地名欄を設けずに、原材料名欄における原材料名の次に括弧を付して、当該原材料名に対応させてその原産地を表示することも可能です。

　　この場合、生鮮原材料の名称で原材料の表示をする場合に、加工食品の原材料名を併記すること（例えば「原材料名：りんご（りんご果汁（○○製造））」といった表示）は認められません。

《例4：ドイツ産のりんごを使用した濃縮りんご果汁と国産のりんごを使用した濃縮りんご果汁を使用しており、りんごの原産地を表示する場合》

名　　　称	りんごジュース（濃縮還元）
原 材 料 名	りんご（ドイツ、日本）／香料
内　容　量	500ml
賞 味 期 限	平成30年12月31日
保 存 方 法	直射日光や高温多湿の場所を避けて保存してください
製　造　者	▽▽株式会社 東京都千代田区永田町▼－▼－▼

参考法令等➡「食品表示基準Ｑ＆Ａ」別添　新たな原料原産地表示制度（原原 -48）

新たな原料原産地表示

Q 235 表示した原材料名に対応して原産地又は製造地を表示することになっていますが、対象原材料が「はちみつ」や「食塩」等の場合はどのように表示すればよいですか？

A 「はちみつ」には原産地を、「食塩」には製造地を表示してください。

❶　加工食品の原料原産地表示をするに当たり、
（1）　対象原材料が生鮮食品の場合は、その原材料の「原産地」を表示
（2）　対象原材料が加工食品の場合は、その原材料の「製造地」を表示
と、原材料名に合わせて、表示する必要があります。
　そのため、原材料名が、生鮮食品を表しているのか、加工食品を表しているのかが重要となります。

❷　しかしながら、食品表示基準別表第1において、加工食品に分類されている食品であっても、一般的に生鮮食品に近い食品であると認識されていることなどにより、製造地表示になじまない食品等があります。

❸　したがって、消費者へ適切な情報提供を行う観点から、上記に該当する場合の取扱いを事例として下表に整理します。

生鮮食品として取り扱うこととなる 原材料名 （「○○産」等と表示）	加工食品として取り扱うこととなる 原材料名 （「○○製造」と表示）
はちみつ	精製はちみつ
海水、岩塩、天日塩（注）	塩、食塩、食用塩
鶏卵、卵、卵白、卵黄	液卵、乾燥卵、粉卵、凍結卵、濃縮卵
コショウ、ブラックペッパー、ターメリック、ウコン、クミン	コショウ粉末、ブラックペッパー粉末、ターメリックパウダー、ウコン粉末、クミン末

（注）「海水」にあっては、採水場所を国名又は水産物の原料原産地表示（水域名の表示等）に準じて、また、「岩塩」、「天日塩」にあっては、採取場所等を国名又は農産物の原料原産地表示（都道府県名等）に準じて表示してください。

参考法令等➡「食品表示基準Q＆A」別添　新たな原料原産地表示制度（原原 -50）

新たな原料原産地表示

Q 236 別表第 15 の 1～5 に掲げる加工食品（いわゆる「22 食品群＋4 品目」）については、「又は表示」や「大括り表示」、「中間加工原材料の製造地表示」はできますか？

A できません。原則、国別重量順表示としてください。

　全ての加工食品への原料原産地表示の拡大に先駆けて原料原産地表示が義務付けられていた、いわゆる「22 食品群＋4 品目」については、原則として、従来どおり国別重量順表示とします。

　なお、「かつお削りぶし」については、従来から「かつおのふし」の産地を原料原産地として表示しており、中間加工原材料の製造地表示の導入に伴い、「○○製造」という用語への変更を行いました。

参考法令等➡「食品表示基準Q＆A」別添　新たな原料原産地表示制度（原原 -58）

新たな原料原産地表示

Q 237 いわゆる 22 食品群（別表第 15 の 1 に掲げる加工食品）の中で、原材料及び添加物に占める重量の割合が 50％以上の生鮮食品がないものについては、どのように表示すればよいですか？

A 別表第 15 に該当しないものと同様に表示してください。

原材料に占める重量割合が最も高い原材料（重量割合上位１位の原材料）に対して、国別重量順表示を原則とし、これが困難な場合には、一定の条件下で、「又は表示」や「大括り表示」、「中間加工原材料の製造地表示」が認められています。

なお、塩蔵したきのこ類、塩蔵野菜及び塩蔵果実並びに塩蔵魚介類及び塩蔵海藻類にあっては、大量の食塩に漬けること等により保存性を高めている場合であっても、当該食塩は製品の主要な構成要素とはみなされないことから、当該食塩以外の原材料の中で、原材料に占める重量割合が最も高い原材料に原料原産地表示を行う必要があります。

参考法令等➡「食品表示基準Ｑ＆Ａ」別添　新たな原料原産地表示制度（原原 –59）

新たな原料原産地表示

Q 238 個別に原料原産地表示の対象となる「おにぎりののり」の「おにぎり」の範囲と原料原産地の表示方法を教えてください。

A

❶ 「おにぎりののり」の「おにぎり」は、炊飯米又は炊飯米と具材を組み合わせた料理をのりで巻いたもの（のりを自ら巻く形態で販売されているものを含みます。）です。

❷ 具体的には、コンビニエンスストア等で、「のりが販売時には既に巻かれているもの」や、「食べる前にのりを自ら巻くような形態で売られているもの」など、消費者が一般的におにぎりと認識するものを対象としています。

❸ また、以下のものは対象外となります。
（1）唐揚げ、たくあんなどの「食材（いわゆるおかず）」と一緒に容器包装に入れたもの
（2）巻き寿司、軍艦巻き、手巻き寿司等、いわゆるお寿司に該当するもの

❹ なお、他の原料原産地表示義務の対象と同様に、食品を製造し、又は加工した場所で販売する場合（いわゆるインストア加工品）などのおにぎりは、対象外です。

❺ おにぎりについては、原材料に占める重量割合が最も高い原材料（重量割合上位１位の原材料）に加えて（※）、重量割合にかかわらず、のりについて、原料原産地表示が必要です。

　　表示方法は、国別重量順表示を行うこととし、「又は表示」や「大括り表示」は認められません。

　　具体的には、のりとのりの原そうの産地が同一の産地となることから「のり（国産）」、あるいは「のり（原そう（国産））」のように、のりの名称の次に括弧を付して、当該のりの原料となる原そうの原産地を表示します。

　※　米トレーサビリティ法の規定に基づき、米穀の産地を表示する必要があります。

参考法令等➡「食品表示基準Ｑ＆Ａ」別添　新たな原料原産地表示制度（原原 –60）

新たな原料原産地表示

Q 239 全ての加工食品への原料原産地表示の拡大に関して、経過措置の適用について教えてください。

A 2022（平成34）年3月31日までは、従前の例によることができるとされています。

　改正食品表示基準の施行の日（2017（平成29）年9月1日）から、2022（平成34）年3月末日までを経過措置期間としています。この期間に製造した一般用加工食品並びに販売される業務用生鮮食品及び業務用加工食品については、改正前後のいずれの規定によっても表示を行うことができますが、この期間後に製造した一般用加工食品並びに販売される業務用生鮮食品及び業務用加工食品は、改正前の食品表示基準に基づく表示では販売できません。

　なお、業務用加工食品については、経過措置期間後も、以下のいずれかの対応を行うことで改正前の食品表示基準に基づく表示の製品の販売が可能です。

❶　食品の容器包装に表示している場合は、改正後の食品表示基準に対応した表示をシール等で作成し、それを貼り付けて販売すること。

❷　規格書等に表示している場合は、古い規格書等を回収（又は廃棄の指示）したうえで改正後の食品表示基準に対応した規格書等を販売先に提出すること。

参考法令等➡「食品表示基準Q＆A」別添　新たな原料原産地表示制度（原原 -64）

原料原産地表示（別表第15の1～6）

Q 240 海外で前処理された原料を使用し、国内で製品を完成させた加工食品に、原料原産地表示は必要ですか？

A 国内で製造した加工食品は、全て原料原産地表示が必要です。

❶　Qのような製品の場合であっても、国内で製造した加工食品に該当するものであれば、原料原産地表示の対象となります。したがって、原材料名の欄に原材料に占める重量の割合が最も高い原材料の原産地を表示することが義務付けられています。海外（○○国）で前処理された原料が中間加工原材料であれば「○○製造」と表示します。

❷　例えば、A国で漁獲され、B国で切り身にされたニシンを輸入して、国内でフライ種として衣を付けたものには、「フライ種として衣を付けた魚介類」として別表第15の1で原料原産地表示が義務付けられているので、ニシンがA国産である旨を原料原産地として表示する必要があります。

❸　なお、A国で漁獲され、B国で切り身にしフライ種として衣を付けたニシン製品を輸入して、国内で単に小分け・再包装しただけの製品は、原料原産地の表示義務はありま

せんが、原産国名（B国）を表示する必要があります。

❹ 同様の事例として、次のかずのこの例があります。
　(1)　A国で漁獲した「にしん」の卵巣を国内で塩蔵、成形、小分けした「塩かずのこ」の場合
　…▶実質的な変更をもたらす行為（塩蔵）が最後に行われた国が日本であることから原料原産地表示の対象となり、原材料名欄に「ニシンの卵（A国産）」のように表示
　(2)　A国で漁獲した「にしん」の卵巣をA国で塩蔵し、国内で成形・小分けした「塩蔵かずのこ」の場合
　…▶実質的な変更をもたらす行為（塩蔵）が最後に行われた国がA国であることから原産国表示が必要となり、一括表示枠内に「原産国名」欄を設けて「A国」と表示

参考法令等➡「食品表示基準Q＆A」別添　原料原産地表示（別表15の1〜6）（問16-4）
　　　　　　　別添　新たな原料原産地表示制度（原原 -43）

原料原産地表示（別表第15の1〜6）

Q 241 緑茶、緑茶飲料の原料原産地表示はどのようにすればよいのですか？

A 原料原産地表示として、荒茶の原材料の原産地を表示してください。

 例えば、
(1)　国内産荒茶を用いて国内で仕上げた緑茶には、原料原産地として国産である旨を表示する必要があります。
(2)　一方、A国産荒茶を用いて国内で仕上げたような緑茶には、原料原産地としてA国産である旨を表示する必要があります。
(3)　また、A国産茶葉を60％、国内産茶葉を40％混合して国内で仕上げた緑茶には、茶葉の重量の割合の高いものから順に「A国産、国産」のように原料原産地を表示する必要があります。

 なお、A国で荒茶を製造し、仕上げた緑茶を輸入して、国内で単に小分け・再包装した製品は、原料原産地の表示義務はありませんが、製品の一括表示枠内に「原産国名」として「A国」（荒茶の製造地＝A国）と表示する必要があります。

表示例　国内産荒茶を国内で仕上げ茶にした場合

名　　称	煎茶
原 材 料 名	緑茶
原料原産地名	静岡県
内　容　量	120g
賞 味 期 限	18．9．1
保 存 方 法	高温多湿を避け、移り香にご注意ください。
製　造　者	○○製茶（株） 静岡県○○市○○町○－○

取扱上の注意：お茶は鮮度が大切です。お早めにお飲みください。

❸ 緑茶飲料についても、緑茶と同様に荒茶の原材料の原産地を表示します。

表示例　A国で仕上げた緑茶を輸入し、国内で製造した場合

名　　称	清涼飲料水（緑茶）
原 材 料 名	緑茶（A国）／ビタミンC
内　容　量	100g
賞 味 期 限	2018年9月
保 存 方 法	高温多湿を避け、移り香に注意してください。
製　造　者	（株）○○飲料 東京都○○市○○町○○－○

参考法令等➡「食品表示基準Q＆A」別添　原料原産地表示（別表15の1～6）（問5-2）

原料原産地表示（別表第15の1～6）

 Q 242 砂糖を加えた粉茶は、緑茶として別表第15の1に該当しますか？

 A 該当します。

　Qのような「インスタントティー」は、緑茶として別表第15の1に該当します。しかし、粉茶よりも砂糖の方が重量の割合が高いものについては、別表第15の1の「緑茶」に該当しないので、一般加工食品と同様、重量割合上位1位の原材料について原料原産地表示が必要です。

参考法令等➡「食品表示基準Q＆A」別添　原料原産地表示（別表15の1～6）（問5-4）

原料原産地表示（別表第15の1～6）

 Q 243 別表第15の1の「緑茶及び緑茶飲料」において、カテキンなど特定成分の抽出に使用した原料茶葉は該当しますか？

A 特定成分を抽出するために使用した原料茶葉は、別表第15の１の「緑茶及び緑茶飲料」には該当しません。

❶ カテキンなど特定成分を抽出したものを添加した場合、当該物質を抽出するために使用した原料茶葉については、別表第15の１の「緑茶及び緑茶飲料」には該当しません。ただし、飲料そのものの原料として使用した原料茶葉については、該当します。

❷ この場合、表示は「茶抽出物」「カテキン」等になります。

❸ なお、別表第15の１の「緑茶及び緑茶飲料」に該当しない商品の場合、重量割合上位１位の原材料が原料原産地表示の対象となりますが、茶抽出物は添加物なので原料原産地表示の対象とはなりません。

参考法令等 ➡「食品表示基準Q＆A」別添　原料原産地表示（別表15の１〜６）（問５-７）

原料原産地表示（別表第15の１〜６）

Q244 もち米と米粉等を混合したもちは、別表第15の１の「もち」に該当しますか？

A 使用したもち米の重量が、原材料及び添加物に占める重量割合の50％以上であるもちは、別表第15の１の「もち」に該当します。

❶ 使用したもち米の重量が原材料及び添加物に占める重量割合の50％以上のもちについては、別表第15の１の「もち」に該当しますので、もち米の産地を表示する必要があります。

❷ もち米と米粉等を混合した場合の表示例は、次のようになります。なお、もち米と米粉等を混合した場合、使用したもち米の重量が50％以上である場合には、別表第15の１の「もち」に該当します。

> 例　① もち米70％＋もち米粉30％
> 　　　原材料名：もち米（○○産）、もち米粉
> 　　　※もちの原料原産地として産地表示が必要な原材料は、重量割合が50％以上を占める「もち米」です。
> 　　② もち米30％＋もち米粉70％
> 　　　原材料名：もち米粉（○○製造）、もち米（○○産）
> 　　　※もち米の重量割合が50％に満たないもちは、米トレーサビリティ法の対象となるため、「もち米」の産地情報の伝達が必要となります。また、重量割合上位１位の「もち米粉」には、新たな原料原産地表示制度に従い製造地を表示しています。

❸ また、もち米粉又はとうもろこしでん粉を用いた場合、原材料名に「もち米粉」又は「とうもろこしでん粉」である旨を明確に表示することが必要です。

参考法令等 ➡「食品表示基準Q＆A」別添　原料原産地表示（別表15の１〜６）（問６-１）、（問６-２）

原料原産地表示（別表第15の1～6）

245 別表第15の1の「こんにゃく」の原料原産地表示は、どのようにすればよいのですか？

A こんにゃくいもの産地を原料原産地として表示します。

こんにゃくには生芋から製造するものと、こんにゃく粉を原料として入手したうえで製造するものとがあるので、いずれの場合もこんにゃくいもの産地を原料原産地として表示してください。

> 例　① こんにゃく生芋から製造した製品
> 　　　原材料名欄：「こんにゃくいも（国産）」
> 　　② こんにゃく粉から製造した製品のうち、こんにゃく生芋の産地とこんにゃく粉の製造地が同一の場合
> 　　　原材料名欄：「こんにゃく粉（○○産）」のように表示することが可能です。
> 　　　※本来、「こんにゃく粉（こんにゃくいも（○○産））」と表示することが基本ですが、表示が煩雑で見にくくなることを考慮し、このような表示が認められています。
> 　　③ こんにゃくいもの産地とこんにゃく粉の製造地が異なっている場合
> 　　・原材料名欄：「こんにゃく粉（こんにゃくいも（A国産））」
> 　　・原料原産地名欄：「A国産（こんにゃくいも）」

参考法令等➡「食品表示基準Q＆A」別添　原料原産地表示（別表15の1～6）（問9－1）、（問9－2）

原料原産地表示（別表第15の1～6）

246 こんにゃく生芋とこんにゃく粉の両方を使用してこんにゃくを製造した場合、"製品の原材料に占める重量の割合"はどのように判断するのですか？

A こんにゃく生芋とこんにゃく粉のうち、重量の割合が50％以上である原材料について原産地表示を行います。

こんにゃく生芋とこんにゃく粉は別々の原材料として原材料名欄に表示されることから、それぞれの重量は合算せず、こんにゃく生芋とこんにゃく粉のうち、製品に占める重量の割合が50％以上である原材料について原産地表示を行ってください。

重量の比較を行う際には、原材料として使用した状態で比較するのではなく、同等の状態に換算した重量の比較を行ってください。なお、50％以上である原材料とは、水を除いた原材料及び添加物に占める重量の割合が50％以上ということになります。

参考法令等➡「食品表示基準Q＆A」別添　原料原産地表示（別表15の1～6）（問9－3）、（問9－5）

原料原産地表示（別表第 15 の 1 〜 6）

Q 247　フライ種として衣を付けた食肉製品又は魚介類製品のうち、−15℃以下の冷凍ケースで販売するもの等は、別表第 15 の 1 の「フライ種として衣を付けた魚介類」に該当しますか？

A　フライ種として衣を付けた食肉又は魚介類のうち、食品表示基準別表第 3 に規定する「調理冷凍食品」は、該当しません。

　ただし、次の例の場合は、「調理冷凍食品」に該当しないため、別表第 15 の 1 の「フライ種として衣を付けた魚介類」に該当することとなります。

❶　−15℃以下の冷凍ケースで販売する場合であっても、「調理冷凍食品」に該当しないもの

❷　−15℃よりも高い温度のケースで販売しており、「調理冷凍食品」に該当しないもの

❸　冷蔵ケースで販売しており、「調理冷凍食品」に該当しないもの

　なお、国内で製造され、東京都内で消費者向けに販売される調理冷凍食品は、食品表示基準に規定されている「調理冷凍食品」に該当するものであっても、東京都条例による原料原産地表示が必要となります。

参考法令等➡「食品表示基準Q＆A」別添　原料原産地表示（別表 15 の 1 〜 6）（問 13-4）、（問 21-2）

原料原産地表示（別表第 15 の 1 〜 6）

Q 248　A国産のわかめに「三陸種」と表示することはできますか？

A　三陸で採取した種苗の品質が保たれていない限り、「三陸種」の表示は不適切であり、誤認を与える表示と考えられます。

❶　食品表示基準第 9 条第 1 項第 6 号において「産地名を示す表示であって、産地名の意味を誤認させるような用語」が表示禁止事項として規定されています。この規定の趣旨は、加工地を原料原産地であると誤認されることを防ぐことであり、原料原産地表示とは別にそれと異なる地名を表示することを一律に禁止するものではありません。

❷　「三陸種」という表示は、「三陸産わかめの種苗から育ったわかめ」を意味するものと考えられることから、三陸産わかめの種苗がその期待される品質を保持しつつ育ったわかめであることが証明できれば、「三陸種」との表示が直ちに表示禁止事項に該当するものではないと考えます。

❸　一方、わかめの種苗が当初期待した品質を発揮できる期間は限られており、種苗を他の海域に持ち込んで養殖すると、その際の種苗の寿命は約 2 〜 3 年で、それ以降は葉の厚さ、形状等が異なってきます。このことは、わかめの種苗は農産物の品種とは異なり、生育環境によって当初期待した品質が保てなくなることを意味しているもので、その意

味で種苗の産地を表示するのは限定的にすべきです。このようなことを考え合わせると、例えば、三陸で採取した種苗をＡ国へ持ち込み２〜３年ごとに更新したものであることが説明できない限り、「三陸種」という表示を行うことは不適切であり、誤認を与える表示と考えられます。

❹ なお、❸に示した要件に従い「三陸種」と商品の表面に表示する場合には、その商品が「三陸産」のわかめを使用したものであるとの誤認を防止するため、「三陸種」という表示と同程度の大きさの文字で原料原産地を「原そう・○○わかめ」等と、明確に表示しなければなりません。

参考法令等➡「食品表示基準Ｑ＆Ａ」別添　原料原産地表示（別表15の１〜６）（問16-5）

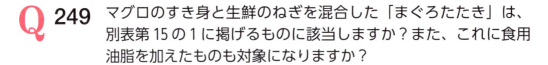

Q249　マグロのすき身と生鮮のねぎを混合した「まぐろたたき」は、別表第15の１に掲げるものに該当しますか？また、これに食用油脂を加えたものも対象になりますか？

A　「まぐろたたき」は、別表第15の１の「生鮮食品を異種混合したもの」に該当します。

別表第15の１に掲げる「生鮮食品を異種混合したもの」とは、異種の生鮮食品同士を混合したものです。

したがって、マグロのすき身と生鮮のねぎを混合した「まぐろたたき」は別表第15の１に該当しますが、マグロのすき身と生鮮のねぎに食用油脂を加えたものは該当しません。

なお、食用油脂を加えてねぎを混合していない「まぐろたたき」については、別表第15の１の「調味した魚介類及び海藻類」に該当しますので、50％以上を占めるものの産地を表示することが必要です。

参考法令等➡「食品表示基準Ｑ＆Ａ」別添　原料原産地表示（別表15の１〜６）（問22-2）

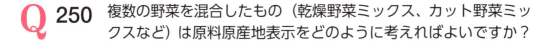

Q250　複数の野菜を混合したもの（乾燥野菜ミックス、カット野菜ミックスなど）は原料原産地表示をどのように考えればよいですか？

A　製品中の重量割合上位１位の原材料について、原料原産地表示が必要になります。

❶ 複数の生鮮野菜を混合した製品中に原材料及び添加物に占める重量の割合が50％以上を占めるものがあれば、別表第15の１の「異種混合したカット野菜」に該当します。

❷ したがって、例えば、乾燥キャベツ、乾燥にんじんを６：４の重量の割合で混合したものの場合、50％以上を占めるキャベツについて原産地表示が必要になります。また、

キャベツ千切り40％、カットレタス30％、プチトマト30％を混合したカット野菜ミックスの場合は、新たな制度に基づき、重量割合上位1位の生鮮食品のキャベツについて、原料原産地表示が必要です。

❸ なお、重量割合が2位以降の原材料など、原料原産地表示の義務がないものであっても、任意で産地を表示することが望ましいです。

参考法令等➡「食品表示基準Q＆A」別添　原料原産地表示（別表15の1～6）（問4-1）、（問4-2）

原料原産地表示（別表第15の1～6）

Q 251 乾燥野菜に乾燥きくらげを混合したものは、別表第15の1に掲げる製品としての原料原産地表示が必要ですか？

A 別表第15の1に該当するので、重量の割合が50％以上の原材料の原産地を表示する必要があります。

乾燥野菜に乾燥きくらげを混合した商品は、全体として「乾燥きのこ類、乾燥野菜及び乾燥果実」に該当することから、その重量の割合が50％以上の原材料について原産地を表示する必要があります。

参考法令等➡「食品表示基準Q＆A」別添　原料原産地表示（別表15の1～6）（問1-4）

原料原産地表示（別表第15の1～6）

Q 252 複数の畜種の食肉を混合して調味液をかけたもの又はゆでたものは、それぞれ別表第15の1に掲げる食品に該当しますか？

A 別表第15の1に該当するので、重量の割合が50％以上の原材料となる畜種の食肉の原産地を表示する必要があります。

❶ 複数の畜種の食肉を混合したものに調味液をかけたものは、単一の畜種の食肉に調味液をかけたものと同様に「調味した食肉」とみなされるので、別表第15の1に該当し、原材料のうち、50％以上を占める畜種の食肉について原産地を表示する必要があります。

❷ 調味した複数の畜種の食肉を盛り合わせたものも、商品全体として「調味した食肉」と同様のものとみなされるので、別表第15の1に該当します。

❸ また、複数の畜種の食肉を混合してからゆでたものや、複数の畜種をゆでたり蒸したりした肉を混合したものも、「ゆでた食肉」又は「蒸した食肉」と同様のものとみなされ、原材料及び添加物に占める重量の割合が50％以上を占める単一畜種の食肉があれば別表第15の1に該当します。

参考法令等➡「食品表示基準Q＆A」別添　原料原産地表示（別表15の1～6）（問10-3）、（問11-5）

原料原産地表示（別表第 15 の 1 〜 6）

Q253 複数の畜種の食肉をフライ種として盛り合わせたものは、別表第 15 の 1 に掲げる食品に該当しますか？また、魚介類の場合はどうですか？

A 複数の畜種の食肉、魚介類同士の混合品をフライ種として盛り合わせたものは、別表第 15 の 1 に掲げる食品に該当します。

❶ 衣付き豚肉（60％）と衣付き鶏肉（40％）とを盛り合わせたもののように、フライ用の衣を付けた複数の畜種の食肉を盛り合わせたものであって 50％以上を占める原材料がある場合は、単一畜種の食肉に衣を付けたものと同様に別表第 15 の 1 の「フライ種として衣を付けた食肉」とみなされるので、衣を含めた原材料のうち、50％以上を占める原材料の原産地を表示する必要があります。

❷ 「カキフライ用カキ」と「イカフライ用イカ」の盛り合わせのように、複数の魚介類をフライ種として盛り合わせたものは、魚介類同士の混合であり 50％以上を占める原材料がある場合は、別表第 15 の 1 の「フライ種として衣を付けた魚介類」とみなされるので、重量の割合が 50％以上を占める原材料にその原産地を表示します。

❸ なお、魚介類と食肉の混合製品については、別表第 15 の 1 に掲げる食品には該当しません。

参考法令等 ➡「食品表示基準Q＆A」別添　原料原産地表示（別表 15 の 1 〜 6）（問 13- 3）、（問 21- 5）

原料原産地表示（別表第 15 の 1 〜 6）

Q254 ロシア産と米国産の「たらこ」など複数の産地のものを混合した場合で、商品ごとに正確な重量順で表示することができないものについて、どのように原料原産地表示をすればよいですか？

A 前年の取扱い実績の多い順など、合理的な根拠に基づいた重量順で表示します。

❶ 同じ種類の原材料で複数の産地のものを混合した場合は、「○○（A国、B国）」のように、重量割合上位 1 位となる原材料の原産地を原材料に占める重量の割合が高いものから順に表示することが原則です。

❷ しかしながら、Qのような場合については、商品ごとに正確に重量順に表示することは困難であることから、原材料の性質等を勘案し、例えば前年の取扱い実績の多い順など、合理的な根拠に基づいた重量順に「○○（米国又はロシア）」のように表示することもやむを得ないと考えます。

この場合、消費者に誤認を与えないように、一括表示枠外に「原料原産地は、当社における○年の取扱い実績の多い順に表示しています。詳細は弊社にお尋ねください。」

等と、表示の根拠について記載することが必要です。
　また、問い合わせ等に対応できるように、根拠となる書類等を保持しておくことが必要です。

参考法令等➡「食品表示基準Q＆A」別添　原料原産地表示（別表 15 の 1 ～ 6）（問 16- 3）

原料原産地表示（別表第 15 の 1 ～ 6）

Q 255 小袋入りのドレッシングを添付したカット野菜ミックスなどは、別表第 15 の 1 に掲げる食品に該当しますか？また、水煮豆の場合はどうですか？

A **Qのようなカット野菜ミックスは独立した商品とみなされるため、別表第 15 の 1 の食品に該当します。**

 カット野菜ミックスなどに小袋入りのドレッシングを添付したものについては、それぞれが独立した商品とみなされるので、別々に表示が必要になります。この場合、カット野菜ミックスについては別表第 15 の 1 の食品に該当するため、50％以上を占めるものの産地を表示することが必要です。

 また、カット野菜ミックスのほか、水煮豆に小袋入りのドレッシングを添付したようなものについても、同様です。

参考法令等➡「食品表示基準Q＆A」別添　原料原産地表示（別表 15 の 1 ～ 6）（問 4-1）、（問 4-5）

原料原産地表示（別表第 15 の 1 ～ 6）

Q 256 豚肉にたれを別袋で添付したものに、原料原産地表示は必要ですか？

A **加工食品の原料原産地表示でなく、生鮮食品としての原産地表示が必要です。**

 たれをかけずに別袋で添付することは、調味する行為には当たらず、Qのような食品は、豚肉（生鮮食品）とたれ（加工食品）を単に詰め合わせたものとして扱われます。

❷ したがって、この豚肉には、原産地表示とともに生鮮食品としての表示が求められます。なお、たれについては、一般加工食品と同様に一括表示を行ってください。

参考法令等➡「食品表示基準Q＆A」別添　原料原産地表示（別表 15 の 1 ～ 6）（問 10- 4）

原料原産地表示（別表第 15 の 1 ～ 6）

Q 257 牛肉と豚肉を盛り合わせてたれを別袋で添付したものは、別表第 15 の 1 に該当しますか？

A 異種混合した食肉（加工食品）に該当します。

❶ たれをかけずに別袋で添付することは、調味する行為には当たらず、Qのような食品は、牛肉と豚肉の盛合せ品（加工食品）とたれ（加工食品）を単に詰め合わせたものとして扱われます。

❷ したがって、この盛合せ品は、別表第15の1の「異種混合した食肉」に該当します。

参考法令等➡「食品表示基準Q＆A」別添　原料原産地表示（別表15の1～6）（問14-3）

原料原産地表示（別表第15の1～6）

Q 258 原料原産地表示の対象である重量割合上位1位の原材料に加え、任意で上位5位の原材料について原料原産地を表示したい場合、上位2位から4位までの原材料には原料原産地を表示しなくてもよいですか？

A 上位2位から4位までの原材料についても、原料原産地表示を行うことが望ましいです。

重量割合上位1位の原材料以外の原材料に任意で原料原産地を表示する場合、当該原料原産地表示が、間にある原材料（Qの場合、上位2位、上位3位、上位4位の原材料）の原産地であると消費者が誤認しないためには、それらの原材料についても、原料原産地表示を行うことが望ましいと考えますが、特定の原材料だけ（Qの場合、上位5位の原材料だけ）に表示をしても、適切な位置に表示されていれば、問題ありません。

参考法令等➡「食品表示基準Q＆A」別添　新たな原料原産地表示制度（原原-24）

原料原産地表示（別表第15の1～6）

Q 259 一括表示枠外で特定の原産地の原材料を使用している旨を強調表示する際には、特色のある原材料等の表示の規定に従って、使用割合を表示することが必要ですか？

A 原料原産地表示以外の方法で原料原産地を強調表示する場合は、使用割合の表示が必要です。

❶ 商品名の近くに原料原産地を表示したい場合は、一括表示枠内の原料原産地名欄に「商品名下部に記載」のように表示することが必要です。このように、原料原産地表示の規定に従って表示する場合は、使用割合を併記する必要はありません。

❷ 次のように、原料原産地表示の規定以外の方法で、原料原産地を強調して表示する場合は、特色のある原材料等の表示規定に従って、使用割合の表示が必要です。

（1）一括表示枠内に「商品名の近くに表示」のように表示しないで、商品名の近くに原

料原産地を強調表示する場合
(2) 複数の原産地のものを混合しているにもかかわらず、特定の原産地のみを強調して表示する場合

参考法令等➡「食品表示基準Q＆A」（加工-202)、別添　原料原産地表示（別表15の1～6）（表示方法-7)、別添　新たな原料原産地表示制度（原原-22）

原料原産地表示（別表第15の1～6）

Q 260 原料原産地の表示について、原材料名欄に重量の割合を併せて表示することはできますか？

A 食品表示基準では、割合まで表示する必要はありませんが、自主的に事実に基づいて表示することは差し支えありません。

参考法令等➡「食品表示基準Q＆A」別添　原料原産地表示（別表15の1～6）（表示方法-8）

原料原産地表示（別表第15の1～6）

Q 261 遺伝子組換えに関する表示義務が課せられている加工食品について、どのように原料原産地表示を行えばよいですか？

A 原料原産地と遺伝子組換えに関する情報が消費者に明確に伝わるように表示します。

大豆水煮、ゆでた枝豆等、遺伝子組換えに関する表示義務が課せられている加工食品については、次のような方法で表示してください。

《適切な表示例》

名　　　　称	大豆水煮
原 材 料 名 　　：	大豆（A国、遺伝子組換えでない)、××、△△ 　　　　　　　：

名　　　　称	大豆水煮
原 材 料 名 　　：	大豆（A国）（遺伝子組換えでない)、××、△△ 　　　　　　　：

名　　　　称	大豆水煮
原 材 料 名 　　：	大豆（A国、B国）（遺伝子組換えでない)、××、△△ 　　　　　　　：

《不適切な表示例》

名　　称	大豆水煮
原 材 料 名 ：	大豆（A国、B国・遺伝子組換えでない）、××、△△ ：

※A国、B国のどちらが「遺伝子組換えでない」のか不明確であるため。

名　　称	大豆水煮
原 材 料 名 ：	大豆（遺伝子組換えでない、A国、B国）、××、△△ ：

※A国、B国のどちらが「遺伝子組換えでない」のか不明確であるため。

参考法令等➡「食品表示基準Q&A」別添　原料原産地表示（別表15の1～6）（表示方法‒9）

原料原産地表示（別表第15の1～6）

Q 262　インド洋にあるフランス領で漁獲された魚については、どのように原料原産地表示をするのですか？

※漁船については、インド洋のフランス領ケルゲレン諸島に船籍を置くものとします。

A　原産国名に水域名を併記して表示します。

　インド洋にあるフランス領ケルゲレン諸島に船籍を置く漁船によりこの諸島付近で漁獲された魚（メロ）について、原料原産地表示の原産国名を「フランス」と表示すると、消費者からはフランス本国の近海で獲れたものと誤解を招く可能性があります。このように国名だけの表示では分かりにくい場合、原産国名に水域名を併記することができるので、「原材料名：メロ（フランス（インド洋））」等と表示します。

参考法令等➡「食品表示基準Q&A」別添　原料原産地表示（別表15の1～6）（表示方法‒1）、別添　新たな原料原産地表示制度（原原‒16）

原料原産地表示（別表第15の1～6）

Q 263　原料原産地表示と特色のある原材料等の表示の関係について教えてください。

A　原料原産地表示の方法に従って表示する場合には、特色のある原材料等の表示規定の適用除外となります。

❶　食品表示基準第7条では、特定の原産地のものなど特色のある原材料を使用した旨を表示する場合には、その使用割合の表示が義務付けられています。一方、原料原産地表示では、原材料に占める重量割合上位1位の原材料の原産地を全て又は2箇所以上表示することから、特定の原産地のもののみを強調して表示することは認められないことか

ら、使用割合の表示までは必要ないと考えられるため、上記表示方法に従った表示を行っている場合には、食品表示基準第 7 条の適用除外となります。

❷ この考え方は、食品表示基準第 3 条に規定する方法に従って任意で表示する場合にも適用され、食品表示基準第 7 条の適用除外となります。この場合も、使用した原材料の原産地が複数ある場合には全て又は 2 箇所以上記載する必要があります。

❸ また、一括表示枠外に特定の原産地のもののみを強調して表示する場合には、第 7 条の適用除外とはならないので、この場合は当該強調表示に近接した場所又は一括表示の原材料名に割合表示が必要です。

《例》強調表示を行う原材料に国産原料 70 ％、Ａ国産原料 20 ％、Ｂ国産原料 10 ％使用した商品の場合

　① 一括表示枠内に特定の原産地の原料のみを強調表示する場合→食品表示基準第 7 条を適用
　　（義務表示対象外品目の場合）

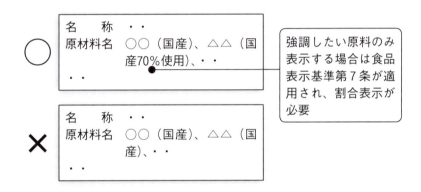

　② 食品表示基準第 3 条に規定する方法に従い、原料の原産地全て又は 2 箇所以上を重量順に表示する場合→食品表示基準第 7 条の適用外
　　（義務表示対象、対象外品目とも共通）

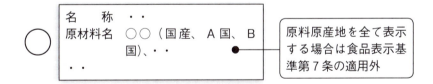

　③ 一括表示枠外に特定の原産地の原料のみを強調表示する場合→食品表示基準第 7 条を適用
　　（義務表示対象の原材料、対象外の原材料とも共通）

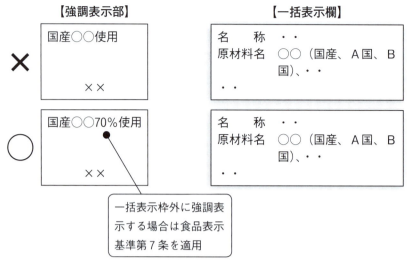

参考法令等 ➡「食品表示基準Q＆A」（加工-202）

原料原産地表示（東京都消費生活条例）

Q 264 東京都内で販売される調理冷凍食品について、「小松菜のおひたし」、「ミートグラタン」等の商品名は、都条例に基づく原料原産地表示の対象となりますか？

A 「小松菜のおひたし」は対象で、「ミートグラタン」は対象外となります。

商品名にその名称が付された原材料かどうかの判断は、以下の例を参考にしてください。

商品名	原料原産地表示の要・不要
小松菜のおひたし	商品名の中に「小松菜」とあります。原材料として生鮮食品の「小松菜」を使用している場合、「小松菜」に原料原産地表示が必要です。
エリンギとえのき茸のスパゲティ	商品名の中に「エリンギ」、「えのき茸」とあります。原材料として生鮮食品の「エリンギ」、「えのき茸」を使用している場合、「エリンギ」、「えのき茸」に原料原産地表示が必要です。
にんじん入りひじきの煮物	商品名の中に「にんじん」、「ひじき」とあります。原材料として生鮮食品の「にんじん」と22食品群の「干ひじき」を使用している場合、「にんじん」、「ひじき」に原料原産地表示が必要です。
シーフードグラタン（えび、いか、あさり入り）	商品名の中に「シーフード」とあります。「シーフード」のみの記載であれば、原材料を特定しているものではないため原料原産地表示は必要ありません。しかし、「えび」、「いか」、「あさり」を併記した場合は、商品名に名称が付されているのと同等に考えます。 よって、生鮮食品の「えび」、「いか」、「あさり」を使用している場合、「えび」、「いか」、「あさり」に原料原産地表示が必要です。

チーズマカロニグラタン	商品名の中に「チーズ」、「マカロニ」とありますが、「チーズ」と「マカロニ」は東京都条例に基づく原料原産地表示が必要な原材料ではないため、原料原産地表示は不要です。
ミートグラタン	「ミートグラタン」の「ミート」は、畜種まで特定しているものではないため、原料原産地表示は不要です。
五目焼きそば	「五目焼きそば」の「五目」は、原材料を特定しているものではないため、原料原産地表示は不要です。
8種の野菜入りラーメン	「8種の野菜入りラーメン」の「8種の野菜」は、原材料を特定しているものではないため、原料原産地表示は不要です。

参考法令等 ➡「東京都消費生活条例に基づく食品表示Q&A」調理冷凍食品（原料原産地名）（問5）

原料原産地表示（東京都消費生活条例）

Q 265 東京都内で販売される調理冷凍食品について、商品名と同一面に、使用している原材料を表示している場合は、都条例に基づく原料原産地表示の対象となりますか？

A 原材料の表示方法によって、対象となる場合とならない場合があります。

1 商品名「冷凍うどん」に「松阪牛入り」と表示する場合
　※松阪牛が重量第1位ではない場合

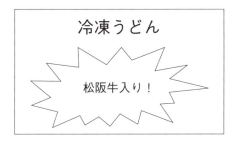

　牛肉（松阪牛）が原料原産地表示の対象となります。

2 商品名「冷凍うどん」に「野菜入り」と表示する場合

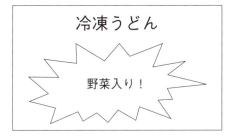

211

「野菜」は原材料を特定するものではないため、原料原産地表示の対象となりません。
3　商品名「冷凍うどん」に「野菜入り」と表示して使用している野菜の名称を記載している場合

　※たまねぎ、にんじん、もやしがそれぞれ重量第1位ではない場合

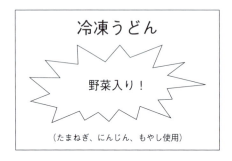

　たまねぎ、にんじん、もやしが原料原産地表示の対象となります。

参考法令等➡「東京都消費生活条例に基づく食品表示Q＆A」調理冷凍食品（原料原産地名）（問12）

原料原産地表示（東京都消費生活条例）

Q 266 東京都内で販売される調理冷凍食品について、「つゆ」、「たれ」等の添付品及び詰め合せ品は、主な原材料の重量の割合を計算する際、どのように扱いますか？

A 喫食の実態に合わせて、重量割合の計算に入れるか入れないかを判断します。

❶　一緒に食べることを想定して製造されているのであれば、添付されているものは、全て重量に含めます。

❷　詰め合わされたものが、個別に食べることを想定して製造されているのであれば、それぞれについて「原材料に占める重量の割合が上位3位までのもの（使用した原材料に占める重量の割合が最も高い原材料について国別重量順で表示をしたものを除く。）で、かつ、重量に占める割合が5％以上」が原料原産地表示の対象となります。

参考法令等➡「東京都消費生活条例に基づく食品表示Q＆A」調理冷凍食品（原料原産地名）（問13）

原料原産地表示（東京都消費生活条例）

Q 267 東京都内で販売される調理冷凍食品について、産地が頻繁に変更する原材料があるため、ホームページでの情報提供を考えていますが、どのように行えばよいですか？

A その商品の全ての原料原産地について、消費者に分かりやすいよう一括して情報提供する必要があります。

　都条例に基づく原料原産地表示が必要な原材料の中に、容器包装への表示が極めて困難な原材料が1つでもあれば、容器包装表示以外の情報提供をすることができます。ただし、その場合であっても、食品表示基準で表示義務が課されている重量順位第1位の原材料は、容器包装に表示してください。

　原料原産地の情報提供をする際は、消費者に分かりやすいように一括で情報提供することが望ましいです。したがって、固定されている産地だけ容器包装表示することは可能ですが、ホームページなどで情報提供する際には、容器包装表示した産地についても情報提供するように努めてください。

　なお、容器包装表示以外の電話、ファクシミリ、インターネット、二次元バーコードなどで情報提供を行う場合は、消費者の手元にある個々の商品の原料原産地情報を提供する必要があります。

　ホームページなどでの情報提供の方法は、以下のような例が考えられます。

【情報提供の例】※キャベツが重量の割合が第1位の原材料の場合
《例1：原料原産地について、電話で情報提供する場合》
（容器包装の表示）

> 原材料名：野菜（キャベツ（国産）、たまねぎ、にら、にんにく）、豚肉、…、皮（小麦粉、…）、…、／…

詳しい原料原産地については、下記までお問い合わせください。
電話番号：0120-000-000
《例2：原料原産地について、インターネットで情報提供する場合（ロット別）》
（容器包装の表示）

> 原材料名：野菜（キャベツ（国産）、たまねぎ、にら、にんにく）、豚肉、…、皮（小麦粉、…）、…

詳しい原料原産地については、下記をご覧ください。
ホームページアドレス：http://www.0000000000

（ホームページによる情報提供）

> ロット番号○○○の原料原産地情報
> 商　品　名　　　　肉餃子
> 原料原産地名　　　国産（キャベツ）、アメリカ（豚肉）

《例3：原料原産地について、インターネットで情報提供する場合（賞味期限別）》

(容器包装の表示)

> 原材料名：野菜（キャベツ（国産）、たまねぎ、にら、にんにく）、豚肉、…、皮（小麦粉、…）、…、／…

詳しい原料原産地については、下記をご覧ください。
ホームページアドレス：http://www.0000000000

(ホームページによる情報提供)

> 【原料原産地情報】
> 商　品　名　　　　肉餃子
> 賞味期限が○年○月○日から○年○月○日まで
> 原料原産地名　　　国産（キャベツ）、アメリカ（豚肉）

参考法令等➡「東京都消費生活条例に基づく食品表示Q＆A」調理冷凍食品（原料原産地名）（問21）

原料原産地表示（豆腐・納豆の原料大豆原産地表示に関するガイドライン）

Q 268 商品パッケージに「国産大豆（50％）使用」と表示してもよいですか？

A 豆腐・納豆の原料大豆原産地表示に関するガイドラインでは、表示してはいけません。

 食品表示基準では、特定の原産地等の原材料を一括表示部分以外に強調して表示する場合、その原材料を100％使用しない場合は、同一の種類の原材料に占める重量の割合を記載すれば、例えば、「国産大豆（50％）使用」等と、強調した表示が可能です。

 しかし、多くの豆腐・納豆製造業者では、従来より国産大豆を100％使用した商品にのみ「国産大豆使用」と表示する取組を進めてきていることから、消費者の誤認を排除し、表示への信頼性を確保する観点から、食品表示基準にかかわらず、ガイドラインにおいては、

(1) 国産大豆を使用している旨の表示は、原料大豆に国産大豆のみを使用する場合
(2) ○○県産大豆を使用している旨の表示は、原料大豆に○○県産大豆のみを使用する場合

等に、それぞれ限ることとし、併せて原料原産地表示を補完する表示として「100％」の記載を当該表示の近接した箇所等に行うこととしています。

❸ 豆腐・納豆製造業者等は、食品表示基準に反しない限り罰則は適用されないので、ガイドラインの強調表示ルールに従った積極的な取組が期待されています。

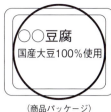
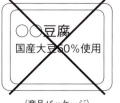

（商品パッケージ）　　　（商品パッケージ）

参考法令等➡「豆腐・納豆の原料大豆原産地表示に関するガイドライン」Ⅴ5
「豆腐・納豆の原料大豆原産地表示に関するガイドラインＱ＆Ａ（第2集）」（問25）

原料原産地表示（豆腐・納豆の原料大豆原産地表示に関するガイドライン）

Q 269 「農林水産省ガイドラインに基づく表示」である旨を記載する際に、何か注意事項はありますか？

A 一部でもガイドラインに基づいていない表示がある場合は、記載できません。

❶　ガイドラインでは、豆腐・納豆の製造業者等がガイドラインに基づいて表示をした場合に、そのことを消費者に効果的にPRすることができるよう、「農林水産省ガイドラインによる表示」である旨を記載することができることを明記しています。

❷　ただし、ガイドラインには、
(1) 一括表示部分等に記載する原料原産地表示
(2) 原料原産地表示を補完する表示
の両内容が含まれているので、「農林水産省ガイドラインによる表示」である旨の記載に当たっては、これらについて全てガイドラインに基づいた表示が行われていることが前提となります。一部でもガイドラインにのっとっていない表示を行っている場合には記載することができないことに注意が必要です。

参考法令等➡「豆腐・納豆の原料大豆原産地表示に関するガイドライン」Ⅴ6
「豆腐・納豆の原料大豆原産地表示に関するガイドラインＱ＆Ａ（第2集）」（問27）

第9 内容量

　内容量の表示は、計量法に定められており、同法第13条に指定されている商品（特定商品の販売に係る計量に関する政令第5条に掲げる特定商品）については、その規定に従って表示をします。特定商品以外のものは、食品表示基準により表示し、さらに公正競争規約等に規定があるものについては、それらの規定に従って表示します。

1 計量法の規定

　特定商品の販売の事業を行う者は、密封した特定商品に係る特定物象量（特定商品ごとに政令で定める物象の状態の量をいいます。）を法令計量単位により表示します。また、内容量を表示する者の氏名又は名称及び住所を付記しなければなりません。

①法定計量単位
- 計量法では、長さ、質量等といった「物象の状態の量」の計量単位を定めています。
- 食品の計量単位としては、質量にあってはグラム（g）又はキログラム（kg）、体積にあってはミリリットル（ml）又はリットル（L）が一般的です。

②特定商品の販売に係る計量
- 特定商品の販売者は、特定商品についてその特定物象量を法定計量単位により示して販売するときは、量目公差（誤差）を超えないように計量をしなければなりません。
- さらに、特定商品のうち、内容量表記を行う必要性が高い商品を密封して販売するときは、量目公差を超えないように計量をして、その容器包装に特定物象量を表記しなければなりません。
- 「密封」とは、商品を容器包装して、その容器包装又はこれらに付した封紙を破棄しなければ、当該物象の状態の量を増加し、又は減少することができないようにすることをいいます。

③量目公差（法律で認められている許容誤差）
- 量目公差は、実際の量が表示量に対して不足している場合に限り適用されます。したがって、内容量が表示量を超えている場合（過量）に係る量目公差は規定されていません。しかし、計量法第10条の規定により、法定計量単位による取引又は証明における計量をする者は、正確に計量をするよう努めなければならないとされています。このため、著しい過量については、計量法第10条に基づき、指導・勧告等の対象となりうるので、正確な計量に努めます。

④特定物象量を表記すべき特定商品

特定物象量を表記すべき特定商品は以下のとおりです。

特定商品	特定物象量
精米及び精麦	質量
豆類（未成熟のものを除く。）	質量
米粉、小麦粉その他の粉類	質量
でん粉	質量
野菜缶詰・瓶詰、トマト加工品、野菜ジュース	質量又は体積
果実漬物、冷凍食品（加工した果実）	質量
茶、コーヒー及びココアの調製品	質量
もち、オートミールその他の穀類加工品	質量
食肉（鯨肉を除く。）、冷凍食肉、食肉加工品	質量
はちみつ	質量
食塩、みそ、うま味調味料、風味調味料、カレールウ、食用植物油脂、ショートニング、マーガリン類	質量
ソース、めん類等のつゆ、焼き肉等のたれ、スープ	質量又は体積
しょうゆ、食酢	体積
即席しるこ及び即席ぜんざい	質量
粉末清涼飲料、つくだに、ふりかけ、ごま塩、洗いごま、すりごま、いりごま	質量
飲料（酒精飲料を含む。）	質量又は体積
あん、煮豆、きなこ、ピーナッツ製品、はるさめ	質量
野菜漬物（らっきょう漬以外の小切り又は細刻していない漬物を除く。）、冷凍食品（加工した野菜）	質量
きのこの加工品、乾燥野菜	質量
果実缶詰・瓶詰、ジャム、マーマレード、果実バター、乾燥果実	質量
砂糖（細工もの又はすき間なく直方体状に積み重ねて包装した角砂糖以外のもの）	質量
香辛料（破砕し、又は粉砕したもの）	質量
めん類（ゆでめん又はむしめん以外のもの）	質量
ビスケット類、米菓及びキャンデー（ナッツ類、クリーム、チョコレート等をはさみ、入れ、又は付けたものを除くものとし、1個3g未満のものに限る。）	質量
油菓子（1個3g未満のものに限る。）	質量
水ようかん（くり、ナッツ類等を入れたものを除くものとし、缶入りのものに限る。）	質量

プリン及びゼリー（缶入りのものに限る。）	質量
チョコレート（ナッツ類、キャンデー等を入れ、若しくは付けたもの又は細工ものを除く。）	質量
スナック菓子（ポップコーンを除く。）	質量
牛乳（脱脂乳を除く。）及び加工乳並びに乳製品（乳酸菌飲料を含み、アイスクリーム類を除く。）	質量又は体積
冷凍貝柱及び冷凍えび	質量
干しかずのこ、たづくり及び素干しえび	質量
魚（魚卵を含む。）、貝、いか、たこその他の水産動物（ほ乳類を除く。）を煮干しし、又はくん製したもの	質量
冷凍食品（貝、いか及びえびに限る。）	質量
たら又はたいのそぼろ又はでんぶ及びうにの加工品	質量
塩かずのこ、塩たらこ、すじこ、いくら及びキャビア	質量
水産物缶詰、魚肉ハム及び魚肉ソーセージ、節類及び削節類、塩辛製品並びにぬか、かす等に漬けた水産物	質量
海藻及びその加工品（生鮮のもの、冷蔵したもの、干しのり又はのりの加工品以外のもの）	質量
調理冷凍食品、チルド食品、レトルトパウチ食品及び調理食品缶詰・瓶詰	質量

2 特定物象量の表記方法（内容量の表示方法）

①特定商品

- 特定物象量を表す数字及び文字を、容器包装の見やすい箇所に見やすい大きさ及び色をもって表示します。
- 法定計量単位の記号を用いる場合には、グラム（g）、リットル（L）等法に規定する記号を用います。
- 特定物象量を表す数値が1万以上とならないような計量単位を用います。

②特定商品以外（「食品表示基準」による表示）

- 特定商品以外については、内容重量、内容体積又は内容数量を、それぞれグラム（g）・キログラム（kg）・ミリリットル（ml）・リットル（L）、個数等の単位で表示します。
- 固形物に充てん液を加え缶又は瓶に密封したもの（固形量の管理が困難なものを除く。）にあっては、内容量に代えて固形量及び内容総量を表示します。ただし、固形量と内容総量がおおむね同一の場合又は充てん液を加える主たる目的が内容物を保護するためである場合は、この限りではありません。
- 固形物に充てん液を加え缶及び瓶以外の容器包装に密封したもの（たけのこ、山菜などの野菜の水煮、こんにゃくなど）にあっては、内容量に代えて固形量を表示することが

できます。
- 特定商品、特定保健用食品及び機能性表示食品以外で内容量を外見上容易に識別できるものについては、省略することができます。「内容量を外見上容易に識別できる」とは、製品が容器包装された状態で、容器包装を開かずに、内容数量を外見から容易に判別することができる場合をいいます。

3 一括表示枠内の内容量表示の省略

- 内容量の表示は一括表示枠内に行うのが基本ですが、商品の主要面の目立つ位置に、その商品の一般的な名称と同じ視野に入るように表示する場合等は、一括表示部分以外に内容量を表示することができます。
- このような場合、一括表示枠内は「内容量」という事項名ごと省略することが可能ですが、内容量を大きな袋の隅に小さく表示するなど、主要面での表示が明瞭でない場合等は、一括表示枠内の内容量の表示は省略できません。

内容量

Q270 商品の一部について、表示どおりの内容量でなく不足してしまうのですが、計量法違反になりますか？

A 不足分が量目公差の範囲内であれば、違反にはなりません。

 計量法では、適正な計量の実施を確保するため、物象量による取引の量目誤差の許容範囲量（量目公差）を定めています。これは、正確に計量する努力をしても計量器自身が持っている誤差等により、どうしても避けられない計量誤差を認めたものです。

 この量目公差は、表示量に対して不足している場合に適用されるもので、例えば、「内容量350ml」の飲料の場合、2％の計量誤差が認められているため、実際の量が343mlであれば問題はなく、342mlの場合は計量法違反ということになります。

❸ なお、表示量に対して内容量が超過する場合については、過量側の量目公差は定められていないので違反にはなりませんが、極端な量目超過の場合は指導・勧告等がなされることがあります。

参考法令等➡「計量法」（平4.5.20法律第51号）第12・13条
　　　　　「特定商品の販売に係る計量に関する政令」（平5.7.9政令第249号）

内容量

Q271 通常の製品よりも増量した製品を期間限定のキャンペーンとして販売する場合、内容量はどのように表示したらよいですか？

A 通常製品の重量ではなく増量後の重量を内容量として表示する必要があります。

義務表示事項としての内容量の表示は、その製品の実際の内容量を表示する必要があるため、通常の製品より増量した製品にあっては増量後の内容量を表示します。

参考法令等➡「食品表示基準Q＆A」（加工-95）

内容量

Q272 包装紙やトレー、商品に添付される練りからしやたれ等は、内容量の表示をどのようにすればよいですか？

A 内容量には含めずに計量して、表示します。

 食品の販売において欠くことのできない包装紙やトレー、また、見栄えをよくするた

めの飾り付け品やサービスとして添付される練りからしやたれ等（風袋）は、内容量には含めず、商品とともに計量した場合は、これらの量を差し引くことになります。

❷ また、計量法上の内容量表記義務の対象となるもの（計量法第13条の特定商品）以外の商品を、個装紙包装する場合の内容量表記については、個装紙込みでないと衛生上等の理由から適正な計量ができない場合には、消費者の誤解を与えないように個装紙込みの表示量であることを明示すれば内容量の表示に代えることができます。

参考法令等➡「計量法における商品量目制度Q＆A集」（平30.4 経済産業省）（全般 -24）、（全般 -25）、（全般 -26）

内容量

 273 納豆等に添付するたれやからしの内容量は表示しなくてもよいですか？

 省略することができます。

　小袋の調味料等は、その商品の中では一般に付随的なものと考えられること、及び計量法においてその内容量の表示が義務付けられていないことから、食品表示基準でもその内容量の表示は省略しても差し支えありません。

　また、「納豆35g、たれ4ml、からし0.7g」等と、主となる食品に併せて表示しても差し支えありません。

参考法令等➡「食品表示基準Q＆A」（加工 -100）

内容量

 274 メープルシロップの内容量は、グラム（g）、ミリリットル（ml）のどちらで表示するのですか？

 グラム（g）又はキログラム（kg）で表示してください。

　メープルシロップ（かえで糖）の場合は、計量法に規定されている特定商品の砂糖の範疇に該当します。砂糖の場合は、特定物象量の単位が質量となっているので、グラム（g）又はキログラム（kg）の単位で表示してください。

参考法令等➡「計量法」（平 4 . 5 .20 法律第 51 号）第 12・13 条
　　　　　　「特定商品の販売に係る計量に関する政令」（平 5 . 7 . 9 政令第 249 号）
　　　　　　「計量法における商品量目制度Q＆A集」（平 30 . 4 経済産業省）参考資料（特定商品分類表）

> 内容量

Q 275 弁当、惣菜の内容量の表示は、内容重量をグラム単位で表示する必要があるのですか？

A 「1食」、「1人前」等と、数量で表示するか、外見上容易に識別できるものは表示を省略することができます。

 内容量を表示する場合には、内容重量で表示する方法のほかに、「1個」、「1食」、「1人前」等と、内容数量による表示も可能であり、また、内容量を外見上容易に識別できるものは、内容数量の表示を省略することも可能です。

❷ 弁当、おにぎり、サンドイッチ、惣菜などは、一般的には、「1食」、「1人前」であることや個数が外見上容易に識別できることから、内容数量の表示は省略が可能です。

❸ ただし、惣菜のうち、つくだ煮や煮豆などのように、計量法の特定商品については、内容量の表示を省略することができないので、計量法の規定により質量で表示する必要があります。

参考法令等 ➡「食品表示基準Q＆A」別添　弁当・惣菜に係る表示（弁当 -14）

> 内容量

Q 276 内容量の表示義務がある特定商品「チルド食品」は具体的にどのような商品をいうのですか？

A 「ハンバーグ」、「ミートボール」、「ギョウザ」、「シュウマイ」及び「春巻」の5品目が該当します。

内容量の表示義務がある特定商品「チルド食品」（「特定商品の販売に係る計量に関する政令」第5条第15号）は、日本標準商品分類における「チルド食品」（7532）の細分類である「ハンバーグ」（75321）、「ミートボール」（75322）、「ギョウザ」（75323）、「シュウマイ」（75324）及び「春巻」（75325）の5品目に限定されます（「その他のチルド食品」（75329）は、内容量の表示義務がある特定商品には該当しません。ただし、ぱおずは「ギョウザ」（75323）に含まれます。）。

また、チルドのハンバーグ、ミートボール、ギョウザ、シュウマイ及び春巻の定義については、食品表示基準別表第3に規定される内容と同じです。

なお、特定商品「チルド食品」の管理温度帯として明示できるものは特にありません。チルドの定義（温度帯）については業界や分野によって様々な解釈・運用がされており、例えば－5℃～＋5℃あるいは0℃～10℃で冷蔵されているものを、いずれも特定商品の「チルド食品」と解釈して差し支えありませんが、その対象品目は上記のとおり5品目に限定されます。

参考法令等 ➡「計量法における商品量目制度Q＆A集」（平 30.4 経済産業省）（分類 -46）

`内容量`

Q 277 特定商品の詰め合わせ商品（同一商品）の内容量表示はどのように行えばよいですか？

A 特定物象量で内容総量を表示してください。

外箱に、特定物象量（質量、体積又は面積）で内容総量を表示してください。また、内容総量と併記されるのであれば、「○○ g ×△△袋」等の表示も可能です。

（例）内容量　300g（30g × 10 袋）

なお、個々の商品がばら売りされる可能性があるのであれば、個々の商品にもその内容量表示が必要です（ヨーグルトなどの○○個パック詰め商品についても、同様の表示が必要となります。）。

参考法令等➡「計量法における商品量目制度Q＆A集」（平 30.4 経済産業省）（全般 -35）

`内容量`

Q 278 内容量を表示したうえで個数を併記する場合、内容個数に幅をもたせた表示はできますか？

A 内容量の表示を満たしたうえであれば、差し支えありません。

例えば、内容重量で管理すると個数が一定にならない製品（例えば1kgパック）について、内容量を「1kg（○～○個入り）」と、重量に個数を併記する場合には、内容個数に幅をもたせた表示ができます。

参考法令等➡「食品表示基準Q＆A」（加工 -101）

`内容量`

Q 279 一括表示枠内に内容量を表示したうえで、括弧を付して「220g（1人前）」と表示することはできますか？

A 可能です。

内容量の表示を満たしたうえで、消費者に誤認を与えない範囲であれば差し支えありません。なお、1人前が何グラムかの基準はないので、社会通念上の判断で表示してください。

参考法令等➡「計量法」（平 4.5.20 法律第 51 号）第 12・13 条

「特定商品の販売に係る計量に関する政令」(平5.7.9政令第249号)

内容量

Q 280 内容量にばらつきがあるのですが、どれも400gを満たしていれば、「400g以上」と表示することはできますか？

A できませんので、「400g」と表示してください。

　内容量が超過する場合について、過量側の量目公差は定められていないので、内容量が表示量を超えていても極端な超過の場合を除いて問題にはなりません。

　しかし、「○○以上」の表示は、計量法、食品表示基準ともに認められていないので、この場合は、「400g」と表示してください。

参考法令等➡「計量法」(平4.5.20法律第51号) 第12・13条
　　　　　「特定商品の販売に係る計量に関する政令」(平5.7.9政令第249号)

内容量

Q 281 特定商品の内容量表示において、「標準○○g」、「約○○g」、「平均○個入り」という表示はできますか？

A 特定商品の特定物象量（質量、体積又は面積）の表示を行う際、「標準」、「約」、「ほぼ」等の曖昧な表現を併記することはできません。

参考法令等➡「計量法における商品量目制度Q＆A集」(平30.4経済産業省)（全般-30)

内容量

Q 282 どのような場合に、一括表示部分の内容量の表示を省略することができますか？

A

❶　内容量については、「○○g」、「○○ml」のように単位を明記して、商品の主要面に一般的な名称と同じ視野に入るように表示すれば、一括表示部分の内容量の表示（「内容量」という事項名ごと）を省略することができます。ただし、主要面での表示が明瞭でない場合には、一括表示部分の内容量の表示は省略できません（計量法に基づく特定商品に該当せず、内容量を外見上容易に識別できるものにあっては、内容量の表示自体を省略することもできます。)。

❷ また、商品名が一般的名称とは認められず、名称に代えることができない場合には、内容量が商品の主要面に表示されていても名称と同じ面に表示しているとは認められないので、一括表示部分に名称とともに内容量の表示が必要です。

【名称、内容量の省略の可否の整理】

主要面への表示	一括表示部分への表示省略の可否	
	名称	内容量
名称＋内容量を主要面に表示	可	可
名称のみ主要面に表示	可	不可
内容量のみ主要面に表示（商品名が名称に代えることができない場合も同じ。）	不可	不可

参考法令等➡「食品表示基準Q＆A」（加工 -167）

第10 期限表示・保存方法

　食品の日付表示については、品質の劣化速度に応じて「消費期限」又は「賞味期限」の用語を使用して表示します。

1 用語と定義

● 食品の品質の劣化速度により、次のとおり区別されています。表示される期限は包装を開封する前の期限です。

期限表示の用語と定義

用語	定義
賞味期限	定められた方法により保存した場合において、期待される全ての品質の保持が十分に可能であると認められる期限を示す年月日をいう。ただし、当該期限を超えた場合であっても、これらの品質が保持されていることがあるものとする。
	【対象】　スナック菓子、即席めん類、缶詰、牛乳、乳製品等
消費期限	定められた方法により保存した場合において、腐敗、変敗その他の品質（状態）の劣化に伴い安全性を欠くこととなるおそれがないと認められる期限を示す年月日をいう。
	【対象】　弁当、調理パン、そうざい、生菓子類、食肉、生めん類等

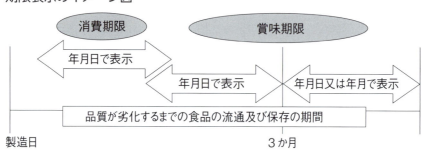

期限表示のイメージ図

● 賞味期限の定義に「ただし、当該期限を超えた場合であっても、これらの品質が保持されていることがあるものとする。」とあるのは、賞味期限を過ぎた食品でも、直ちに衛生上の危害が生じるわけではなく、期限切れの食品を表示された期日以降は食べられないものとして捨てられることが多いため、食品資源の有効活用の観点から、消費者への啓発の意味も含めて規定されています。

2 期限表示の方法

　期限表示は、一括表示枠内に、「賞味期限」又は「消費期限」の文字を冠し、次の例に

示すように、その年月日又は年月を表示します。

① 製造から消費期限又は賞味期限までの期間が3か月以内の場合
　　ア　平成30年9月1日　　イ　30.9.1　　ウ　30.09.01
　　エ　2018年9月1日　　　オ　2018.9.1　　カ　18.9.1
　　キ　18.09.01
② ①による表示が困難な場合は、年、月、日をそれぞれ2桁（西暦年の場合は末尾2桁）ずつで表示することができます。また、西暦年の場合、ウのように西暦年と月日の2桁で表示することもできます。
　　ア　180901　　イ　300901　　ウ　20180901
③ 製造から賞味期限までの期間が3か月を超える場合（年月の表示をもって年月日の表示に代えることができます。）
　　ア　平成30年9月　　イ　30.9　　ウ　30.09　　エ　2018年9月
　　オ　2018.9　　　　カ　18.9　　キ　18.09
　　※この場合、賞味期限の日が属する月の前月の年月を表示します。ただし、その日が月の末日である場合は当該年月を表示することができます。
④ ③による表示が困難と認められる場合
　　ア　3009　　イ　1809

● 一括表示枠内に表示することが困難と認められる場合には、一括表示枠内の欄に「消費期限　この面の上部に表示」等と表示箇所を指定する方法で、年月日を単独で表示することができます。
● 上記の場合、「枠外に表示」や「別途表示」では、表示箇所を正しく示しているとはいえませんので、具体的に表示箇所を明示して表示してください。併せて、表示箇所の印字の色を背景の色と対照的な色とすること、消えにくい印字とすることに留意してください。
● 製造年月日については、賞味期限等必要な期限表示を適切に行ったうえで、消費者への情報提供として、任意で表示することは差し支えありません（一括表示の枠内・枠外どちらにおいても表示することができます。）。

3　期限表示の省略

　品質の変化が極めて少ないものとして、次に掲げるものについては、期限の表示を省略することができます。

①でん粉　②チューインガム　③冷菓　④砂糖　⑤アイスクリーム類　⑤食塩及びうま味調味料　⑦酒類　⑧飲料水及び清涼飲料水（ガラス瓶入りのもの（紙栓を付けたものを除く。）又はポリエチレン製容器入りのものに限る。）　⑨氷

4 適正な期限の設定

- 期限の設定については、その食品の品質保持に関する情報を把握している者が設定すべきですので、輸入品以外は製造業者、加工業者又は販売業者が設定します。
- 輸入品の期限設定については、輸入業者が行います。
- 期限の設定は、食品の特性に応じて、微生物試験、理化学試験、官能試験の結果等に基づき、科学的・合理的に行います。なお、輸入品については、必要に応じてその輸送保管上の特性も考慮して期限を設定する必要があることに留意してください。
- 賞味期限の設定に当たっては、十分に余裕をもって設定します。

※期限の設定については、「食品の表示に関する共同会議」における議論を踏まえ、食品全般に共通する客観的なガイドラインとして、厚生労働省と農林水産省が共同で「食品期限表示の設定のためのガイドライン」を作成しています。

5 保存方法

賞味期限等の期限表示は、定められた方法により保存することを前提としていますので、期限表示に併せて保存の方法を、その製品の特性に従って、具体的に表示します。

「10℃以下で保存」
「直射日光を避け、常温で保存してください」
「常温で保存してください」等

- 食品衛生法により保存基準が定められている食品は、その基準に合う保存の方法を具体的かつ平易な用語により表示します。
- 常温で保存するものにあっては、常温で保存する旨を省略することができます。
- 常温で保存するものでも、表示された期限に影響を与える温度以外の保存条件がある場合（「直射日光を避ける」旨等）は、その保存条件を、保存方法として表示しなければなりません。
- 乳及び乳製品のうち、常温保存可能品については、「常温保存可能である旨」の表示をしなければなりません。
- 期限表示の省略と同様、品質の変化が極めて少ないものについては、保存方法の表示を省略することができます。省略可能な食品の範囲は、期限表示の場合と同様です。

- 保存方法の表示は、期限表示にできる限り近接して表示します。期限表示について表示箇所を指定する方法で表示した場合には、保存方法についても表示箇所を指定して表示すれば賞味期限の表示箇所に近接して表示することができます。

期限表示・保存方法

Q283 食塩は、賞味期限及び保存方法の表示が省略できる品目ですが、他の食品原料や添加物を混ぜ合わせた場合でも、期限及び保存方法の表示は省略することができますか？

A 食塩は、その特性から長期間の保存に耐えうるものとして、期限表示及び保存方法の表示が省略できることになっています。ただし、食品原料や添加物を混ぜ合わせることで保存性が低下するような場合には、期限表示及び保存方法を表示する必要があります。

参考法令等➡「食品表示基準Q＆A」（加工-165）

期限表示・保存方法

Q284 期限表示にロット番号や工場記号などを併記することはできますか？

A 期限表示が明らかに分かるように表示すれば、差し支えありません。

❶ ロット番号、工場記号、その他の記号を期限表示に併記する場合は、次の例のように、期限表示が明らかに分かるように表示すれば、差し支えありません。

> 例　【誤った例】
> 「180901 A 63」
> 「賞味期限：18．9．01 LOTA63」
> 「賞味期限：18．9．1 A63」
> 【正しい例】
> 「消費期限：2018年9月1日A 63」
> 「賞味期限：18．09．01　LOT A 63」
> 「賞味期限：18．9．1／A 63」

❷ また、例えば「賞味期限の印字は左から西暦の下2ケタ、月、日の順に記載しています」と注意書で表示するような工夫も有効です。

参考法令等➡「食品表示基準Q＆A」（加工-25）

期限表示・保存方法

Q285 記載箇所を指定する方法で、年月日を単独で期限表示をする場合、製造所固有記号、ロット番号、その他の記号を併記しても

よいですか？

【一括表示部分】		【記載部分（缶底）】
⋮ 賞味期限 保存方法 製　造　者	⋮ 缶底上段の左側に年月で記載 直射日光を避けて常温で保存 ○○食品株式会社 埼玉県所沢市○○町○-○ 製造所固有記号は缶底上段の右側に記載	18.12／＋ABC Lot.　1 ＊「ABC」は製造所固有記号

A 「製造所固有記号は○○に記載」と具体的に記載箇所を指定する方法であれば、併記して差し支えありません。

 製造所固有記号の表示については、製造者名又は販売者名の次に連記することを原則としており、Qの例のように、製造者名又は販売者名の次に、当該記号の記載箇所を明記し、かつ、原則として、当該記号が製造所固有の記号である旨を明記すれば、容器包装の形態等から判断して、連記しなくとも差し支えありません。

 その際、製造所固有記号に加え、これとまぎらわしいロット番号等その他の記号を併記する場合にあっては、「製造所固有記号は○○に記載」と、具体的に記載箇所を指定する方法で表示する必要があります。

参考法令等➡「食品表示基準Q&A」（加工-26）

期限表示・保存方法

Q 286 賞味期限が2018年8月25日の場合、「2018／8／25」のように、斜線（スラッシュ）を用いて表示してもよいですか？

A 望ましいとはいえません。

期限表示について、食品表示基準では、西暦であれば「2018年8月25日」、「2018．8．25」、「18．8．25」、「18．08．25」、「180825」、「20180825」のように表示するよう規定されていますが、斜線を使用して年月日を表示する方法については規定されていません。

「18．08．25／A63」のように、期限表示とロット番号や製造所固有記号等を併記して表示する際に斜線を使用することは認められていますが、年月日の区切りまで斜線を使用して表示すると、消費者等にとって分かりづらくなることから、年月日の区切りまで斜線を使用することは望ましいとはいえません。

参考法令等➡「食品表示基準Q&A」（加工-25）

期限表示・保存方法

 Q287 製造年月日を記載したうえで、「消費期限：製造日から 3 日間」、「賞味期限：製造日から 1 か月間」等と表示してもよいですか？

 A 認められていないため、定められた方法で表示してください。

　Qの例の表示は認められていないので、それぞれ「消費期限：2018 年 9 月 1 日」、「賞味期限：2018 年 9 月 1 日」等と、定められた方法で表示してください。

　なお、製造年月日のみを表示することは認められませんが、必要な期限表示を適切に行ったうえで、任意で製造年月日を表示することは差し支えありません。ただし、消費者の誤認が生じないように、事項名を明らかにして表示してください。

参考法令等➡「食品表示基準Q＆A」（加工 -27）

期限表示・保存方法

 Q288 消費期限又は賞味期限の用語の意味が、必ずしも消費者にとって分かりやすくないので、説明を附記してもよいですか？

 A 事業者が任意で、消費期限又は賞味期限の用語の説明を表示しても構いません。

　食品の期限表示については、消費者が意味を正しく理解することが重要であるため、消費期限又は賞味期限の用語の意味について、分かりやすく表示することは、消費者への情報提供の観点から適切であると考えます。

> **例** 消費期限（期限を過ぎたら食べないようにしてください。）：2018 年 9 月 1 日
> 消費期限：2018 年 9 月 1 日までに食べきってください。
> 賞味期限（美味しく食べることのできる期限です。）：2018 年 9 月 30 日
> 賞味期限（期限を過ぎても、すぐに食べられないということではありません。）：2018 年 10 月 10 日
> 賞味期限：2018 年 10 月 10 日頃までおいしく召し上がれます。

参考法令等➡「食品表示基準Q＆A」（加工 -31）

期限表示・保存方法

 Q289 賞味期限が 3 か月を超える場合の期限表示は、年月による表示が認められていますが、品質保持の期間が 100 日の食品を 9 月 10 日に製造すると、その賞味期限は 12 月 18 日となりますが、年月で表示する場合、11 月、12 月のどちらで表示すべきですか？

賞味期限が 12 月 18 日の場合は、11 月と表示します。

　年月をもって賞味期限を表示する場合、期限は月末までと解されることから、12 月と表示した場合、賞味期限は 12 月 31 日を示すこととなり、12 月 18 日を超えることになるので不適切です。Q の場合については、18 日は切り捨てて 11 月と表示します。

　このように、製造又は加工の日から賞味期限までの期間が 3 か月を超える場合であって、賞味期限である旨の文字を冠したその年月の表示をもって、その年月日の表示に代えるときは、その日の属する月の前月の年月で表示します。ただし、賞味期限が、月の末日である場合においては、この限りではありません。

> 例　「賞味期限：2018 年 12 月 18 日」　→　「賞味期限：2018 年 11 月」
> 　　「賞味期限：2018 年 12 月 31 日」　→　「賞味期限：2018 年 12 月」
> 　　※ 12 月 31 日は月の末日であることから、「12 月」の表示が可能

参考法令等 ➡ 「食品表示基準 Q&A」（加工 -28）

期限表示・保存方法

Q 290　「弁当及びそうざいの衛生規範」に「弁当にあっては、調理時間まで記載すること。」との記載がありますが、これらの食品に消費期限を表示する場合、消費期限を「日」まででなく「時間」まで表示する必要があるのですか？

弁当など品質の劣化が早いものにあっては、「時間」まで表示することが望ましいです。

　食品表示基準では、消費期限の日付の表示を義務付けており、「時間」までの表示は義務付けていませんが、品質（状態）の劣化が特に早い弁当の類にあっては、「年月日」に加えて、必要に応じて「時間」まで表示することが望まれています。

参考法令等 ➡ 「食品表示基準 Q&A」別添　弁当・惣菜に係る表示（弁当 - 2）

期限表示・保存方法

Q 291　原産国において、既に①～③のように期限表示されている食品の場合は、食品表示基準に基づく表示が記載されているとみなしてよいですか？

① 　Before　End　APR. 18
② 　04-18
③ 　14. 11. 2018

食品表示基準に基づいて表示されているとはみなされないため、適正な表示に改める必要があります。

　表示事項の記載は、邦文をもって当該食品の購入者又は使用者が読みやすく、理解しやすい用語により正確に行わなければなりません。①～③の例に示された表示は、消費期限又は賞味期限を表す旨の文字もなく、日付も「年→月→日」以外の順で表記されており、日本の習慣に馴染みが薄いものであることから、輸入業者が責任を持って、適正な表示に改める必要があります。

参考法令等➡「食品表示基準Q＆A」（加工 -30）

期限表示・保存方法

 292 賞味期限が異なる商品を詰め合わせて外装に表示して販売する場合、賞味期限の欄には期限が早い日付のみ表示すればよいですか？

 詰め合わせた商品の中で、一番期限の早い日付で表示することができます。

　期限が異なる商品を詰め合わせて販売する場合の期限表示の方法については、詰め合わせた商品の中で一番期限の早い日付で表示することができます。また、消費者へのより正確な情報提供という観点から、全ての商品の日付を表示しても構いません。

　ただし、それぞれの商品に個別に期限表示がされていても、中身が透けて表示を見ることができる場合を除いて、外箱（外装）に上記のどちらかの方法で期限表示を記載してください。

参考法令等➡「食品表示基準Q＆A」（加工 -36）

期限表示・保存方法

 293 期限の設定をするのは誰ですか？

　期限の設定は、食品等の特性、品質変化の要因や原材料の衛生状態、製造・加工時の衛生管理の状態、保存状態等の諸要素を勘案し、科学的、合理的に行う必要があります。したがって、次表のとおり、当該食品についての情報を一番よく把握している者が責任を持って期限を設定して表示します。

期限の設定者

	期限の設定者
輸入食品以外の食品	製造（加工）者、販売業者（製造者との合意等により代わって表示をする場合）
輸入食品	輸入業者

　また、食品等への表示は、期限表示に限らず、これらを販売する食品関連事業者等のうち、表示内容に責任を有する者（表示責任者）が行うものです。したがって、表示責任者においては、設定する期限について自ら責任を持っていることを認識する必要があります。

　したがって、各食品事業者においては、このような事情を十分認識し、適正な表示を行うことはもちろん、「賞味期限」を過ぎた食品の取り扱い等について消費者からの問い合わせがあった場合には、できる限り正確な情報提供に努め、適切な対応をとることが必要です。

参考法令等 ➡「食品表示基準Q＆A」（加工 –16）

期限表示・保存方法

Q 294 客観的な期限の設定は、どのような根拠に基づいて行えばよいのですか？

A 微生物試験、理化学試験、官能試験等を含め、科学的合理的な根拠に基づいて期限を設定します。

❶　期限の設定を適切に行うためには、食品等の特性、品質変化の要因や製造時の衛生管理の状態、原材料の衛生状態、保存状態等の当該食品に関する知見や情報を有している必要があることから、食品関連事業者（表示義務者）が期限の設定を行います。

❷　このため、食品関連事業者は、客観的な期限の設定のために、微生物試験、理化学試験、官能試験等を含め、商品の開発・営業等により蓄積した経験や知識等を有効に活用し、科学的・合理的な根拠に基づいて期限を設定することが必要です。

❸　なお、食品全般に共通したガイドラインとして、厚生労働省と農林水産省が作成した「食品期限表示の設定のためのガイドライン」を参考にするほか、一部の業界団体等において自主的に作成されたガイドラインなどを活用することが望まれます。

食品期限表示設定のためのガイドライン（抜粋）

> 2　期限表示設定の基本的な考え方
> (1)　食品の特性に配慮した客観的な項目（指標）の設定
> 　ア　期限表示が必要な食品は、生鮮食品から加工食品までその対象が多岐にわたるため、個々の食品の特性に十分配慮した上で、食品の安全性や品質等を的確に評価するための客観的な項目（指標）に基づき、期限を設定する必要がある。

イ　客観的な項目（指標）とは、「理化学試験」、「微生物試験」等において数値化することが可能な項目（指標）のことである。ただし、一般に主観的な項目（指標）と考えられる「官能検査」における「色」、「風味」等であっても、その項目（指標）が適切にコントロールされた条件下で、適切な被験者により的確な手法によって実施され数値化された場合は、主観の積み重ねである「経験（値）」とは異なり、客観的な項目とすることが可能と判断される。
　　ウ　これらの項目（指標）に基づいて設定する場合であっても、結果の信頼性と妥当性が確保される条件に基づいて実施されなければ、客観性は担保されない。
　　エ　各々の試験及び項目（指標）の特性を知り、それらを総合的に判断し、期限設定を行わなければならない。
　　オ　なお、食品の特性として、例えば１年を超えるなど長期間にわたり品質が保持される食品については、品質が保持されなくなるまで試験（検査）を強いることは現実的でないことから、設定する期限内での品質が保持されていることを確認することにより、その範囲内であれば合理的な根拠とすることが可能であると考えられる。
(2)　食品の特性に応じた「安全係数」の設定
　　ア　食品の特性に応じ、設定された期限に対して１未満の係数（安全係数）をかけて、客観的な項目（指標）において得られた期限よりも短い期間を設定することが基本である。
　　　　なお、設定された期間については、時間単位で設定することも可能であると考えられることから、結果として安全係数をかける前と後の期限が同一日になることもある。
　　イ　例えば、品質が急速に劣化しやすい「消費期限」が表記される食品については、特性の一つとして品質が急速に劣化しやすいことを考慮し期限が設定されるべきである。
　　ウ　また、個々の包装単位まで検査を実施すること等については、現実的に困難な状況が想定されることから、そういった観点からも「安全係数」を考慮した期限を設定することが現実的であると考えられる。
(3)　特性が類似している食品に関する期限の設定
　　本来、個々の食品ごとに試験・検査を行い、科学的・合理的に期限を設定すべきであるが、商品アイテムが膨大であること、商品サイクルが早いといった食品を取り巻く現状を考慮すると、個々の食品ごとに試験・検査をすることは現実的でないと考えられる。食品の特性等を十分に考慮した上で、その特性が類似している食品の試験・検査結果等を参考にすることにより、期限を設定することも可能であると考えられる。
(4)　情報の提供
　　期限表示を行う製造者等は、期限設定の設定根拠に関する資料等を整備・保管し、消費者等から求められたときには情報提供するよう努めるべきである。

（参考１）代表的な試験について
理化学試験
　食品の製造日からの品質劣化を理化学的分析法により評価するものである。食品の特性に応じて各食品の性状を反映する指標を選択し、その指標を測定することにより、賞味期限の設定を判断するものである。
　一般的な指標としては、「粘度」、「濁度」、「比重」、「過酸化物価」、「酸価」、「pH」、「酸度」、「栄養成分」、「糖度」等が挙げられる。これらの指標は客観的な指標（数値）として表現することが可能であり、食品の特性に応じて、合理的・科学的な根拠として有用とな

ると捉えられる。これらの指標を利用して、製造日の測定値と製造日以後の測定値とを比較検討することで、普遍的に品質劣化を判断することが可能である。

微生物試験

食品の製造日からの品質劣化を微生物学的に評価するものである。その際、食品の種類、製造方法、また、温度、時間、包装などの保存条件に応じて、効果的な評価の期待できる微生物学的指標を選択する必要がある。

一般的指標としては、「一般生菌数」、「大腸菌群数」、「大腸菌数」、「低温細菌残存の有無」、「芽胞菌の残存の有無」等が挙げられる。これらの指標は客観的な指標（数値）として表現されることが可能であり、合理的・科学的な根拠として有用であると捉えられる。

しかしながら、この場合には、食品の種類等により許容可能な数値は異なることを考慮する必要がある。

官能検査

食品の性質を人間の視覚・味覚・嗅覚などの感覚を通して、それぞれの手法にのっとった一定の条件下で評価するものである。測定機器を利用した試験と比べて、誤差が生じる可能性が高く、また、結果の再現性も体調、時間帯などの多くの要因により影響を受ける。しかし、指標に対して適当な機器測定法が開発されていない場合や、測定機器よりも人間の方が感度が高い場合等に、有効利用され得る。得られたデータの信頼性と妥当性を高くするためには、適切にコントロールされた条件下で、適切な被験者による的確な手法により実施され、統計学的手法を用いた解析により結果を導くように留意しなければならない。

参考法令等➡「食品表示基準Q＆A」（加工 -17）、（加工 -18）

期限表示・保存方法

Q 295　加工食品に賞味期限を設定する場合、安全係数についてはどう設定すればよいですか？

A　「0.8」以上を目安に設定してください。

❶ 客観的な項目（指標）に基づいて得られた期限に対して、一定の安全をみて、食品の特性に応じ、1未満の係数（安全係数）を掛けて期間を設定することが基本です。

なお、安全係数は、個々の商品の品質のばらつきや商品の付帯環境などを勘案して設定されますが、これらの変動が少ないと考えられるものについては、0.8以上を目安に設定することが望ましいと考えます。

❷ また、食品ロスを削減する観点からも、過度に低い安全係数を設定することは望ましくありません。

過度に低い安全係数で期限を設定した後、在庫を解消するために、期限の貼替えを行い、消費者に誤解を与えた事例もあることから、適切な安全係数を設定することが重要です。

参考法令等➡「食品表示基準Q＆A」（加工 -22）

期限表示・保存方法

 296 輸入食品において、期限表示を行う際に注意する点について教えてください。

　輸入食品について、期限表示を行うのは輸入業者ですが、輸入時に原産国において我が国の法令に基づく期限表示がされていない輸入食品等については、輸入業者が、国外の製造業者が設定する期限等を基本に、当該食品等の期限の設定に必要な情報について製造業者等への確認を行うとともに、微生物試験や理化学試験及び官能試験を実施することにより、科学的な根拠に基づいた適切な期限を設定し、自らの責任において期限表示を行うことが必要です。

　また、輸入時にすでに我が国の法令に基づく期限表示がされている食品等についても、輸入業者が当該食品等に表示されている期限表示の設定根拠等について国外の製造業者等から十分聴取し、把握する必要があります。

　なお、輸入食品については、必要に応じてその輸送保管上の特性も考慮して期限を設定する必要があることに留意してください。

参考法令等➡「食品表示基準Q＆A」（加工-21）

期限表示・保存方法

 297 製造業者の設定した賞味期限を、販売業者が保存条件を変えることにより変更する場合、表示はどのように行えばよいですか？

 新たな期限を改めて設定し、適切に表示し直します。

　流通段階で適切に保存方法を変更したものであって、期限表示の変更が必要となる場合は、適正な表示を確保する観点から、変更された保存方法及びこれに基づく新たな期限を改めて設定し、適切に表示し直さなければなりません。なお、流通段階で食品を凍結する場合にあっては、食品等の製造業者等が責任を持って温度管理を実施すること等により、食品等の衛生上の危害を防止することが望まれます。

　また、保存温度を変更した理由が消費者に分かるように注意事項として表示することにより、誤解が生じないよう注意する必要があります。

　なお、期限の再設定が科学的、合理的根拠をもって適正かつ客観的に行われた場合には、ラベルを張り替える行為自体が法令違反となることはありません。

参考法令等➡「食品表示基準Q＆A」（加工-40）

期限表示・保存方法

Q298 表示された期限を過ぎた食品を販売してもよいですか？

A 消費期限が過ぎた食品を販売することは厳に慎んでください。

❶ 食品等の販売が禁止されるのは、当該食品等が食品衛生法上の問題がある場合、具体的には食品衛生法第6条〜第10条、第11条、第19条等に違反している場合ですので、仮に表示された期限を過ぎたとしても、当該食品が衛生上の危害を及ぼすおそれのないものであれば、これを販売することが食品衛生法により一律に禁止されるとはいえません。

❷ しかし、食品衛生を確保するためには、消費期限及び賞味期限のそれぞれの趣旨を踏まえた取扱いが必要です。

消費期限については、この期限を過ぎた食品については、飲食に供することを避けるべき性格のものであり、これを販売することは厳に慎むべきものです。

また、賞味期限については、期限を過ぎたからといって直ちに食品衛生上の問題が生じるものではありませんが、期限内に消費されるよう販売することが望まれます。

参考法令等➡「食品表示基準Q＆A」（加工 -38）

期限表示・保存方法

Q299 科学的な根拠に基づき設定された期限を超えた期限を表示した場合の食品表示法上の取扱いはどうなりますか？

A 公衆衛生に危害を及ぼすようなおそれがある場合には、食品衛生法上の禁止表示に該当します。

❶ 期限表示は、食品表示法の食品表示基準に従って行われるべきものであり、消費期限及び賞味期限それぞれの定義に沿って表示されなければ適切な表示とはいえません。

❷ また、科学的な根拠に基づいて設定された期限を超えて表示を行った場合で、公衆衛生に危害を及ぼすようなおそれがある場合には、食品衛生法第20条で禁止されている「公衆衛生に危害を及ぼす虞のある虚偽の又は誇大な表示」に該当することになりますので注意してください。

参考法令等➡「食品表示基準Q＆A」（加工 -45）

期限表示・保存方法

 300 期限表示に加え、「お早めにお召し上がりください。」との表示を併記してもよいですか？

 差し支えありません。

　製造業者が、期限の最終日に食されるより、早い段階で食される方がよりおいしいとの事情等から、「使用上の注意」の事項名を表示したうえで、「お早めにお召し上がりください。」と表示することは、差し支えありません。

　また、「開封後は○日以内にお召し上がりください。」等と、製造業者が自主的に個々の食品の特性に従って、開封後の期限表示を表示することも、「開封後の賞味期限」の事項名を表示したうえで行うのであれば、差し支えありません。

参考法令等➡「食品表示基準Q＆A」（加工-33）、（加工-272）

期限表示・保存方法

 301 一括表示の保存方法の欄に、「開封後はお早めにお召し上がりください。」のような使用上の注意に関する表示を追加して記載してもよいですか？

 事項名を明記して表示するのであれば、差し支えありません。

　「保存方法」と「開封後の取扱い」は、表示内容が異なるため、誤認が生じないように、それぞれの事項名を明らかに記載したうえで表示してください。

参考法令等➡「食品表示基準Q＆A」（加工-33）、（加工-272）

期限表示・保存方法

 302 レトルトパウチ食品と、いわゆる気密性のある容器包装詰食品において、保存方法の表示で注意する点を教えてください。

A　レトルトパウチ食品以外の気密性のある容器包装詰めの商品については、「冷蔵を要する食品である旨」を表示する必要があります。

❶　レトルトパウチ食品の場合、常温で流通、保存ができるように、容器包装には合成樹脂フィルムやこれとアルミはくなどを貼り合わせた遮光性を有する材質のものが用いられており、製造については内容物を詰めて熱溶融により密封し、加圧加熱殺菌が行われています。

❷ レトルトパウチ食品には、食品表示基準において、「気密性容器に密封し、加圧加熱殺菌」との殺菌方法と、「レトルトパウチ食品である旨」の表示が義務付けられています。

❸ レトルトパウチ食品の保存方法の表示については、常温保存が可能なことから、「直射日光を避け、常温で保存してください。」等と表示するか、若しくは省略することもできます。

❹ 一方、気密性のある合成樹脂の包装を用いてはいるものの、加圧加熱殺菌していない食品（レトルトパウチ食品の定義に該当しないもの）、すなわち食品表示基準において「容器包装に密封された常温で流通する食品（清涼飲料水、食肉製品、鯨肉製品及び魚肉練り製品を除く。）のうち、水素イオン指数が4.6を超え、かつ、水分活性が0.94を超え、かつ、その中心部の温度を摂氏120℃で4分間に満たない条件で加熱殺菌されたものであって、ボツリヌス菌を原因とする食中毒の発生を防止するために摂氏10℃以下での保存を要するもの」については、製造から流通、消費に至るまでの一定の温度管理が必要になるため、容器包装の表面に「冷蔵を要する食品である旨」を分かりやすい大きさ（おおむね20ポイント以上）で、色彩、場所等を工夫して明確に表示する必要があります。

参考法令等➡「食品表示基準について」（加工食品）1⑭⑧

第11 食品関連事業者・製造所等

　食品を販売する場合、当該商品に対する消費者等の問合せ等に対応するため、食品関連事業者のうち表示内容に責任を有する者の氏名又は名称及び住所を表示する必要があります。

　また、表示責任者に加えて、公衆衛生上の危害発生・拡大防止の観点から「製造所又は加工所の所在地及び製造者又は加工者の氏名又は名称」（製造所等の所在地及び製造者等の氏名又は名称）の表示も必要であり、この表示事項は、当該食品における「製造」又は「加工」の行為の違い、輸入品などに応じて、次のいずれかにより表示します。

①　「加工」行為を行った者は、加工所の所在地及び加工者の氏名又は名称
②　「加工」行為以外を行った者は、製造所の所在地及び製造者の氏名又は名称
③　輸入品にあっては、輸入業者の営業所所在地及び輸入業者の氏名又は名称
④　乳にあっては、乳処理場（特別牛乳にあっては、特別牛乳搾取処理場）の所在地及び乳処理業者（特別牛乳にあっては、特別牛乳搾取処理業者）の氏名又は名称

　なお、表示責任者の氏名又は名称及び住所と製造所等の所在地及び製造者等の氏名又は名称が同一の場合、「製造所等の所在地及び製造者等の氏名又は名称」の表示は省略することができます。

1 食品関連事業者の表示

- 食品関連事業者のうち表示内容に責任を有する者の氏名又は名称及び住所を表示します。
- 事項名については、表示内容に責任を有する者が、製品の製造業者である場合は「製造者」、加工業者である場合は「加工者」、輸入業者である場合は「輸入者」と表示することが基本です。
- 製造業者、加工業者又は輸入業者との合意等により、これらの者に代わって販売業者が表示することも可能です。この場合、事項名は「販売者」となります。
- なお、消費者からの問合せ等に応答できる者の氏名又は名称及び住所であれば、法人の場合、必ずしも法人登記されている名称又は住所である必要はありません。

2 製造所等の所在地及び製造者等の氏名又は名称

①製造所等（製造所又は加工所、輸入業者の営業所、乳処理場の所在地）の表示
- 製造所等の表示は、住居表示に関する法律に基づく住居表示に従い、住居番号まで表示します。
- 政令指定都市や県庁が所在する市の場合、「道府県」名は省略しても差し支えありません。
- 同一都道府県内に同一町名又は同一村名がない場合、郡名は省略しても差し支えありません。ただし、大字名は表示します。

- 輸入品については、製造所所在地の代わりに輸入業者の営業所所在地を表示します。

②製造者等（製造者又は加工者、輸入業者、乳処理業者）の表示
- 一個人の場合は、氏名を正しく表示します。この場合、原則的には屋号等の表示をもって代えることは認められません。
- 法人の場合は、法人名を表示します。つまり、株式会社、合資会社、合名会社、有限会社等の別を「東京産業株式会社」等と明確に表示します。
- 上記の場合、株式会社を（株）又はKK、合資会社を（資）、合名会社を（名）、有限会社を（有）と略記することは差し支えありません。
- 農業協同組合を「農協」と、酪農業協同組合を「酪農協」と、酪農業協同組合連合会を「酪連」と、経済農業協同組合を「経済農協」と、経済農業協同組合連合会を「経済連」と略記しても差し支えありません。

3 製造所固有記号による表示

　製造所固有記号制度とは、「製造所の所在地及び製造者の氏名又は名称」の表示を、あらかじめ消費者庁長官に届け出た製造所固有記号の表示をもって代えることができる制度です。

①要件
- 製造所固有記号は、原則として同一製品を2以上の製造所で製造している場合に表示することができます。
- 製造所固有記号を表示する場合、次に掲げるいずれかの事項を表示する必要があります（応答義務の表示）。

> ① 製造所の所在地や製造者の氏名・名称の情報提供を求められたときに回答する者の連絡先
> ② 製造所固有記号が表す製造所の所在地や製造者の氏名・名称を表示したウェブサイトのアドレス等（二次元コードその他のこれに代わるものを含む。）
> ③ 当該製品を製造している全ての製造所の所在地や製造者の氏名・名称、製造所固有記号

- 「同一製品」とは、「同一の規格」で「同一の包材」を使用した製品でなければなりません。
- 「同一の規格」とは、原材料及び添加物の配合、内容量等、包材に表示される内容が同一であることをいいます。
- 「同一の包材」とは、いわゆるデザイン部分が同一であるとともに、いわゆる表示部分（法

定されている表示以外の表示も含む。）についても同一であることをいいます。
- 「同一製品を2以上の製造所で製造している場合」とは、製造所固有記号の届出時に、次の2つの要件を満たす必要があります。

> ① 2以上の製造所が、それぞれ、食品の衛生状態を最終的に変化させる場所であること。
> ② 製造所固有記号の使用によって包材が共有化されること。

　ただし、次に掲げる場合に該当するときには、上記の2要件を満たさなくとも、「同一製品を2以上の製造所で製造している場合」に該当するものとして差し支えありません。

> ・届出時に1つの製造所で製造している製品について、製造所固有記号の有効期間内（5年）に、同一製品を別の製造所でも製造することが予定されている場合（繁忙期だけ、2以上の工場で製造する場合等）に、当該製造所に関する製造計画書を添付して届け出るとき
> ・従来、食品衛生法に基づき製造所固有記号を使用することができた場所のうち、食品表示基準において「加工所」と取り扱われることとなった場所で同一製品を加工しているとき（うなぎ蒲焼をバルクで仕入れて小分けし、包装するなど衛生状態の変化が生じる場合）

②表示方法

- 原則として製造者又は販売者の住所、氏名又は名称の次に、「＋」を冠して表示します。

名　　称	焼き菓子
原材料名	小麦粉、砂糖、バター、・・・
・・・	・・・
製　造　者	CAA食品株式会社　＋CAA123 東京都○○区△-△

（住所、氏名又は名称の次に「＋」を冠して表示）

- 製造所固有記号の表示は、原則として製造者又は販売者の住所、氏名又は名称の次に連記しますが、容器包装の形態等から判断してやむを得ず連記しない場合は、製造者又は販売者の氏名又は名称の次に製造所固有記号の表示箇所を表示し、かつ、原則として、当該記号が製造所固有記号である旨を明記します。

　なお、製造所固有記号であることが明らかに分かる場合にあっては、次の例のように表示をしても差し支えありません。

表示部分	記載部分
「製造所固有の記号　缶底左側に記載」	「＋ ABC ／ Lot.1」
「製造所固有の記号　缶底に記載」	「＋ ABC」

● 応答義務について一括表示枠外に表示する場合は、一括表示に近接した箇所に表示することが望ましいとされています。

③届出の方法について

● 製造所固有記号の届出は、製造所固有記号制度届出データベースにおいて、表示内容に責任を有する製造者又は販売者（以下「届出者」）が行います。
● 製造所固有記号は、アラビア数字、ローマ字、平仮名若しくは片仮名又はこれらの組合せに限り、文字数は 10 文字以内とします。
● 製造所固有記号は、原則として、1 つの製造所につき 1 つの製造所固有記号の取得が認められます。ただし、1 つの製造所が複数の販売者から製造を委託されている場合には、当該製造所と複数ある販売者の組合せごとに、製造所固有記号の取得が必要となるため、1 つの製造所に複数の製造所固有記号が認められます。
● 製造所固有記号の有効期間は 5 年で満了することとし、有効期間経過後も継続して使用する場合は、更新期限までに、原則として届出者が製造所固有記号制度届出データベースにおいて、製造所に係る届出情報の更新を行うものとします。
● 2020（平成 32）年 3 月 31 日までに製造される一般用加工食品又は消費者向け添加物及び同日までに販売される業務用加工食品又は業務用添加物において、旧基準に基づく包材を用いて製造する場合は、旧制度に基づき取得した製造所固有記号を表示することができます。

食品関連事業者・製造所等

 303 製造者と表示責任者（販売者）が異なる場合の表示方法について具体的に教えてください。

　一般用加工食品を販売する場合「表示責任者（販売者）の氏名又は名称及び住所」に加えて、これまでどおり、公衆衛生上の危害発生・拡大防止の観点から「製造所の所在地及び製造者の氏名又は名称」を表示する必要があります。その際、「製造所の所在地及び製造者の氏名又は名称」は「表示責任者（販売者）の氏名又は名称及び住所」に近接して表示する必要があります。具体的には、以下の表示方法が考えられます。

（1）表示責任者が販売者であり、製造者が異なる場合

　ア　製造所の所在地及び製造者の氏名又は名称を一括表示部分の枠外に表示した場合の表示例

　　販売者の欄に近接して表示してください。

```
名　　称
原材料名
添 加 物
内 容 量
賞味期限
保存方法
販 売 者　□□株式会社
　　　　　東京都千代田区霞が関■－■－■
```
　　製造所※1　○○株式会社
　　　　　　　東京都千代田区永田町●－●－●

　イ　製造所の所在地及び製造者の氏名又は名称を一括表示部分の枠内に表示した場合の表示例

```
名　　称
原材料名
添 加 物
内 容 量
賞味期限
保存方法
販 売 者　□□株式会社
　　　　　東京都千代田区霞が関■－■－■
製造所※1　○○株式会社
　　　　　東京都千代田区永田町●－●－●
```

　ウ　製造所の所在地及び製造者の氏名又は名称を、製造所固有記号を用いて表示した場合の表示例（例：当該製品を製造している全ての製造所の所在地又は製造者の氏

名若しくは名称及び製造所固有記号を表示する場合[※2])

　製造所固有記号を用いて表示する場合に併せて必要となる表示事項については、必ずしも販売者の欄に近接して表示する必要はありませんが、分かりやすい箇所に表示するようにしてください。

```
名　　　称
原材料名
添　加　物
内　容　量
賞味期限
保存方法
販　売　者　□□株式会社　＋AA
　　　　　　東京都千代田区霞が関■－■－■
```

```
　　　　　　製造所固有記号
　　　　　　AA：○○株式会社▲▲工場　神奈川県…
　　　　　　AB：○○株式会社◆◆工場　栃木県…
　　　　　　AC：○○株式会社▼▼工場　愛知県…
```

エ　輸入品を小分けし、加工所の所在地及び加工者の氏名又は名称を一括表示部分の枠内に表示した場合の表示例

```
名　　　称
原材料名
添　加　物
内　容　量
賞味期限
保存方法
原産国名　　△△国
販　売　者　□□株式会社
　　　　　　東京都千代田区霞が関■－■－■
加工所[※3]　○○株式会社
　　　　　　東京都千代田区永田町●－●－●
```

オ　輸入品を小分けし、加工所所在地及び加工者の氏名又は名称を一括表示部分の枠外に表示した場合の表示例

　一括表示部分の枠外に表示することも可能ですが、販売者に近接して表示してください。

```
名　　称
原材料名
添　加　物
内　容　量
賞味期限
保存方法
原産国名　△△国
販　売　者　□□株式会社
　　　　　　東京都千代田区霞が関■-■-■
```
加工所※3　○○株式会社
　　　　　東京都千代田区永田町●-●-●

(2) 表示責任者が製造者である場合（販売者と製造者が同一の場合を含む。）

　製造者が表示責任者の場合は、製造者の氏名又は名称、製造者の住所及び製造所の所在地を表示すればよい。

ア　製造所の所在地及び製造者の氏名又は名称を一括表示部分の枠外に表示した場合の表示例

　　製造者の欄に近接して表示してください。

```
名　　称
原材料名
添　加　物
内　容　量
賞味期限
保存方法
製　造　者　□□株式会社
　　　　　　東京都千代田区霞が関■-■-■
```
製造所※4　東京都千代田区永田町●-●-●

イ　製造所の所在地及び製造者の氏名又は名称を一括表示部分の枠内に表示した場合の表示例

```
名　　称
原材料名
添　加　物
内　容　量
賞味期限
保存方法
製　造　者　□□株式会社
　　　　　　東京都千代田区霞が関■-■-■
製造所※4　東京都千代田区永田町●-●-●
```

ウ　製造所の所在地及び製造者の氏名又は名称を、製造所固有記号を用いて表示した場合の表示例（例：当該製品を製造している全ての製造所の所在地又は製造者の氏名若しくは名称及び製造所固有記号を表示する場合※2）

製造所固有記号を用いて表示する場合に併せて必要となる表示事項については、必ずしも販売者の欄に近接して表示する必要はありませんが、分かりやすい箇所に表示するようにしてください。

```
名　　称
原材料名
添　加　物
内　容　量
賞味期限
保存方法
製　造　者　　□□株式会社　＋AA
　　　　　　　東京都千代田区霞が関■-■-■
                    製造所固有記号
                    AA：▲▲工場　神奈川県…
                    AB：◆◆工場　栃木県…
                    AC：▼▼工場　愛知県…
```

※１　「製造者」、「製造場所」等の製造した場所が分かるような事項名も可。なお、「加工所の所在地及び加工者の氏名又は名称」を表示する場合は「加工所」、「加工場所」等の加工した場所が分かるような事項名とする。

※２　製造所固有記号を表示した場合には、食品表示基準第３条第１項の表の製造所又は加工所の所在地及び製造者又は加工者の氏名又は名称の項の下欄３に示す一から三までのいずれかを表示しなければならないこととなっている。表示例は、同項下欄３の三の事例であり、同項下欄の一又は二に掲げる事項を表示することも可能である。

【参考】食品表示基準第3条第1項

| 製造所又は加工所の所在地（輸入品にあっては、輸入業者の営業所所在地、乳にあっては乳処理場（特別牛乳にあっては特別牛乳搾取処理場。以下同じ。）の所在地。以下この章において同じ。）及び製造者又は加工者の氏名又は名称（輸入品にあっては、輸入業者の氏名又は名称、乳にあっては乳処理業者（特別牛乳にあっては特別牛乳搾取処理業者。以下同じ。）の氏名又は名称。以下この章において同じ。） | 1・2　（略）
3　1の規定にかかわらず、原則として同一製品を二以上の製造所で製造している場合にあっては、製造者の住所及び氏名又は名称並びに製造者が消費者庁長官に届け出た製造所固有の記号（アラビア数字、ローマ字、平仮名若しくは片仮名又はこれらの組合せによるものに限る。以下この項において同じ。）又は販売者（乳、乳製品及び乳又は乳製品を主要原料とする食品を販売する者を除く。以下3において同じ。）の住所、氏名又は名称並びに製造者及び販売者が連名で消費者庁長官に届け出た製造者の製造所固有の記号（以下「製造所固有記号」という。）の表示をもって製造所の所在地及び製造者の氏名又は名称の表示に代えることができる。この場合においては、次に掲げるいずれかの事項を表示しなければならない。
一　製造所の所在地又は製造者の氏名若しくは名称の情報の提供を求められたときに回答する者の連絡先
二　製造所固有記号が表す製造所の所在地及び製造者の氏名又は名称を表示したウェブサイトのアドレス（二次元コードその他のこれに代わるものを含む。）
三　当該製品を製造している全ての製造所の所在地又は製造者の氏名若しくは名称及び製造所固有記号 |

※3　「加工者」、「加工場所」等の加工した場所が分かるような事項名も可。

※4　「製造場所」等の製造した場所が分かるような事項名も可。

参考法令等➡「食品表示基準Q＆A」（加工-254）

食品関連事業者・製造所等

Q304　製造者の氏名及び製造所所在地と販売者の氏名及び所在地を併記して表示することはできますか？

A　併記することは差し支えありませんが、表示の責任者によって一括表示枠内に記載する事項が異なります。

 食品表示基準では、表示責任者の氏名又は名称及び住所と、製造所又は加工所の所在地及び製造者又は加工者の氏名又は名称を、それぞれ適切な事項名で表示することになっています。販売者が表示責任者でない限り、販売者の氏名及び所在地を表示することは義務付けられていませんが、両者を併記したとしても製造者等の表示により表示義務事項は満たされているので、差し支えありません。

❷　また、原則は製造者等の氏名と製造所等の所在地を一括表示枠内に表示しますが、販売業者が製造業者との間に表示内容に責任を持つ旨の合意がなされている場合は、「製造者」に代わり「販売者」として表示します。

この場合、「製造者」の表示を一括表示の枠内又は枠外のどちらかに表示しなければ

なりません。

① 販売業者が製造業者と表示内容に責任を持つ旨の合意がなされている場合

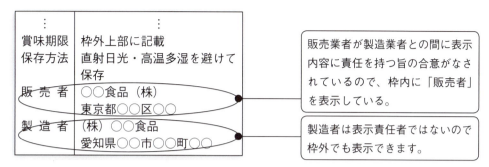

❸ ただし、販売者の立場が単に販売活動をしているのみで表示内容に責任を持たず、知名度の高い販売者名を表示することにより商品の印象を高める等の目的で販売者を表示する場合は、製造業者との間に表示内容に責任を持つ旨の合意がなされておらず、食品表示基準の規定に該当しないため、この場合の販売者名等の表示は一括表示枠外に表示し、一括表示枠内には製造業者の氏名等を表示することになります。

② 販売業者が製造業者と表示内容に責任を持つ旨の合意がなされていない場合

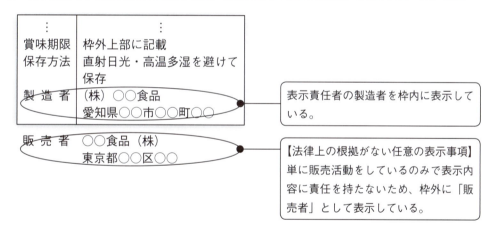

❹ 同一商品を2以上の製造所で製造している場合は、応答義務を担保することにより、販売者の住所氏名を表示し、製造者名及び製造所所在地の表示を製造所固有記号に代えて表示することもできます。この場合は、販売者の住所氏名、製造所固有記号を一括表示枠内に表示します。

③ 販売者の住所氏名を表示し、製造者名等の表示を製造所固有記号に代えて表示する場合

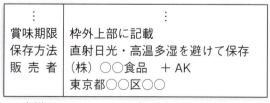

参考法令等➡「食品表示基準Q&A」(加工 -113)

食品関連事業者・製造所等

Q 305 「製造者の氏名又は名称」の表示として、代表者の氏名は必要ですか？また、法人名の表示で注意する点はありますか？

A 製造者等が法人の場合は、代表者の氏名の表示は必要ありません。個人の場合は、氏名を表示します。

❶ 食品表示基準では「製造所等の所在地及び製造者等の氏名又は名称」を表示するよう規定されているので、製造者等が法人の場合であれば、法人名を表示すればよく、代表者の氏名の表示は必要ありません。ただし、製造者等が個人である場合は、氏名を表示するか、「○○商店（代表者○○○○）」のように屋号と氏名を併記して表示することになります。

❷ また、法人名については、社会通念的にみて法人であることを明らかにしていることが必要ですので、「○○屋」、「○○食品△△工場」ではなく、「○○屋株式会社」、「㈱○○食品△△工場」、「株式会社○○物産」のように登記された正式の法人名を表示していなければなりません。例えば、「株式会社○○物産（○○屋）」のように屋号を併記して表示することは可能です。

参考法令等➡「食品表示基準Q&A」(加工 -118)

食品関連事業者・製造所等

Q 306 地方工場で製造した製品について、東京の本社所在地を製造所所在地として表示することはできますか？

A できません。

 製造者の氏名及び所在地の表示は、万が一事故が生じた場合に、その責任の所在や製品回収等の行政措置を迅速かつ的確に行うための手掛かりとなるものであり、たとえ同じ会社の地方工場で製造したものであっても、本社の住所所在地の表示に代えて表示することはできません。

 ただし、本社を表示責任者として「製造者」で表示し、地方工場の所在地を製造所固有記号で表示すること（例）は差し支えありません。

本社を製造者として表示し、地方工場の所在地を製造所固有記号で表示する場合

```
    ⋮              ⋮
賞味期限  枠外下部に記載
保存方法  枠外下部に記載
製 造 者  ○○食品（株）＋AK
         東京都○○区○○町○○        ＊「AK」は製造所固有記号

お客様ダイヤル　0120（○○）○○○○
```

参考法令等➡「食品表示基準Q＆A」（加工 -119）

食品関連事業者・製造所等

Q307 輸入業者が輸入した商品を販売業者が買い取って販売する場合は、「輸入者」、「販売者」のどちらで表示するのですか？

A

　食品表示基準では、輸入品の場合は「製造者」でなく「輸入者」として表示することになっており、輸入業者が輸入した商品を販売業者が販売するとしても、外国からの輸入品であることに変わりはないので、輸入業者の氏名と輸入業者の営業所所在地を表示してください。

　なお、表示内容に責任を有する者が販売業者である場合、「販売者」と表示することになっているので、輸入業者が輸入した商品の表示内容について販売業者が責任を持つ場合、一括表示枠内には販売業者の氏名と住所を表示します。ただし、この場合であっても、「輸入者」の表示が必要になるので、「販売者」とともに「輸入者」を併記してください。この「輸入者」の表示は、表示責任者ではないので一括表示の枠内・枠外どちらでも構いません。

輸入業者が輸入した商品を販売業者が表示内容に責任を持ったうえで販売する場合

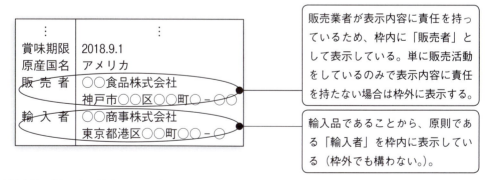

参考法令等➡「食品表示基準Q＆A」（加工 -112）、（加工 -116）

食品関連事業者・製造所等

Q 308 冷凍で納品された商品を店内で保存温度を変更し、別途保存方法や期限の表示をして陳列販売する場合など、表示内容に責任を持つ者が複数いる場合、どのように考えればよいですか？

　通常、表示責任者は1者となりますが、温度帯を変更するなど部分的に表示の変更を行う場合、その表示事項については、変更した者が責任を負うことになります。したがって、商品の表示責任者と保存温度変更者が異なる場合、変更した保存方法や期限表示に関しては変更者が、それ以外は当該商品の食品関連事業者が表示責任者となります。

　このような場合に、「保存温度変更者」等の表示は義務付けられていませんが、表示責任者ではない者が容器包装に入れられた加工食品を開封せず、元の表示を残しつつ、別途保存方法や期限表示を変更した表示をする場合は、そのことを明確化するために「保存温度変更者」等の表示をすることが望ましいと考えます。なお、表示責任者が保存温度を変更した場合であっても、「保存温度を変更した」旨を分かりやすく表示することが望ましいと考えます。

参考法令等 ➡「食品表示基準Q＆A」（加工 -41）、（加工 -113）

食品関連事業者・製造所等

Q 309 社名を変更したのですが、これに併せて製造者名の表示も変更するのですか？旧社名の包装資材の在庫整理がつき次第、新社名の表示に切り替えることは可能ですか？

　社名を変更した場合は、製造者名の表示も速やかに変更しなければなりません。在庫等が多数ある場合には、新社名のシールをはがれないように上から貼付する等の処置により、事故発生時の遡り調査等が困難とならないよう、速やかに変更を行ってください。所在地の変更、「販売者」における社名の変更も同様です。

食品関連事業者・製造所等

Q 310 会社の住所が市町村合併に伴い変更されたのですが、これに併せて製造所等の表示も直ちに変更するのですか？

製造所等の所在地又は住所の表示に関して、市町村合併に伴い市町村名が変更された場合であっても、合併後、当分の間は、合併前の所在地又は住所の表示が認められているため、合併後の所在地又は住所の表示は、次回、包材を切り替える際に修正してください。

参考法令等➡「食品表示基準について」（加工食品）1⑹②

食品関連事業者・製造所等

Q 311 食品関連事業者名欄に氏名又は名称及び住所のほか、屋号、商号、商品ブランド名やそれを図案化したマークを併記してもよいですか？

消費者に誤認を与えない範囲であれば、併記しても差し支えありません。

参考法令等➡「食品表示基準Q＆A」（加工-115）

食品関連事業者・製造所等

Q 312 製造所固有記号制度とは何ですか？

「製造所の所在地及び製造者の氏名又は名称」の表示を、あらかじめ消費者庁長官に届け出た製造所固有記号の表示をもって代えることができる制度です。

❶ 食品表示基準では、「製造所の所在地及び製造者の氏名又は名称」の表示を義務付けています。

❷ 製造所固有記号の表示は、原則として、同一製品を2以上の製造所で製造している場合のように、包材の共有化のメリットが生じる場合にのみ認められます。

❸ 具体的には、以下のとおりです。
⑴ 所在地が異なる複数の自社工場（製造所）で製造した食品に、本社の名称及び所在地を表示する場合
　→ 製造所固有記号を用いることにより、自社工場の所在地に代えて表示できます。
⑵ 複数の他社工場（製造所）に製造を委託している販売者が、自社の名称及び所在地を表示する場合
　→ 製造所固有記号を用いることにより、委託先である製造者の名称及びその工場の所在地に代えて表示できます。

❹ ただし、乳、乳製品及び乳又は乳製品を主要原料とする食品について、上記⑵「複数

の他社工場（製造所）に製造を委託している販売者が、自社の名称及び所在地を表示する場合」の製造所固有記号の表示は、認められていません。

❺ また、消費者に販売される加工食品又は添加物に製造所固有記号を表示する場合には、応答義務が課されます。

参考法令等➡「食品表示基準Q＆A」別添　製造所固有記号（固有記号−1）

食品関連事業者・製造所等

Q 313 販売業者が輸入業者との間で製造所固有記号を取得し、「販売者」として表示することはできますか？

A 表示することはできません。

　製造所固有記号の制度は、「製造所の所在地及び製造者の氏名又は名称」の表示を、あらかじめ消費者庁長官に届け出た製造所固有記号の表示をもって代えることができる制度であり、同一製品を２以上の製造所で製造している場合に、応答義務の表示を条件に表示できるものです。したがって、販売業者が商品を製造していない輸入業者との間で製造所固有記号を取得し、「販売者」として表示することはできません。

参考法令等➡「食品表示基準Q＆A」別添　製造所固有記号（固有記号−1）

食品関連事業者・製造所等

Q 314 食品を製造している工場を有する食品関連事業者と、これを小分け包装する工場を有する食品関連事業者が異なる場合、最終食品の製造所固有記号の届出に際しての申請者はどちらですか？

A 小分け包装を行う工場が製造所固有記号の届出の際に申請者となります。

　この場合の製造所固有記号の届出に当たっては、小分け包装を行う工場を有する食品関連事業者（製造者と同様の扱いを受ける加工者）を届け出ることになります。

　これは、食品の小分け包装を行った工場が、最終的に衛生状態を変化させる行為（製造又は加工）が行われた場所に該当し、公衆衛生の見地から、その工場を表示する必要があるためです。

参考法令等➡「食品表示基準Q＆A」別添　製造所固有記号（固有記号−34）

食品関連事業者・製造所等

Q 315 アイスクリーム、牛乳、チーズ等に販売者の住所及び氏名又は名称と製造所固有記号をもって表示することはできますか？

A 表示することはできません。

乳、乳製品及び乳又は乳製品を主要原料とする食品を販売する場合、製造所の所在地及び製造者の氏名又は名称に代えて販売者の住所及び氏名又は名称と製造所固有記号を表示することは認められません。

参考法令等➡「食品表示基準Q＆A」別添　製造所固有記号（固有記号－3）

食品関連事業者・製造所等

Q 316 以下の製品Aと製品Bは、「同一製品」に該当しますか？

① 「通常販売している製品A」と「原材料及び添加物の配合等規格は製品Aと同一であるが、季節限定パッケージに入れられた製品B」
② 「通常販売している製品A」と「原材料及び添加物の配合等規格は製品Aと同一であるが、内容量が異なり、包材の大きさも異なる製品B」
③ 「通常販売している製品A」の包材の上にキャンペーン等のシールを貼る場合又は販促品（おまけ）を取り付ける場合

A ①と②は、包材が異なるため「同一製品」に該当しませんが、③は「同一製品」に該当します。

参考法令等➡「食品表示基準Q＆A」別添　製造所固有記号（固有記号－4）

食品関連事業者・製造所等

Q 317 外見から内容量が分かるものは内容量の表示を省略できる場合がありますが、例えば、表示のない個包装の加工食品を3つ束ねて表示しているものと5つ束ねて表示しているものは、「同一製品」に該当しますか？

A 内容量が異なるものは、表示の省略が認められている場合であっても、消費者に提供される商品の規格としては異なるため、「同一製品」には該当しません。

参考法令等➡「食品表示基準Q＆A」別添　製造所固有記号（固有記号－5）

食品関連事業者・製造所等

Q 318 「原則として、同一製品を2以上の製造所で製造している場合」に製造所固有記号を使用することができるとなっていますが、「例外」について具体的に教えてください。

A 例外としては、下記の取扱いが認められます。

　届出時点では同一製品を複数の製造所で製造を行っていない場合であっても、製造所固有記号の使用に係る有効期間内に複数の製造所で製造することが計画されている場合には、製造を予定している製造所に関する製造計画書を添付して届け出ることで、「2以上の製造所で製造している場合」と取り扱うことができます。

　製造された製品を仕入れ、最終的に衛生状態を変化させる行為として小分け作業を行う場所について、同一製品を2以上の場所で加工している場合には、製造所固有記号の使用ができます（例えば、うなぎ蒲焼をバルクで仕入れて小分けし、包装するなど衛生状態の変化が生じる場合がこれに該当）。

　1つの製造所で製造している場合であっても、他の法令の規定により、最終的に衛生状態を変化させた場所及び当該行為を行った者に関する情報の管理が厳格に行われているような場合であって、かつ、当該法令その他関係法令に基づく表示から最終的に衛生状態を変化させた者又は場所が特定できる場合には、「2以上の製造所で製造している場合」と同様に取り扱うことができます。

参考法令等➡「食品表示基準Q＆A」別添　製造所固有記号（固有記号‐7）

食品関連事業者・製造所等

Q 319 同一製品を自社工場Ａと他社工場Ｂ（製造委託）で製造している場合は、「同一製品を2以上の製造所で製造している場合」に該当しますか？また、該当する場合、届出や表示はどのように行えばよいですか？

A 「同一製品を2以上の製造所で製造している場合」に該当するためには、製造所固有記号の使用によって包材が共有化される必要があります。

　製造所固有記号による表示が認められ、各工場の製造所固有記号を印字することができれば、自社工場Ａと他社工場Ｂにおける製品の包材が共有化されることになり、「同一製品を2以上の製造所で製造している場合」に該当します。

　また、製造所固有記号の届出については、消費者庁ＨＰの製造所固有記号制度に係る届出マニュアルをご覧ください。

なお、表示の方法については、表示内容に責任を有する者として表示される食品関連事業者の氏名又は名称の次に、「＋」を冠して製造所固有記号を表示しますが、Qのように、同一製品を自社工場と他社工場で製造している場合、食品関連事業者は、自社工場との関係では「製造者」、他社工場との関係では「販売者」となるため、あらかじめ事項名を包材に印刷できないことから、食品関連事業者である「製造者」又は「販売者」の事項名は省略することができます。これは、一括表示枠内に一人の者の氏名、名称及び住所しか表示されていない場合、その者が表示責任者であることが明白であることから、事項名がなくても食品表示基準別記様式1と同等程度に分かりやすいと判断することができるからです（食品表示基準では、別記様式1と同等程度に分かりやすく一括して表示する方法が認められています）。

この場合の表示例は、以下のとおりです。

同一製品を自社工場と他社工場（製造委託）で製造している場合
【「製造者」又は「販売者」の事項名を省略して表示した例】

```
名　　　称
原材料名
添　加　物
内　容　量
賞味期限
保存方法
            ●●株式会社　＋Aa
            東京都千代田区霞が関■-■-■
```

お客様ダイヤル　0120（○○）○○○○

参考法令等➡「食品表示基準Q＆A」別添　製造所固有記号（固有記号-10）

食品関連事業者・製造所等

 320 以下の場合は、「同一製品を2以上の製造所で製造している場合」に該当しますか？

① 中間加工原料を製造する工場と、その後、それを用いて最終製品を製造する工場の2工場で製造する場合

② 繁忙期（例えば、年末の1～2か月間）だけ、2以上の工場で製造する場合

③ 新商品について、売行きがよい場合には、2以上の工場で製造する予定がある場合

④ 届出時には2以上の工場で製造しているが、届出の有効期間内に製造を縮小し、いずれ1工場で製造する予定がある場合

---

①については、中間加工原料を製造する工場は、最終的に当該食品の衛生状態を変化させる製造所には当たらないため、「同一製品を2以上の製造所で製造している場合」に該

当しません。

②と③については、製造所固有記号の有効期間内に2以上の工場で製造する計画があることから、同一製品につき製造を行うことが計画されている製造所について、製造計画書を添付して届け出るのであれば、「同一製品を2以上の製造所で製造している場合」に該当します。

④の場合、届出時には2以上の工場での製造が行われているため、「同一製品を2以上の製造所で製造している場合」に該当します。

なお、2以上の工場で数種類の製品を製造している場合において、そのうち、いくつかの製品が1つの工場のみの製造になった場合であっても、他の製品は引き続き製造所固有記号を使用することができるため廃止の届出を行う必要はありません。

ただし、将来的に全ての製品が、1つの工場での製造となった時点で、「2以上の製造所」の要件を欠くことになるため、製造所固有記号の使用を止め、記号の廃止の届出を行う必要があります。当該記号の廃止後、計画に変更が生じ、2以上の工場で製造することになり、製造所固有記号を使用する場合には、再度、製造所固有記号の届出を行う必要があります。この場合には、廃止した製造所固有記号を使用することはできません。

参考法令等 ➡「食品表示基準Q＆A」別添 製造所固有記号（固有記号 -11）

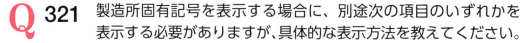

Q 321 製造所固有記号を表示する場合に、別途次の項目のいずれかを表示する必要がありますが、具体的な表示方法を教えてください。

① 製造所の所在地又は製造者の氏名若しくは名称の情報の提供を求められたときに回答する者の連絡先
② 製造所固有記号が表す製造所の所在地及び製造者の氏名又は名称を表示したウェブサイトのアドレス（二次元コードその他のこれに代わるものを含む。）
③ 当該製品を製造している全ての製造所の所在地又は製造者の氏名若しくは名称及び製造所固有記号

「お客様ダイヤル」や「当社ウェブアドレス」がそれぞれ、質問中①や②に該当すれば、表示されているとみなされます。

なお、上記①、②については、一括表示枠外に同様の内容を表示することも可能ですが、この場合、一括表示に近接した箇所に表示することが望ましいです。

表示例は、以下のとおりです。

❶ お客様ダイヤルが製造所固有記号に関し回答する者の連絡先に該当し、当社ウェブサイトアドレスが製造所固有記号について容易にアクセスできる場合の表示例

（1）回答する者の連絡先

【一括表示の枠内に表示した例】

```
名　　称
原材料名
添加物
内容量
賞味期限
保存方法
製造者　　　　　●●株式会社　＋Aa
　　　　　　　　東京都千代田区霞が関■-■-■
お客様ダイヤル　0120（○○）○○○○
```

【一括表示の枠外に表示した例】

```
名　　称
原材料名
添加物
内容量
賞味期限
保存方法
製造者　　　　　●●株式会社　＋Aa
　　　　　　　　東京都千代田区霞が関■-■-■
```

お客様ダイヤル　0120（○○）○○○○

※　「お客様相談室」や「製造所固有記号についてのお問合せ先」が、製造所固有記号に関し回答する者の連絡先に該当するのであれば、表示例の「お客様ダイヤル」の表現を「お客様相談室」や「製造所固有記号についてのお問合せ先」などの表現も可能です。

(2) 製造所の情報を掲載したウェブサイトのアドレス

【一括表示の枠内に表示した例】

```
名　　称
原材料名
添加物
内容量
賞味期限
保存方法
製造者　　　　　●●株式会社　＋Aa
　　　　　　　　東京都千代田区霞が関■-■-■
当社ウェブサイトアドレス
　http://www.……
```

【一括表示の枠外に表示した例】

```
名　　称
原材料名
添加物
内容量
賞味期限
保存方法
製造者　　　　●●株式会社　＋Aa
　　　　　　　東京都千代田区霞が関■-■-■
```

　当社ウェブサイトアドレス
　　http://www.……

(3) 回答する者の連絡先及び製造所の情報を掲載したウェブサイトのアドレスを表示した場合

　【一括表示の枠内に表示した例】

```
名　　称
原材料名
添加物
内容量
賞味期限
保存方法
製造者　　　　●●株式会社　＋Aa
　　　　　　　東京都千代田区霞が関■-■-■
お客様ダイヤル　0120（○○）○○○○
当社ウェブサイトアドレス
　http://www.……
```

　【一括表示の枠外に表示した例】

```
名　　称
原材料名
添加物
内容量
賞味期限
保存方法
製造者　　　　●●株式会社　＋Aa
　　　　　　　東京都千代田区霞が関■-■-■
```

　お客様ダイヤル　0120（○○）○○○○
　当社ウェブサイトアドレス
　　http://www.……

❷ ウェブサイトのアドレスに代わって二次元コードを表示する場合の表示例

```
名　　称
原材料名
添　加　物
内　容　量
賞味期限
保存方法
製　造　者　　　●●株式会社　＋Aa
　　　　　　　東京都千代田区霞が関■-■-■
```
製造所固有記号についてのお問合せはこちら
[QRコード]

※　製造者のウェブサイトのトップページから容易に製造所固有記号の情報にアクセスできるのであれば、表示例の「製造所固有記号についてのお問合せはこちら」の表現を「○○食品株式会社ホームページ」などの表現も可能です。

❸ ある食品を製造している全ての製造所の所在地又は製造者の氏名若しくは名称及び製造所固有記号を表示する場合の表示例

```
名　　称
原材料名
添　加　物
内　容　量
賞味期限
保存方法
製　造　者　　　●●株式会社　＋Aa
　　　　　　　東京都千代田区霞が関■-■-■

　　製造所固有記号
　　　Aa：▲▲工場　神奈川県○○市……
　　　Ab：◆◆工場　栃木県◎◎市……
　　　Ac：▼▼工場　愛知県□□市……
```

❹ お客様ダイヤルとは別に製造所固有記号の問合せ先を表示する場合の表示例

```
名　　称
原材料名
添　加　物
内　容　量
賞味期限
保存方法
製　造　者　　　●●株式会社　＋Aa
　　　　　　　東京都千代田区霞が関■-■-■
お客様ダイヤル　0120（○○）○○○○
```
　製造所固有記号についてはこちら　03（○○○○）○○○○

参考法令等➡「食品表示基準Q＆A」別添　製造所固有記号（固有記号-17）

食品関連事業者・製造所等

Q 322　製造所固有記号は誰が決めるのですか？また、製造所固有記号には使えない文字や文字数の制限はありますか？

A　製造所固有記号は、申請者側で決めることになっています。「−」、「・」、「.」等の記号は固有記号に使用できません。

❶　製造所固有記号は、申請者側で決めることから、製造者が届け出る場合は製造者が、販売者が届け出る場合には販売者が製造者と協議のうえで決めてください。仮にこれが他社と同じ記号でも問題ありません。

　ただし、1つの製造者又は販売者と複数の製造所の間で、同一の記号を申請することは認められません。

❷　製造所固有記号は、アラビア数字、ローマ字、平仮名若しくは片仮名又はこれらの組合せであって、文字数は10文字以内となります（「−」、「・」、「.」、「＿」、スペースなどの記号等は使用できません。）。

　なお、食品表示基準に基づいて製造所固有記号を表示する際は、固有記号の前に必ず「＋」を冠して表示してください。

参考法令等➡「食品表示基準Q＆A」別添　製造所固有記号（固有記号-35）、（固有記号-36）

食品関連事業者・製造所等

Q 323　1社の販売者から複数の食品を受託製造する場合、食品ごとに製造所固有記号を変えることはできますか？

A　製造所固有記号は、1工場（製造所）に1記号を原則としており、食品ごとに製造所固有記号を変えることは認められません。

　ただし、当該工場（製造所）が複数の販売者から製造を委託されている場合には、当該工場（製造所）と複数ある販売者の組合せごとに、製造所固有記号の取得が必要となるため、1工場（製造所）に複数の記号が認められます。

　この場合でも、それぞれの販売者と製造所の組合せが異なるため、記号が同一であることは問題ありません。

参考法令等➡「食品表示基準Q＆A」別添　製造所固有記号（固有記号-38）

食品関連事業者・製造所等

Q 324　1社の販売者から複数の工場（製造所）に製造を委託する場合、それぞれの工場（製造所）に対し、同一の製造所固有記号を使用することは認められますか？

A 同一の記号は認められないので、1製造所ごとに異なる製造所固有記号を取得します。

❶ 1社の販売者が複数の工場（製造所）に製造を委託する場合に、同一の記号の使用を認めると、販売者と記号の組み合わせから工場（製造所）を特定することが困難になります。

❷ したがって、原則どおり1工場（製造所）ごとに、それぞれ異なる製造所固有記号を取得することとし、他の工場（製造所）と同一の記号を取得することは認められません。

参考法令等➡「食品表示基準Q＆A」別添　製造所固有記号（固有記号 -39）

食品関連事業者・製造所等

 Q 325 製造所固有記号制度の基本情報について、食品関連事業者の名称や住所（所在地）はどのように届け出ればよいでしょうか？

A

　法人の場合の名称は、法人名（法人登記されている名称）を届け出てください。代表者の氏名は不要です。

　住所（所在地）については、本社住所（本社所在地）を届け出てください。

　個人の場合は、個人の氏名を届け出てください。また、住所については、その個人の生活の本拠を届け出てください。

参考法令等➡「食品表示基準Q＆A」別添　製造所固有記号（固有記号 -31）

食品関連事業者・製造所等

 Q 326 食品関連事業者の住所（所在地）について、新しい製造所固有記号では、法人の場合、本社の住所（所在地）を届け出ることになっていますが、包材に表示する食品関連事業者（表示責任者）が営業所の場合、住所は、どのように届け出ればよいでしょうか？

A

　製造所固有記号の届出は、製造所固有記号制度届出データベースにより、次のとおり、基本情報と届出情報を届け出ることになります。

❶ 基本情報は、表示責任者たる食品関連事業者について、法人名（法人登記されている名称）、本社住所（本社所在地）等を届け出ることになります（代表者の氏名は不要です。）。

❷ 届出情報は、表示責任者たる食品関連事業者及び表示責任者でない製造者並びに同一

製品を製造している製造所について、名称及び住所（所在地）等を届け出ることになります。

届出情報の食品関連事業者については、包材に表示する表示内容に責任を有する者の氏名又は名称及び住所を届け出ることになることから、質問の場合には、表示責任者たる営業所の名称及び住所を届け出ることになります。

なお、表示責任者でない製造者については法人名（法人登記されている名称）及び本社住所（本社所在地）を、製造所についてはその名称及び所在地を届け出ることになります。

詳細は、消費者庁HPの製造所固有記号に係る届出マニュアルを確認してください。

参考法令等➡「食品表示基準Q＆A」別添　製造所固有記号（固有記号-32）

食品関連事業者・製造所等

 327　製造所固有記号は、屋号のみで届け出ることはできますか？

 できません。

基本情報における食品関連事業者の氏名又は名称については、屋号や商号での届出は認められません。法人登記をしている場合は法人の名称で、法人登記をしていない場合は個人の氏名で届け出てください。

参考法令等➡「食品表示基準Q＆A」別添　製造所固有記号（固有記号-33）

食品関連事業者・製造所等

 328　製造所固有記号の変更や廃止のための届出制度はありますか？

届け出た内容に変更が生じた場合は、製造所固有記号制度届出データベース上の変更が必要になることから、製造所に係る届出情報の変更の届出が必要となります。

また、届け出た製造所固有記号を表示した食品の販売を中止した場合や製造所固有記号の使用ができなくなった場合も、製造所固有記号の廃止の届出が必要となります。

したがって、製造所固有記号の変更や廃止を希望する場合は、次のとおり届け出る必要があります。

変更を希望する場合：変更の届出
廃止を希望する場合：廃止の届出

参考法令等 ➡「食品表示基準Q＆A」別添　製造所固有記号（固有記号 -41）

食品関連事業者・製造所等

Q 329 製造所固有記号の届出内容で、法人名、所在地等が変更になった場合は再申請をするのですか？この場合、以前申請したときと同じ記号を使用することはできますか？

A 内容に変更があった場合は変更の届出をします。

　製造所に係る届出情報に変更が生じた場合又は製造所固有記号の使用を中止した場合は、原則として、届出者が製造所固有記号制度届出データベースにおいて、速やかに変更又は廃止の届出を行う必要があります。ただし、製造所の移転や法人名の変更等、次に掲げる製造所に係る届出情報の変更については、製造者又は販売者と製造所固有記号の組合せから製造所を特定することが困難となるため、認められません。

❶　自らの製造所で製造する場合にあっては、製造所の所在地
❷　他者の製造所に委託して製造する場合にあっては、委託先の製造者の氏名又は名称及び製造所の所在地

　これらの変更には、当該製造所固有記号の廃止の届出を行うとともに、廃止した製造所固有記号と異なる製造所固有記号により、新規の届出を行ってください。

参考法令等 ➡「食品表示基準について」（加工食品）１⑹⑤オ⑺

食品関連事業者・製造所等

Q 330 製造者又は販売者と製造所固有記号の組合せから製造所を特定することが困難になる場合は、製造所に係る届出情報の変更が認められないとありますが、具体的にどのような場合ですか？

A

　自らの製造所で製造する場合、製造所固有記号は製造所の所在地を表していることから、届け出た製造所の所在地を変更すると製造者と製造所固有記号の組み合わせから１つの製造所固有記号を複数の製造所で使用することになるため変更することができません。

　また、他者の製造所に委託して製造する場合、製造所固有記号は製造所の所在地及び製造者の氏名又は名称を表していることから、届け出た製造所の所在地、製造者の氏名又は名称を変更すると販売者と製造所固有記号の組合せから１つの製造所固有記号を複数の製造所で使用することになるため変更することができません。

　これらの場合には、同じ製造所固有記号を使用することができないので、当該製造所固

有記号の廃止の届出を行うとともに、これまでとは別の記号で新規の届出を行ってください。

【同一記号を使用できる場合の変更】

	製造者 氏名又は名称	製造者 （本社）住所又は所在地	製造所 名称	製造所 所在地	販売者 氏名又は名称	販売者 （本社）住所又は所在地
自ら製造する場合	○	○	○	×	/	/
委託して製造する場合	×	○	○	×	○	○

※「○」：変更可　「×」：変更不可（新規登録）

参考法令等➡「食品表示基準Q＆A」別添　製造所固有記号（固有記号 -29）

食品関連事業者・製造所等

Q 331　食品表示基準に基づく製造所固有記号を表示する場合には、改めて届出を行う必要がありますが、その際、旧制度に基づき取得している製造所固有記号と同じ記号を届け出ることはできますか？

　旧制度に基づき取得した製造所固有記号と同じ記号を届け出ることは可能です。

　食品表示基準に基づく新制度（以下単に「新制度」という。）と旧制度の製造所固有記号を区別するため、新制度における製造所固有記号を使用する場合には、食品関連事業者の氏名又は名称の次に、「＋」を冠して表示してください。

参考法令等➡「食品表示基準Q＆A」別添　製造所固有記号（固有記号 -21）

食品関連事業者・製造所等

Q 332　製造所固有記号は5年ごとに更新の届出を必要としていますが、起算日はどの時点になりますか？また、更新の届出は5年の期間が満了する日の何日前からできますか？

　届出日を起算日として5年の期間が満了する日（更新期限）の90日前から届出を行うことができます。

　なお、製造所固有記号の更新を行った際の次の起算日は、5年を経過した日（更新期限の翌日）となります。

　また、製造所固有記号の更新は、5年の期間が満了する日までに完了する必要がありま

すが、更新の届出を行ってから手続が完了するまでに10日程度の期間を要しますので、更新の届出は、時間に余裕をみて行うようにしてください。

　（例）起算日：2016年4月15日（届出日）

　　　　更新期限：2021年4月14日

　　　　更新期間：2021年1月15日～同年4月14日

　　　　更新後起算日：2021年4月15日（5年を経過した日）

　　　　更新期限：2026年4月14日

参考法令等➡「食品表示基準Q＆A」別添　製造所固有記号（固有記号 –23）

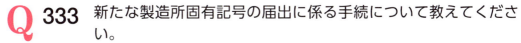

Q333 新たな製造所固有記号の届出に係る手続について教えてください。

① 届出先

② 届出に必要な書類

③ 届出の方法

④ 届出が受理されたことをどのようにして知ることができるか

⑤ 届出を行った記号についてデータベースに掲載されていることを確認する際にはどうすればよいか

⑥ 届出に不備があった場合どうすればよいか

A

①製造所固有記号の届出については、オンライン（製造所固有記号制度届出データベース）により行うこととし、届出先は消費者庁です。

②製造所固有記号の届出にあっては、製造所固有記号制度届出データベースに必要事項を入力し、必要に応じて製造計画書を添付することになります。

③～⑥を含め、詳細については、消費者庁HPの製造所固有記号制度に係る届出マニュアルを確認してください。

参考法令等➡「食品表示基準Q＆A」別添　製造所固有記号（固有記号 –26）

第12 栄養成分表示

　食品表示法に基づく食品表示基準が制定されたことを受け、原則として、全ての一般用加工食品及び一般用の添加物に対して栄養成分表示が義務付けられることとなりました。また、生鮮食品についても、任意表示の対象となりました。

1 適用範囲

- 店頭で表示されるポップやポスターなど、食品の容器包装以外のものに栄養表示する場合は、食品表示基準は適用されません。
- なお、以下の事業者については表示義務の対象外とされています。

> ・課税期間に係る基準期間における課税売上高が1,000万円以下の事業者（消費税法第9条に規定する小規模事業者）
> ・業務用食品を販売する事業者

①適用対象成分

　食品表示基準に定められる栄養成分等については以下のとおりです。

> 熱量、たんぱく質、脂質、飽和脂肪酸、n-3系脂肪酸、n-6系脂肪酸、コレステロール、炭水化物、糖質、糖類［単糖類又は二糖類であって糖アルコールでないものに限る］、食物繊維、
> ミネラル類（亜鉛、カリウム、カルシウム、クロム、セレン、鉄、銅、ナトリウム［食塩相当量で表示］、マグネシウム、マンガン、モリブデン、ヨウ素、リン）、
> ビタミン類（ナイアシン、パントテン酸、ビオチン、ビタミンA、ビタミンB_1、ビタミンB_2、ビタミンB_6、ビタミンB_{12}、ビタミンC、ビタミンD、ビタミンE、ビタミンK、葉酸）

栄養成分表示をする際の表示区分（義務表示・推奨表示・任意表示）と各対象成分

表示の区分	対象となる栄養成分等
義務表示【基本5項目】	熱量、たんぱく質、脂質、炭水化物、ナトリウム（食塩相当量で表示）
推奨表示	飽和脂肪酸、食物繊維
任意表示	n-3系脂肪酸、n-6系脂肪酸、コレステロール、糖質、糖類、ミネラル類（ナトリウムを除く。）、ビタミン類

- 食品表示基準が適用される栄養表示とは、上記の栄養素及び熱量そのものを表示する場合はもちろんのこと、その総称（ミネラル、ビタミンなど）、その種類である栄養成分（脂質における不飽和脂肪酸、炭水化物における食物繊維など）、別名称（プロテイン、ファットなど）、その構成成分（たんぱく質におけるアミノ酸など）、前駆体（β－カロテンなど）その他これらを示唆する一切の表現（果実繊維、カルシウムイオンなど）が含まれた表示をいいます。
- ただし、「うす塩味」、「甘さひかえめ」といった味覚に関する表示は該当しません。

②適用対象食品

- 原則として、全ての一般用加工食品及び一般用の添加物に対して栄養成分表示を行わなければなりませんが、以下に掲げる食品については、栄養成分表示を省略することができます。

- 容器包装の表示可能面積がおおむね 30cm^2 以下であるもの
- 酒類
- 栄養の供給源としての寄与の程度が小さいもの
- 極めて短い期間で原材料が変更される食品

- 以下のいずれかに該当する食品は、栄養成分表示を要しません。

- 食品を製造し、又は加工した場所で販売する場合
  （ただし、スーパーマーケットのバックヤードで単に小分け等を行った加工食品をその場で販売する場合等は、これには該当しませんので、栄養成分表示が必要となります。）
- 不特定又は多数の者に対して譲渡（販売を除く。）する場合

---

2 表示方法

- 栄養成分の表示にあたっては、食品表示基準に定める別記様式にしたがい、邦文をもって、読みやすく、理解しやすいような用語により正確に行います。なお、食品表示基準の別記様式に定める熱量及び栄養成分の順番を変更することはできません。
- 栄養成分に包含される成分については、食品表示基準に定める別記様式にしたがい、当該栄養成分の内訳として表示します。

義務表示とされる栄養成分の表示

栄養成分表示 1包装（○個）当たり	
熱量	○ kcal
たんぱく質	○ g
脂質	○ g
炭水化物	○ g
食塩相当量	○ g

任意表示とされる栄養成分の表示（内訳表示）

栄養成分表示 ［1個（○ g）当たり］	
熱量	○ kcal
たんぱく質	○ g
脂質	○ g
―飽和脂肪酸	○ g
―n-3系脂肪酸	○ g
―n-6系脂肪酸	○ g
コレステロール	○ mg
炭水化物	○ g
―糖質	○ g
―糖類	○ g
―食物繊維	○ g
食塩相当量	○ g
ビタミン類、ミネラル類（ナトリウムを除く）	○ mg、○ μg

- 栄養成分の量及び熱量は、当該食品（販売される状態における可食部分）の100g若しくは100ml又は1食分、1包装その他の1単位（以下「食品単位」という。）当たりの量を表示します。この場合において、当該食品単位が1食分である場合にあっては、当該1食分の量を併記します。
- たんぱく質、脂質、炭水化物の量及び熱量にあっては当該栄養成分又は熱量である旨の文字を冠し、ナトリウムの量にあっては食塩相当量（ナトリウムの量に2.54を乗じたものをいう。以下同じ。）の文字を冠して表示します。
- 一定値による表示にあっては、定められた分析方法によって得られた値が、食品表示基準別表第9に定められる許容差の範囲内でなければなりません。
- 下限値及び上限値による表示にあっては、定められた分析方法によって得られた値が当該下限値及び上限値の範囲内でなければなりません。
- 一定値による表示においては、原材料における栄養成分の量から算出して得られた値、当該食品と同様の組成と考えられるものを分析して得られた値その他の合理的な推定により得られた値を表示することができます。この場合、許容差の適用はありません。
- また、合理的な推定により得られた値を表示する際は、栄養成分表示に近接した場所に「推定値」又は「この表示値は、目安です。」と記載し、表示された値の設定の根拠資料について保管する必要があります。
- なお、栄養成分の機能の表示、栄養強調表示については、合理的な推定により得られた値を表示することはできません。

3 栄養強調表示

- 「ビタミン豊富」、「カルシウム入り」などその栄養成分が補給できる旨、又は「ノンカロリー」、「塩分控えめ」など適切な摂取ができる旨の表示をすることを強調表示といいます。
- 強調表示には、次のように絶対表示と相対表示があります。

栄養表示基準における強調表示の種類

強調表示	【絶対表示】 単にその食品について栄養成分等の量が「多い」、「少ない」等という表示	【補給ができる旨の表示】 高い旨の表示、含む旨の表示
		【適切な摂取ができる旨の表示】 低い旨の表示、含まない旨の表示
	【相対表示】 他の食品と比べて栄養成分等の量や割合が「多い」、「少ない」等という表示（比較対象食品名を明記）	【強化された旨の表示】 ○○％強化、○倍
		【低減された旨の表示】 ○○gカット、ハーフ、1／4

- 絶対表示を行う場合は、食品表示基準別表第12、13に規定される基準値の条件を満たす必要があります。
- 「ノンシュガー」、「シュガーレス」のような表示は、糖類に係る含まない旨の表示の基準が適用されますが、「不使用」、「無添加」は含まない旨の表示には該当しません。
- 相対表示を行う場合は、比較対象食品名及び増加（低減）量、又は割合を、相対表示と近接した場所に表示します。ただし、比較対象食品が全く同種の食品である場合は、比較対象食品名は他の場所に表示することができます。
- 相対表示のうち、強化された旨の表示をする場合は、他の同種の食品に比べて強化された栄養成分の量が食品表示基準別表第12に定められた基準を満たす必要があります。また、たんぱく質及び食物繊維にあっては、別表第12の基準に加え、他の食品に比べて強化された割合が25％以上である必要があります。
- 相対表示のうち、低減された旨の表示をする場合は、他の同種の食品に比べて低減された栄養成分の量又は熱量が食品表示基準別表第13の基準を満たし、かつ他の食品に比べて低減された割合が25％以上である必要があります。
- 糖類を添加していない旨（「糖類無添加」、「砂糖不使用」等）や、ナトリウム塩を添加していない旨（「食塩無添加」等）の表示をする場合は、いかなる糖類・ナトリウム塩も添加されていないことなど、それぞれに定められた要件を満たす必要があります。

栄養成分表示

Q334 「うす塩味」、「甘さひかえめ」という表示をしたものは、食品表示基準における栄養表示の対象となりますか？「あま塩」、「うす塩」、「あさ塩」はどうですか？

A 「うす塩味」、「甘さひかえめ」の表示は対象になりませんが、「あま塩」、「うす塩」、「あさ塩」の表示は対象になります。

 「うす塩味」、「甘さひかえめ」というような表示は、それぞれ塩味が抑えられている、甘さが抑えられているという味覚に関する表示をしたものであって、栄養表示を目的としたものではないので、食品表示基準における栄養表示の対象にはなりません。

 しかし、「あま塩」、「うす塩」、「あさ塩」というような表示は、食品表示基準における栄養表示の対象となり、これらについては、義務表示事項の表示が必要となります。

参考法令等➡「食品表示基準について」（加工食品）1⑸⑦ウ

栄養成分表示

Q335 糖アルコールやアルコールも栄養成分表示の対象になりますか？

A 糖アルコールは対象となりますが、アルコールは対象とはなりません。

エリスリトール、キシリトールなどの糖アルコールは、難消化性糖質（炭水化物）であり、食品表示基準における栄養成分表示の対象となります。

なお、アルコールは食品表示基準で定められた栄養成分ではないので、栄養成分表示の対象にはなりません。

栄養成分表示

Q336 1日に摂取する当該食品由来の栄養成分の量及び熱量が社会通念上微量である食品は栄養成分表示が省略できるとされていますが、どのようなものが該当しますか？

A

コーヒー豆やその抽出物、ハーブやその抽出物、茶葉やその抽出物、スパイス等が考えられます。

ただし、スパイス等のうち、一度に多く使用することにより、栄養の供給源となり得る

ものについては、栄養成分の量及び熱量の表示を省略することはできません。
参考法令等➡「食品表示基準Q&A」(加工 -169)

栄養成分表示

Q 337 栄養成分等の含有量の表示は、製造時や販売時のものが示されていればよいのですか？

A 消費期限・賞味期限の間において、表示された値でなければなりません。

　一般の消費者が摂取する際に、栄養成分等がどれぐらいの量入っているのかというのが重要な情報であることから、含有量表示は、製造日や販売日ではなく、消費者が摂取する消費期限や賞味期限までの間、当該表示された値でなければなりません。
参考法令等➡「食品表示基準について」(加工食品) 1⑸④

栄養成分表示

Q 338 コラーゲンやポリフェノールなど、食品表示基準における栄養表示の対象でない成分の含有量を栄養成分表示の枠内に表示してもよいですか？

A 消費者に誤解を与えないよう、食品表示基準で定められた栄養成分とそうでないものとの区別を明確にして表示しなければなりません。

❶　食品表示基準で表示が義務付けられている栄養成分等は、①熱量、②たんぱく質、③脂質、④炭水化物、⑤ナトリウム及び⑥表示しようとする栄養成分です。

❷　このうち、⑥については、①〜⑤を除く食品表示基準が適用される栄養成分が対象です。

❸　これら以外の成分の表示は義務付けられていないので、表示しなくてもよく、逆に、科学的根拠に基づいたものである限り、任意で表示しても差し支えありません。

❹　なお、表示する場合は、栄養成分表示の枠外に記載するか、又は線で区切るなど食品表示基準に定められる栄養成分とは異なることが分かるように表示しなければなりません。

表示例

【対象外の成分を枠外に表示する例】　【栄養成分と対象外の成分の境に罫線を引く例】

```
    栄養成分表示
   －1個（80g）当たり－
  熱      量：390kcal
  たんぱく質：5.3g
  脂      質：19.1g
  炭 水 化 物：49.1g
  食塩相当量：0.8g
  カルシウム：20mg
```
　コラーゲン：300mg

```
    栄養成分表示
   －1個（80g）当たり－
  熱      量：390kcal
  たんぱく質：5.3g
  脂      質：19.1g
  炭 水 化 物：49.1g
  食 塩 相 当 量：0.8g
  ─────────────
  ガラクトオリゴ糖：0.3g
  ポリフェノール：50mg
```

参考法令等➡「食品表示基準Q＆A」（加工‒225）

栄養成分表示

Q 339　たんぱく質の表示単位は「ｇ（グラム）」を使用しますが、「たんぱく質0.01g」とする栄養成分含有量の表示を、「たんぱく質10mg」と表示することはできますか？

A　できません。

　表示単位が定められているものについては、それ以外の単位で表示することはできません。たんぱく質、脂質、炭水化物については、どんなに小さい値でも「ｇ（グラム）」で表示します。なお、表示単位が定められていないものについては、通常使われている単位で表示しますが、ナトリウムの量については、食塩相当量の文字を冠し、「ｇ（グラム）」の表示単位で表示します。

参考法令等➡「食品表示基準」別表第9

栄養成分表示

Q 340　脂質の含有量のみが、例えば3〜7ｇまでばらつきがある場合、栄養成分表示はどのように表示したらよいですか？

A　含有量にばらつきのある栄養成分のみ下限値と上限値で表示します。

❶　栄養成分の含有量及び熱量の表示については、一定値での表示か、下限値及び上限値の幅で表示することとなっています。

　脂質がQのような含有量である場合、ばらつきが大きく、一定値で表示する場合に認められている誤差の許容範囲（±20％）内に収まらないことから、一定値による表示

ができません。

このような場合にあっては、下限値と上限値による表示、「脂質 3.0 〜 7.0g」と表示することになります。

❷ 表示された含有量については、当該食品の期限内において、一定値をもって表示されている場合は、許容差の範囲内、また、下限値及び上限値で表示されている場合は、その幅の中に含まれていなければなりません。

ただし、合理的な推定により得られた値を表示する場合は除きます。

表示例

```
           フレッシュ〇〇
           栄養成分表示
         〈1箱当たり（100g）〉
熱     量        103 〜 139kcal
たんぱく質              1.0g
脂     質          3.0 〜 7.0g
炭 水 化 物             22.0g
糖     質             18.0g
食物繊維              4.0g
食塩相当量             0.05g
```

参考法令等➡「食品表示基準について」（加工食品）1⑸④

栄養成分表示

Q 341 栄養成分表示値の有効数字や数値の丸め方について基準はありますか？分析結果との関係を教えてください。

A

表示値の最小表示の位は規定されています。例えば、たんぱく質、脂質の最小表示の位は1の位（整数値）です。ただし、規定された最小表示の位より下の位まで表示することも可能です。この場合は表示をする数値の下の位までの分析値（熱量や炭水化物は計算値）を求め、四捨五入して表示値を決めることになります。

また、表示値は100g当たりや1包装、1食当たりの数値で示しますが、表示単位により最小表示の位は変わりません。例えば、1包装30gの食品のたんぱく質の含有量が15.6g／100gだった場合、16g／100g、又は5g／30gと表示することができます。

■栄養成分等の最小表示の位

栄養成分等	最小表示の位	栄養成分等	最小表示の位
たんぱく質	1の位※1	マグネシウム	1の位
脂質	1の位※1	マンガン	小数第1位
飽和脂肪酸	1の位※1	モリブデン	1の位
n-3系脂肪酸	小数第1位	ヨウ素	1の位
n-6系脂肪酸	小数第1位	リン	1の位
コレステロール	1の位	ナイアシン	1の位
炭水化物	1の位※1	パントテン酸	小数第1位
糖質	1の位※1	ビオチン	1の位
糖類	1の位※1	ビタミンA	1の位
食物繊維	1の位	ビタミンB_1	小数第1位
亜鉛	小数第1位	ビタミンB_2	小数第1位
カリウム	1の位	ビタミンB_6	小数第1位
カルシウム	1の位	ビタミンB_{12}	小数第1位
クロム	1の位	ビタミンC	1の位
セレン	1の位	ビタミンD	小数第1位
鉄	小数第1位	ビタミンE	小数第1位
銅	小数第1位	ビタミンK	1の位
ナトリウム	1の位	葉酸	1の位
食塩相当量	小数第1位※2	熱量	1の位

※1　1の位に満たない場合であって、0と表示することができる量（食品表示基準別表第9第5欄）以上であるときは、有効数字1桁以上とする。

※2　小数第1位に満たない場合であって、ナトリウムの量が0と表示することができる量（食品表示基準別表第9第5欄）以上であるときは、有効数字1桁以上とする。なお、食塩相当量を0と表示できる場合には、「0.0」、「0」と表示しても差し支えない。

参考法令等➡「食品表示基準について」（加工食品）5⑷⑤

栄養成分表示

 342 即席めんやハンバーグセット等セットになった商品は、全体の含有量で表示すればよいですか？個別に表示する必要があるのでしょうか？

 セット合計の含有量を表示してください。

Qのようなセットで販売される食品（即席めんなどにおけるめん・かやく・スープの素、ハンバーグセットにおけるハンバーグとソース等）については、通常一緒に食されることから、その栄養成分表示は、セット合計の含有量等を表示することになります。なお、セット合計に併せて、セットを構成する個々の食品にも含有量等を表示することは差し支えありません。

ナトリウムについて、セットを構成する個々の食品の含有量を併記して表示した例

```
栄養成分表示
－1食（250g）当たり－
エネルギー          369kcal
たんぱく質           11.3g
脂　　　質            4.8g
炭水化物             70.2g
食塩相当量            7.6g

（めん・かやくの食塩相当量   2.3g）
（スープの食塩相当量       5.3g）
```

参考法令等➡「食品表示基準について」（加工食品）5 ⑷ ⑦

栄養成分表示

Q 343　複数の菓子が袋に入った詰め合わせ菓子などの表示方法はどうなるのですか？

A　合計した栄養成分量や平均値ではなく、個々の食品の栄養成分について表示してください。

❶　即席めん等の通常一緒に食される食品ではなく、単に詰め合わせた食品の場合には、基本的に、合計した栄養成分等の量や平均値ではなく、個々の食品の栄養成分等について表示することが必要です。

❷　ただし、詰め合わせた食品の個々に表示があり、外装からその表示が認識できる場合は、改めて外装に表示する必要はありませんが、詰め合わせの外装に栄養成分表示がなされ、個々の食品の表示が容易に読みとれない場合は、外装に個々の食品についての栄養成分表示をしなければなりません。

表示例

栄養成分表示	チョコレートケーキ （1個当たり）	いちごケーキ （1個当たり）
熱量	kcal	kcal
たんぱく質	g	g
脂質	g	g
炭水化物	g	g
食塩相当量	g	g

参考法令等 ➡「食品表示基準Q&A」（加工-246）

栄養成分表示

Q 344 缶詰や袋詰の漬物等、製品の全てを食するものではないものの表示方法はどうなっていますか？

A 一般に食されることのない部分を含めて表示する必要はありません。

栄養成分表示は、可食部分について求められるものであることから、缶詰や袋詰の漬物等で一般に食されることのない汁の部分を含めて表示する必要はありません。しかしながら、調味液のようなもので固形物と一緒に食する場合は、調味料等を含めた栄養成分表示とする必要があります。

参考法令等 ➡「食品表示基準について」（加工食品）1(5)①

栄養成分表示

Q 345 牛乳に溶かして飲む粉末飲料や卵を加えて作るスープなど、他の食品を加えて食するものについては、どのように栄養表示をするのですか？

A 牛乳を加えた後の状態で表示せず、その食品が販売される状態の可食部分で表示します。

 栄養成分の含有量や熱量は、販売される状態、つまり、その食品が店頭に並べられている状態の可食部分で表示します。

 これは、消費者の嗜好や調理の方法によって摂食時の重量当たりの栄養成分等の量が様々に変化し、特定することが困難であることによります。したがって、Qのように、牛乳や卵を加えた後の状態で表示することは認められていません。ただし、販売される状態で栄養成分表示をしたうえで、牛乳や卵を加えたときの栄養成分表示を併記することは差し支えありません。

 また同様に、水等を加えることによって、販売時と摂食時で重量に変化があるもの（粉末ジュース、粉末スープ等）においても販売時の栄養成分の量及び熱量で表示します。また、❷と同様に、調理により栄養成分の量が変化するもの（米、乾めん、塩抜きをする塩蔵品等）は、販売時の栄養成分の量に加えて、標準的な調理方法と調理後の栄養成分の量を併記することが望ましいとされています。

表示例—ホットケーキミックスの場合

栄養成分表示

	エネルギー	たんぱく質	脂質	炭水化物	食塩相当量
製品100g 当たり	365kcal	6.6g	3.2g	80g	1.3g
できあがり1枚当たり	225kcal	6.0g	4.3g	43.8g	0.7g

● ミックス200g で4枚焼く場合
● 卵Mサイズ・乳脂肪分3.5%牛乳使用

参考法令等➡「食品表示基準について」（加工食品） 1(5)①

栄養成分表示

 栄養成分の機能の表示や栄養強調表示をする成分以外の栄養成分について、合理的な推定により得られた値を表示することができますか？

 できません。

　栄養成分の機能の表示や栄養強調表示をする場合、表示する全ての栄養成分について、許容差の範囲内にある必要があります（合理的な推定により得られた値は認められません。）。

参考法令等➡「食品表示基準Q＆A」（加工 -103）

栄養成分表示

 特別用途食品（特定保健用食品を除く。）の栄養成分表示について、合理的な推定により得られた値を表示することはできますか？

 特別用途食品の栄養成分表示については、分析により得られた値を表示する必要があります。

参考法令等➡「食品表示基準Q＆A」（加工 -123）

栄養成分表示

 食品100g当たりのナトリウムの量が5 mg未満である場合には、「食塩相当量を0 g」と表示することは可能ですか？また、0 gと表示できない場合、食塩相当量は何桁まで表示すればよいですか？

281

基準を満たしていれば、「0g」との表示は可能です。

ただし、栄養成分表示の食品単位が100g当たりでない場合においても、100g当たりのナトリウムの量が5mg未満でない場合は、有効数字1桁以上で表示する必要があります。

例えば、当該食品のナトリウムの量が100g当たり6mg、食塩相当量に換算した値が0.01524gとなる場合、有効数字1桁以上で表示することになるため、表示は0.02gとなります。なお、0.015g、0.0152gのように位を下げて表示することを妨げるものではありません。

参考法令等➡「食品表示基準Q＆A」（加工-109）

栄養成分表示

 349 0表示の規定のない栄養成分はどのように取り扱えばよいですか？

規定された分析方法に基づき測定して検出限界以下の場合にあっては、0と表示して差し支えありません。

参考法令等➡「食品表示基準Q＆A」（加工-256）

栄養成分表示

 350 糖質及び食物繊維の表示をもって炭水化物の表示に代えることができますか？

そのような表示はできません。炭水化物を表示したうえで、その内訳として糖質と食物繊維を表示してください。

参考法令等➡「食品表示基準Q＆A」（加工-258）

栄養成分表示

 351 食品表示基準別記様式3の「栄養成分表示」という文字を「栄養成分値」、「標準栄養成分」等の文字にすることができますか？

必ず「栄養成分表示」と表示してください。

参考法令等➡「食品表示基準Q＆A」（加工-260）

栄養成分表示

Q 352 栄養成分表示（食品表示基準別記様式3）について、炭水化物の内訳表示のうち「糖類」のみ表示することができますか？糖質と食物繊維を併せて表示しなければなりませんか？

A 糖類のみ表示することもできます。

　その場合、炭水化物の下に1字下げて「―糖類」と表示しますが、「―」は省略することができます。

　なお、この場合も栄養成分（たんぱく質、脂質、炭水化物及びナトリウム）の量及び熱量の表示は必須です。

表示例

栄養成分表示 （1個（○g）当たり）	
熱　　　量	○ kcal
たんぱく質	○ g
脂　　　質	○ g
―飽和脂肪酸	○ g
―n-3系脂肪酸	○ g
―n-6系脂肪酸	○ g
コレステロール	○ mg
炭 水 化 物	○ g
―糖類	○ g
食塩相当量	○ g

参考法令等 ➡ 「食品表示基準Q＆A」（加工-199）

栄養成分表示

Q 353 ナトリウムが従来品では100g当たり400mg含まれており、新製品では100g当たり300mgに低減している場合、「ナトリウム1／4カット」と表示できますか？また、100g当たり240mgに低減した場合はどうですか？

A ナトリウムを低減した旨の表示を行う場合、100g当たり120mg以上低減しており、かつ他の食品に比べて低減割合（相対差）が25％以上なければなりません。

 ナトリウムを低減した旨の強調表示を行う場合、比較対象食品と比べ、当該食品100g当たりナトリウムを120mg以上低減しなければなりません。したがって、100mgしか低減していない場合は、ナトリウムを低減した旨の強調表示はできません。

しかし、240mgに低減していれば、低減量が160mgで、基準値である120mg以上低減しており、さらに低減割合は160mg ÷ 400mg × 100 = 40％であり、基準値である25％以上の相対差を満たしています。

　このように2つの条件を満たしていることになるので、従来品の400mgに対して240mgに低減した場合においては、「ナトリウム40％カット」と表示することは可能です。

参考法令等➡「食品表示基準」第7条

栄養成分表示

Q354 「大豆オリゴ糖入り」のように栄養強調表示の基準がない栄養成分について強調表示することは可能ですか？

A 栄養強調表示の基準がない栄養成分についての強調表示は、科学的な根拠に基づき、事業者の責任において表示してください。また、当該栄養成分の含有量を表示する場合、食品表示基準に定められる栄養成分の記載とは区別して表示する必要があります。

　オリゴ糖やリシンなどは、食品表示基準に定められていない成分であり、当然、栄養強調表示の基準も定められていないので、販売者の責任において、任意に強調表示をすることは差し支えありません。

　また、この際、栄養成分表示は一般表示事項（熱量、たんぱく質、炭水化物、脂質、食塩相当量）の表示のみで差し支えありませんが、「大豆オリゴ糖」や「リシン」の含有量を任意で表示する場合は、食品表示基準別表第9に規定されていない成分として、栄養成分の記載を必要とする成分とは区別して、栄養成分表示の枠外にその含有量を表示します。

参考法令等➡「食品表示基準Q＆A」（加工-225）

栄養成分表示

Q355 「ノンシュガー」や「シュガーレス」という表示にはどのような基準が適用されますか？

A 糖類を含まない旨の強調表示基準が適用されます。

　「ノンシュガー」や「シュガーレス」という表示は、いずれも糖類を含まない旨の強調表示に該当するので、当該食品100g（一般に飲用に供する液状の食品にあっては100ml）当たり糖類の含有量が0.5g未満でなければ、このような表示はできません。

　さらに、炭水化物の内訳表示として糖類の含有量を表示する必要があります。

参考法令等 ➡「食品表示基準について」（加工食品） 4(2)③ア

栄養成分表示

Q 356　どのような場合に「砂糖不使用」「糖類無添加」などの添加していない旨の栄養強調表示が行えますか？

A

糖類（単糖類又は二糖類であって、糖アルコールでないもの）を添加していない旨の表示は、次の全ての要件を満たしている場合に表示することができます。

❶　いかなる糖類も添加されていないこと。

❷　糖類（添加されたものに限る。）に代わる原材料（複合原材料を含む。）又は添加物を使用していないこと。

【糖類に代わる原材料の例】
　ジャム、ゼリー、甘味の付いたチョコレート、甘味の付いた果実片、非還元濃縮果汁、乾燥果実ペースト等

❸　酵素分解その他何らかの方法により、当該食品の糖類含有量が原材料及び添加物に含まれていた量を超えていないこと。

❹　当該食品の100g若しくは100ml又は1食分、1包装その他の1単位当たりの糖類の含有量を炭水化物の内訳成分として、表示していること。

なお、ショ糖の表示は必要ありませんが、任意で表示する場合は一括表示の枠外に表示することになります。

また、「ノンシュガー」「シュガーレス」は含まない旨の栄養強調表示に該当します。

参考法令等 ➡「食品表示基準」第7条
　　　　　　「食品表示基準について」（加工食品） 4(3)
　　　　　　「食品表示基準Q＆A」（加工-233）、（加工-234）

栄養成分表示

Q 357　どのような場合に「食塩無添加」などの添加していない旨の栄養強調表示が行えますか？

A

ナトリウム塩を添加していない旨の表示（食塩無添加等）は、次の2つの要件を満たしている場合に表示することができます。

❶　いかなるナトリウム塩も添加されていないこと。ただし、食塩以外のナトリウム塩を技術的目的で添加する場合（重曹等、呈味成分ではないナトリウム塩等を使用する場合）

であって、当該食品に含まれるナトリウムの量が100g当たり120mg（100ml当たりも同様）以下であるときは、この限りでない。

❷ ナトリウム塩（添加されたものに限る。）に代わる原材料（複合原材料を含む。）又は添加物を使用していないこと。

【ナトリウム塩に代わる原材料の例】

ウスターソース、ピクルス、ペパローニ、しょうゆ、塩蔵魚、フィッシュソース等

なお、ナトリウム塩を添加していない旨を表示できる要件を満たしている場合であれば、ナトリウム量を表示し、食塩相当量を括弧書きで表示できますが、その場合、「食塩無添加」などの栄養強調表示は必ずしも表示する必要はありません。

表示例

おいしい野菜ジュース （砂糖・食塩無添加） 栄養成分表示（100ml 当たり）	
エネルギー	39kcal
たんぱく質	0.5g
脂　　　質	0g
炭水化物	9.6g
─糖質	8.7g
─糖類	5.3g
─食物繊維	0.9g
ナトリウム	75mg
（食塩相当量	0.18g）
カリウム	200mg
ショ　　糖	3.2g
リコピン	4.2mg

参考法令等 ➡ 「食品表示基準」第7条
　　　　　　「食品表示基準について」（加工食品）4⑷
　　　　　　「食品表示基準Q＆A」（加工-235）

栄養成分表示

Q 358 エリスリトール等の難消化性糖質を使用し「糖分ひかえめ」の表示をする場合、栄養成分が吸収されないため、低糖の基準を上回ってもよいですか？

A 「糖分ひかえめ」の表示は強調表示に当たりますので、いかなる糖質を使用しようと基準を満たさなければなりません。

「糖分ひかえめ」という表示は、糖類の「低い旨」の強調表示に当たり、どのような糖質を使用したとしても、糖類（単糖類及び二糖類であって、糖アルコールを除く。）の含有量が、当該食品100g当たり5g（清涼飲料水等にあっては、100ml当たり2.5g）未満

でなければ表示することはできません。

なお、エリスリトールは糖アルコールなので、糖類の含有量には含まれません。

参考法令等➡「食品表示基準について」（加工食品）4⑵③　ア
　　　　　　「食品表示基準Q＆A」（加工-230）

栄養成分表示

Q 359 トランス脂肪酸について表示する場合はどのように表示したらよいですか？

A トランス脂肪酸の表示の方法は、食品表示基準別記様式3に示されているn-6系脂肪酸の次に、脂質より1字下げて「―」を付して表示してください。

参考法令等➡「食品表示基準Q＆A」（加工-215）

栄養成分表示

Q 360 ナトリウム塩を添加していない食品の栄養成分表示（食品表示基準別記様式3）において、ナトリウムを任意で表示する場合、食塩相当量を枠外に表示することは可能ですか？

A できません。食塩相当量も一括表示内でナトリウムの後に括弧書きで表示してください。

参考法令等➡「食品表示基準Q＆A」（加工-216）

栄養成分表示

Q 361 栄養成分表示では、いわゆるノンオイルドレッシングの強調表示の基準はどうなっていますか？

A 脂質を含まない旨の強調表示の基準を満たす必要がありますが、その基準は通常、100g当たり「0.5g未満」のところが「3g未満」とされています。

　脂質を含まない旨の強調表示を行う場合、基本的には食品100g当たり脂質が0.5g未満でなければなりません。

　しかし、ノンオイルドレッシングについては、現状の製品実態などに配慮し、当分の間、100g当たり3g未満は満たすものの、食品100g当たり脂質が0.5g以上になるものにあっては、原材料として食用油脂を使用していない旨及び当該食品の脂質量の由来を明らかに

する旨の表示を行うようにしなければなりません。

表示例

| ノンオイル○○ドレッシング |
| 栄養成分表示 |
| 1食分（15g当たり） |

エネルギー	12kcal
たんぱく質	0.6g
脂　　　質	0.2g
炭 水 化 物	1.9g
食塩相当量	1.0g

100g当たり脂質が0.5g以上なので、この表記が必要。

●本品は原材料に食用油脂を使用しておりません。
●脂質は原材料のごま等に由来するものです。

参考法令等➡「食品表示基準について」（加工食品）4⑵③イ

栄養成分表示

Q 362 アイスコーヒー等に添加するガムシロップについて強調表示する場合、液体の基準を適用させればよいのですか？

A 液状の食品の基準（100ml 当たりの基準）を適用させて表示します。

　ガムシロップはアイスコーヒー等と一緒に飲用に供されるものであり、かつ液状の食品であることから、例えば、糖類が低い旨の強調表示を行う場合は、100g 当たりではなく100ml 当たりの基準（清涼飲料水その他の一般に飲用に供する液状の食品の基準）を適用させて表示します。

参考法令等➡「食品表示基準」別表第 13

栄養成分表示

Q 363 チーズのように本来たんぱく質を多く含んでおり、高い旨の基準を満たしているものについても、強調表示することは可能ですか？

A 可能です。

　食品表示基準上は、強調表示の基準を満たしていれば、当該栄養成分を強化していなくても、高い旨の強調表示することは可能です。
　しかしながら、例えば、「高たんぱく質チーズ」という表示をした場合、あたかも当該チーズが他のチーズと比べてたんぱく質が多く含まれているという誤解を生じやすく、適切な

表示とはいえません。チーズ全体がたんぱく質を多く含む食品ですので、「チーズは高たんぱく質食品です。」というような表示がふさわしいと考えられます。

参考法令等➡「食品表示基準について」（加工食品）4⑵②イ

栄養成分表示

 364　容器包装に、一般的に知られていることを謳った場合（例：「みかんにはビタミンCがたくさん含まれます。」、「豚肉200gで1日に必要なビタミンB_1が摂取できます。」）、栄養強調表示の規定に従った表示が必要となりますか？

　栄養強調表示の規定に従って表示する必要があります。

　一般的に知られていることであっても、栄養成分について栄養強調表示をする場合、食品表示基準の規定に従って表示する必要があります。なお、栄養強調表示をせずに単に栄養成分の名称を記載した場合は、一般表示事項（熱量、たんぱく質、脂質、炭水化物、食塩相当量）及び表示した栄養成分の量の表示が必要です。

参考法令等➡「食品表示基準Q＆A」（加工-223）

栄養成分表示

 365　栄養強調表示をする場合、合理的な推定により得られた値を表示することはできないこととされていますが、「Ca豊富」と栄養強調表示をする際、許容差の範囲内でなければならないのはカルシウムだけと考えていいですか？

A　表示する全ての栄養成分及び熱量について許容差の範囲を遵守する必要があります。

❶　加工食品に栄養強調表示をする場合は、強調される栄養成分だけでなく、表示する全ての栄養成分及び熱量についても、合理的な推定により得られた値を表示することはできません。

❷　したがって、表示する全ての栄養成分及び熱量について許容差の範囲を遵守する必要があります。なお、栄養成分又は熱量の適切な摂取ができる旨の強調表示をする場合も同じです。

参考法令等➡「食品表示基準Q＆A」（加工-226）

栄養成分表示

 Q366 食品を分析すること以外に表示値を決める方法がありますか？

 計算等により表示値を求める方法があります。

栄養成分表示では、分析値による表示のほか、計算値、公的なデータベース等を基に表示しようとする食品と同一又は類似する食品から栄養成分値を類推した参照値、あるいは、これらを組み合わせての併用値を用いて表示することができます。

ただし、データベース等の値を参照する際、データベースに収載値の根拠の記載がなく、データベースが適切な方法により作成されているか不明な場合等は、当該データベースの値を参照するのは適切ではありません。

また、調理加工食品について日本食品標準成分表等のデータを用いる場合、食品カテゴリーと表示しようとする食品との類似性を吟味することは不可欠です。仮に類似性が異なる場合には、合理性を補完する裏付けが必要となります。

《適切ではない事例》冷凍コロッケの値をデータベース等から用いる場合
- ポテトタイプではないクリームタイプ等のコロッケに、日本食品標準成分表の「コロッケ、ポテトタイプ、フライ用、冷凍」の数値を参照すること。
- 栄養成分表示をしようとするコロッケと主原料種別、具材の種類等が類似した他社のコロッケの表示値を参照すること。

なお、栄養強調表示をする場合や栄養機能食品等については、食品表示基準別表第9に規定される方法により分析する必要があります。

参考法令等 ➡「食品表示法に基づく栄養成分表示のためのガイドライン」（第2版）

栄養成分表示

 367 強調表示をする場合は、強調した栄養成分を含め、表示する栄養成分は分析値を表示するのですか？

 強調する栄養成分は分析値を表示します。その他の栄養成分については、分析値以外の表示も可能です。

栄養成分の補給ができる旨及び栄養成分又は熱量の適切な摂取ができる旨の表示値

(表中の「別表」は食品表示基準の別表)

	一般用加工食品		一般用生鮮食品	
	強調したい栄養成分及び熱量	その他の表示する栄養成分及び熱量	強調したい栄養成分及び熱量	その他の表示する栄養成分及び熱量
表示値の種類	合理的な推定により得られた一定の値は不可(許容差の範囲内にある一定の値又は下限値及び上限値によって表示する)	合理的な推定により得られた一定の値も表示可能	合理的な推定により得られた一定の値は不可(許容差の範囲内にある一定の値又は下限値及び上限値によって表示する)	合理的な推定により得られた一定の値も表示可能
表示値を求める方法	必ず別表第9第3欄に掲げる方法(公定法)によって得られた値を表示	別表第9第3欄に掲げる方法によって得られた値以外も可能	必ず別表第9第3欄に掲げる方法によって得られた値を表示	別表第9第3欄に掲げる方法によって得られた値以外も可能

糖類を添加していない旨又はナトリウム塩を添加していない旨の表示値

(表中の「別表」は食品表示基準の別表)

	糖類を添加していない旨又はナトリウム塩を添加していない旨の表示
表示値の種類	合理的な推定により得られた一定の値は不可 (許容差の範囲内にある一定の値又は下限値及び上限値によって表示する)
表示値を求める方法	別表第9第3欄に掲げる方法によって得られた値以外も可能

参考法令等➡「食品表示法に基づく栄養成分表示のためのガイドライン」(第2版)

栄養成分表示

 Q 368 栄養成分等の分析を外部の機関に依頼しましたが、この場合、分析機関名等を表示するのですか？

 A 食品表示基準においては、実際に分析を行った機関名を表示しなければならないという規定はありませんが、信頼性を確保するため任意で表示することについては差し支えありません。

表示例

栄養成分表示
-100g 当たり-

エネルギー：28kcal
たんぱく質：1.5g
脂　　　質：0.4g
炭水化物：4.5g
食塩相当量：0.01g

分析依頼先（一財）○○分析センター

栄養成分表示
-1人分（180g）-

エネルギー：131kcal
たんぱく質：3.6g
脂　　　質：5.0g
炭水化物：19.3g
食塩相当量：1.2g

（当社分析値）● ── 分析機関名等の記載は任意で表示することができる。

栄養成分表示

  369　熱量（エネルギー）を低くするために、通常のものとは原材料の種類を変えたり、何らかの工夫をしたとされるものの熱量の算出や表示はどうなりますか？

　栄養成分表示における熱量については修正アトウォーター法により算出することとなっており、科学的知見に基づき、エネルギー換算係数が定められているのは、次のものに限られます。

⑴　たんぱく質………4 kcal／g
⑵　脂質………………9 kcal／g
⑶　炭水化物…………4 kcal／g
⑷　難消化性糖質……種類によって0～3 kcal／g
⑸　食物繊維…………はっ酵分解率によって0～2 kcal／g
⑹　アルコール………7 kcal／g
⑺　有機酸……………3 kcal／g

　また、きくいも、こんにゃく、藻類及びきのこ類の熱量の算出に当たっては、アトウォーター係数による総エネルギー値に0.5を乗じて算出します。
　しかしながら、脂質については、難消化性糖質に相当するような低熱量のものがあるということは未だ定説とはなっていないため、現在のところ、9 kcal／g以外のエネルギー換算係数を定めたものはありません。

■難消化性糖質のエネルギー換算係数

難消化性糖質	エネルギー換算係数（kcal／g）
エリスリトール、スクラロース	0
ソルボース	2
マンニトール	2
ガラクトピラノシル（β1-3）グルコピラノース	2
ガラクトピラノシル（β1-6）グルコピラノース	2
ラクチュロース	2
イソマルチトール	2
パラチニット	2
マルチトール	2
ラクチトール	2
ガラクトピラノシル（β1-6）ガラクトピラノシル（β1-4）グルコピラノース	2
ガラクトピラノシル（β1-3）ガラクトピラノシル（β1-4）グルコピラノース	2
ガラクトシルスクロース(別名　ラクトスクロース)	2
ガラクトシルラクトース	2
キシロトリオース	2
ケストース	2
ラフィノース	2
マルトトリイトール	2
キシロビオース	2
ゲンチオトリオース	2
ゲンチオビオース	2
スタキオース	2
ニストース	2
ゲンチオテトラオース	2
フラクトフラノシルニストース	2
α-サイクロデキストリン	2
β-サイクロデキストリン	2
マルトシル　β-サイクロデキストリン	2
ソルビトール	3
テアンデオリゴ	3
マルトテトライトール	3
キシリトール	3

■食物繊維素材のエネルギー換算係数

食物繊維素材名	エネルギー換算係数（kcal／g）
寒天	0
キサンタンガム	
サイリウム種皮	
ジェランガム	
セルロース	
低分子化アルギン酸ナトリウム	
ポリデキストロース	
アラビアガム	1
難消化性デキストリン	
ビートファイバー	
グァーガム（グァーフラワー、グァルガム）	2
グアーガム酵素分解物	
小麦胚芽	
湿熱処理でんぷん（難消化性でんぷん）	
水溶性大豆食物繊維（WSSF）	
タマリンドシードガム	
プルラン	

※上記に記載のない食物繊維素材は以下の換算係数を用いる。また、以下に該当しない素材については2kcal／gとすること。
1) 大腸に到達して完全にはっ酵されるものは2kcal／g
2) はっ酵分解を受けない食物繊維は、原則として0kcal／g
3) はっ酵分解率が明らかな食物繊維については、以下による。
　　はっ酵分解率が25％未満のもの　　　　　　　-------- 0kcal／g
　　はっ酵分解率が25％以上、75％未満のもの -------- 1kcal／g
　　はっ酵分解率が75％以上のもの　　　　　　-------- 2kcal／g
（注）はっ酵分解率は人を用いた出納実験によって求めることができる。

参考法令等➡「食品表示基準について」別添　栄養表示関係35⑴、⑸

栄養成分表示

Q 370 「ミネラルサラダ」「ビタミンサラダ」といった商品名は、栄養成分の強調表示に該当しますか？

A 該当しませんが、消費者に誤認を与えないような表示をする必要があります。

　高い、低いに言及せずに栄養成分名のみ目立たせて表示するものについては、強調表示基準は適用されませんが、消費者に誤認を与えないような表示をする必要があります。

　ただし、「ミネラル」や「ビタミン」は栄養表示に該当するため、一般表示事項（熱量、たんぱく質、脂質、炭水化物、食塩相当量）について、栄養成分表示が必要です。

参考法令等➡「食品表示基準について」（加工食品）　4⑵①イ

第13 トレーサビリティ

　トレーサビリティとは、「食品の生産、処理、加工、流通・販売等のフードチェーンの各段階で食品とその情報を追跡し、遡及できること」と定義されており、食品の識別情報（識別番号など）と原材料の出所や食品の製造元、販売先等の記録を記帳・保管し、食品とその情報とを追跡できるようにすることで、食品の安全性に関して予期せぬ問題が生じた際の原因究明の迅速化や問題食品の追跡・回収を容易にするとともに、「食卓から農場まで」の過程を明らかにすることで、食品の安全性や品質表示に対する消費者の信頼の確保に資するものです。

　現在、法律に基づくものとしては、牛海綿状脳症（BSE）のまん延を防止することを目的とした「牛の個体識別のための情報の管理及び伝達に関する特別措置法」（牛肉トレサ法）による牛トレーサビリティ制度のほかに、2008（平成20）年8月に発覚した事故米穀の不正規流通問題をきっかけに2009（平成21）年11月に制定された「米穀等の取引等に係る情報の記録及び産地情報の伝達に関する法律」（米トレサ法）による米トレーサビリティ制度があります。

1 牛トレーサビリティ制度

　牛トレーサビリティ制度とは、「国内で生まれた牛と輸入牛に個体識別番号を付与し、その個体識別番号をもって牛を1頭毎に管理する制度」であり、牛の性別や種別に加え、出生又は輸入の年月日、とさつ又は死亡の年月日、と畜場の名称、出生からとさつまでの全ての管理者の情報がデータベース化されます。

　また、牛がとさつされ牛肉となってからは、枝肉、部分肉、精肉（以下、「特定牛肉」）と加工され流通していく過程で、その取引に関わる販売業者などにより、特定牛肉の容器包装若しくは送り状又は店舗の見やすい場所に個体識別番号が表示され、仕入れの相手先等が帳簿に記録・保存されます。

①販売業者の表示事項
- 個体識別番号（10桁の数字）又はロット（荷口）番号

②対象となる牛肉
- 対象となる牛肉は、特定牛肉といい、国産牛肉（生体で輸入され国内で飼養された牛を含みます。）から得られた牛肉であって、卸売段階における枝肉や部分肉、小売段階における精肉が該当します。なお、内臓や舌、こま切れ、ひき肉など、番号管理が実質上不可能なものは該当しません。

③表示方法
- パック販売の商品ラベルに直接表示したり、店舗の見やすい場所にある表示ボード(パネル)やショーケース内のプライスカードに表示します。

④違反に対する措置
個体識別番号の表示に違反している販売業者に対する措置として、指導、勧告、公表があります。

2 米トレーサビリティ制度

米トレーサビリティ制度は、大きく2つの内容から構成されています。1つはトレーサビリティの確保のため、米穀等(米や米加工品)を取引した際にその記録を作成・保存することであり、もう1つは、消費者が産地情報を入手できるように指定米穀等(米穀等から非食用の米穀を除いたもの)を取引する際に、使用した米穀の産地を相手に伝達することです。

なお、本項においては、一般消費者への産地情報の伝達についてのみ説明します。事業者間の取引等の記録の作成・保存については、別途農林水産省のホームページ等で内容をご確認ください。

①表示事項
- 産地情報 → 米穀の場合はその産地、米穀加工品の場合は原材料に使用した米穀の産地

②対象となる飲食料品
- 産地情報の伝達の対象となる米穀等は、「指定米穀等」として、以下のものが規定されています。

指定米穀等の具体例

指定米穀等	具 体 例
米穀(飼料用のものその他の食用に供しないものを除く。)	もみ、玄米、精米、砕米
米穀粉、米穀のひき割りしたもの及びミール	白ぬか、上新粉、白玉粉、もち粉、みじん粉、道明寺粉、寒梅粉

米穀を農林水産大臣が定める方法により加工したもの（いわゆる米粉調製品など）	米穀、小麦、大麦、はだか麦若しくはライ小麦の粉、ひき割りしたもの、ミール若しくはペレット（直接圧縮すること又は全重量の3％以下の結合剤を加えることにより、固めたものをいう。）又はでん粉（加工でん粉を含む。）の含有量の合計が当該調製食料品の全重量の85％を超え、かつ、米穀産品、小麦産品（ライ小麦産品を含む。）、大麦産品（はだか麦産品を含む。）及びでん粉のうち、米穀産品が最大の重量を占めるもの
米菓生地	うるち米、もち米又はそれらの粉を主な原材料とし、搗いて又は練って製造され、専ら米菓の原材料として使用されることを目的としたもの
もち	・もち米若しくはもち米粉又はその両方（以下「もち米等」という。）のみを原材料とし、搗いて又は練って製造されたもの ・もち米等以外の原材料（甘味料を除く。）を含むものの、もち米等を主な原材料とし、搗いて又は練って製造されたものであって「もち」と称して販売されているもの
だんご	・うるち米粉若しくはもち米粉又はその両方（以下「うるち米粉等」という。）のみを原材料とし、練って、小さく球状に丸めて又は円柱状に丸めて切って製造されたもの ・うるち米粉等以外の原材料を含むものの、練って、小さく球状に丸めて又は円柱状に丸めて切って製造されたものであって、「だんご」と称して販売されているもの
米穀についてあらかじめ加熱による調理その他の調製をしたものであって、粒状のもの（これを含む料理その他の飲食料品を含む。）	白飯、おかゆ、ピラフ、パエリア、炒飯、冷凍炒飯、冷凍ピラフ、冷凍パエリア、レトルト米飯、レトルト赤飯、無菌包装米飯、無菌包装赤飯、乾燥米飯（アルファー化米）、おにぎり、ライスバーガー、発芽玄米、発芽玄米ブレンド、弁当、即席ぞうすい
米菓	・うるち米、もち米、うるち米粉又はもち米粉（以下「うるち米等」という。）を主な原材料とした生地を焼いて又は揚げて製造されたもの ・うるち米等を原材料に含む生地を焼いて又は揚げて製造されたもので、あられ、せんべい、おかきその他の「米菓」と称して販売されているもの
米こうじ	
清酒	
単式蒸留しょうちゅう	
みりん	

③伝達方法

　産地情報の伝達は、商品の包装の見やすい箇所に直接記載したり（JAS法の規定が適用されます。）、店頭にあるメニュー、冊子、リーフレット等、店舗内又は店舗の入口付近の一般消費者の目につきやすい場所に掲示したりすることにより行います。その他にも、商

品の包装にWebアドレスやお客様相談窓口の電話番号など産地情報を知ることができる方法を記載することにより産地情報を伝達する方法も認められています。詳しくは農林水産省のホームページ等で内容をご確認ください。

④表示方法

- 産地が国内のものにあっては国内産である旨を、産地が外国のものにあっては当該外国が産地である旨を表示します。ただし、産地が国内のものにあっては、国内産である旨の表示に代えて、産地の属する都道府県、市町村その他一般に知られている地名が産地である旨を表示することができます。
- 産地である国が2以上ある場合にあっては、原材料に占める重量の割合の多いものから順に表示します。ただし、産地である国が3以上ある場合にあっては、原材料に占める重量の割合の多いものから順に2以上の産地を表示し、その他の産地をまとめて「その他」等と表示することができます。

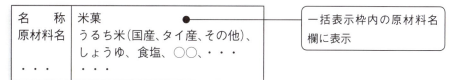

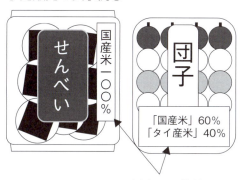

⑤罰則

一般消費者への産地情報の伝達義務に違反している事業者に対しては、勧告・公表、命令が行われることとなっており、この命令に従わなかった場合に50万円以下の罰金に処することとされています。

トレーサビリティ（牛トレサ法）

Q371 「ひき肉」は特定牛肉に該当しますか？

A 「ひき肉」は特定牛肉には該当しません。

特定牛肉とは、牛個体識別台帳に記録された牛から得られた牛肉であって、とさつ、部分肉製造、卸売段階における枝肉、部分肉、精肉小売り段階における精肉が該当します。ただし、以下の表に該当するものは、対象外とされています。

特定牛肉に該当しない牛肉	具体例
牛肉を原料又は材料として製造、加工、調理したもの	コンビーフ等の缶詰
牛肉を肉ひき機でひいたもの	ひき肉
牛肉の整形に伴い副次的に得られたもの	舌、頬肉、小間切れ、くず肉

参考法令等➡「牛の個体識別のための情報の管理及び伝達に関する特別措置法の施行について」（平15.7.215生畜第2068号）

トレーサビリティ（牛トレサ法）

Q372 ロット（荷口）番号は、どのような場合に使用することができますか？

A どの牛から得られたものであるか識別することができず、かつ、50頭以下の牛から得られた特定牛肉である場合です。

複数の個体識別番号が混合する可能性のある場合、ロット（荷口）で表示します。この場合の条件は、次のとおりです。

❶ 1ロット（荷口）は50頭以内で構成する。
❷ ロットを構成する個体識別番号の「問い合わせ先」を表示する。
❸ ロット（荷口）の番号の付け方は一定のルールを決めておく。

加工者（ロット形成者）がロットの内容（個体識別番号）を把握しておく。

ロット（荷口）番号の表示例

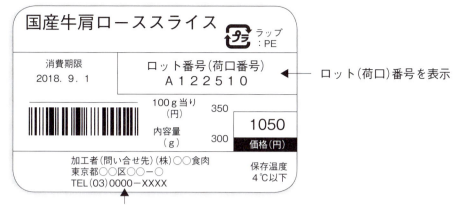

参考法令等➡「牛の個体識別のための情報の管理及び伝達に関する特別措置法の施行について」（平15.7.2 15生畜第2068号）

トレーサビリティ（米トレサ法）

Q 373 米トレサ法による産地情報の伝達とは別に、食品表示基準に基づく玄米及び精米の表示は必要ですか？

A 「米穀等の取引等に係る情報の記録及び産地情報の伝達に関する法律」（米トレサ法）により、生産者が出荷する米穀又は輸入する米穀等にあっては、国内需要者に販売・引渡しする米穀及び当該米穀を原料とした米加工品を取引する米穀事業者は、指定米穀等の産地を一般消費者に伝達しなければなりません。ただし、食品表示基準に従って産地を表示しなければならない「玄米及び精米」及び「もち」は、米トレサ法の対象外とされているので、食品表示基準に基づく表示を行ってください。

参考法令等➡「食品表示基準Q＆A」別添 玄米及び精米に関する事項（玄米精米-33）

トレーサビリティ（米トレサ法）

Q 374 輸入品の場合、例えば「カリフォルニア産」等と国名を省略した形で記載することはできますか？

A 指定米穀等の産地が外国の場合、国名を省略して州名や省名のみで記載することはできません。産地は、その国名で記載してください。

参考法令等➡「米トレーサビリティ制度Q＆A～基本編～」（平30.7農林水産省）（問-18）

トレーサビリティ（米トレサ法）

Q 375 産地情報の伝達の対象となるいわゆる「米粉調製品」とはどのようなものですか？

以下の米粉調製品は、米トレサ法の対象となりますか。

① 無糖、もち米粉83％、加工でん粉17％
② 無糖、もち米粉84％、とうもろこし粉16％
③ 米粉40％、加工でん粉30％、小麦粉16％、砂糖14％

A 米穀、小麦、大麦、でん粉等の含有量の合計が、当該調製食料品の全重量の85％を超え、かつ、米穀産品が最大の重量を占めるものが対象となります。

①の米粉調製品（無糖、もち米粉83％、加工でん粉17％）は、米穀及びでん粉の合計が当該米粉調製品の全重量（100％）となり、かつ、米穀産品が最大の重量を占めるものなので、米トレサ法の対象となります。

②の米粉調製品（無糖、もち米粉84％、とうもろこし粉16％）は、米穀産品が当該米粉調製品の全重量の84％となるので、米トレサ法の対象とはなりません。

③の米粉調製品（米粉40％、加工でん粉30％、小麦粉16％、砂糖14％）は、米穀、小麦及びでん粉の合計が当該米粉調製品の86％となり、かつ、米穀産品が最大の重量を占めるものなので、米トレサ法の対象となります。

参考法令等➡「米トレーサビリティ制度Ｑ＆Ａ～対象品目編～」（平30.7農林水産省）（問2-2）

トレーサビリティ（米トレサ法）

Q 376 餡等をかけたもの、糖類など甘味料やとうもろこしでん粉を生地に使用した「だんご」は、産地情報の伝達の対象となりますか？

A 対象となります。

 「だんご」として米トレサ法の対象となるものは、P.297の表（指定米穀等の具体例）のとおりです。なお、原材料を「練る」、「小さく球状に丸める」又は「円柱状に丸めて切る」以外の製造工程を経たもの（例えば、餡等を生地で包んでいるもの）は、米トレサ法の対象とはなりません。

 したがって、「だんご」に該当するものであれば、餡等をかけること、糖類など甘味料やとうもろこしでん粉が生地に使用されていることは、米トレサ法の対象となるかどうかに直接影響を与えるものではありませんので、産地情報の伝達が必要となります。

参考法令等➡「米トレーサビリティ制度Ｑ＆Ａ～対象品目編～」（平30.7農林水産省）（問5-1）、（問5-3）、（問5-4）

トレーサビリティ（米トレサ法）

 377 せんべいやあられ等の「米菓」に、ピーナッツ、干魚等を混ぜて、袋詰めしたものは、産地情報の伝達の対象となりますか？

「米菓」として米トレサ法の対象となるものは、P.297の表（指定米穀等の具体例）のとおりであり、原材料として用いるか、製品同士を組み合わせるかにかかわらず、これに該当するものは対象となります。

参考法令等➡「米トレーサビリティ制度Q＆A～対象品目編～」（平30.7農林水産省）（問7-1）（問7-3）

第14 容器包装の識別表示

　資源有効利用促進法では、再生資源又は再生部品の有効な利用を図るため、使用済み製品を分別回収する目的で、容器包装に識別表示が必要な製品が定められています。ただし、事業のために消費する商品の容器包装には、原則として適用されません。
　なお、容器包装とは、「容器」（ボトルや缶や袋のように商品を入れるもの）と「包装」（包装紙やラップのように商品を包むもの）であって、商品が消費されたり取り出されたあと不要となるものをいいます。

1　一般的な識別マークと対象容器包装

　食品関係で識別表示義務がある製品及び対象容器包装は、以下のとおりです。

識別マーク一覧表

識別マーク	対象容器包装
スチール	鋼製の缶（内容積が7L未満のもの）で、飲料（酒類を含む。）が充てんされたもの
アルミ	アルミニウム製の缶（内容積が7L未満のもの）で、飲料（酒類を含む。）が充てんされたもの
PET (1)	ポリエチレンテレフタレート（PET）製の容器（内容積が150ml以上のものに限る。）で、以下のものが充てんされたもの ① 飲料（酒類、ドリンクタイプのはっ酵乳、乳酸菌飲料及び乳飲料を含む。） ② しょうゆ ③ しょうゆ加工品 ④ アルコール発酵調味料 ⑤ みりん風調味料 ⑥ 食酢 ⑦ 調味酢 ⑧ ドレッシングタイプ調味料
紙	紙製の容器包装で、以下のもの（アルミニウムを使用していない飲料用紙パック、段ボール製の容器包装、表面積が1,300cm^{2}以下で特定の商品の包装を目的としない包装紙を除く。） ① 箱、ケース ② カップ形の容器及びコップ ③ 皿、袋

	④ 上記に準ずる構造、形状のもの ⑤ 容器の栓、ふた、キャップなど ⑥ 商品の保護、固定のため当該容器に加工、固着された容器（細切された緩衝材を含む。） ⑦ 包装紙
![プラマーク]	プラスチック製の容器包装で、以下のもの（PETマークの対象容器包装を除く。） ① 箱、ケース ② びん、たる、おけ ③ カップ形の容器及びコップ ④ 皿、くぼみのあるシート状の容器、袋 ⑤ チューブ状の容器 ⑥ 上記に準ずる構造、形状のもの ⑦ 容器の栓、ふた、キャップなど ⑧ 商品の保護、固定のため当該容器に加工、固着された容器（緩衝材を含む。） ⑨ 包装フィルム

● 食用油やオイル成分を含むドレッシング等、食用油脂を含む調味料や、簡易な洗浄で臭いがとれない香辛料の強い調味料（ソース、焼肉のたれ等）、非食品用途全般（洗剤、シャンプー、化粧品、医薬品等）のPETボトルは、PETマークの対象ではなく、プラスチック製容器包装として、プラマークの対象となります。

2 識別表示義務者

識別表示については、容器の製造事業者、容器包装の製造を発注する事業者（概ね利用事業者）のいずれにも表示義務がかかります。また、輸入販売事業者も表示義務者となります。包装については、製造事業者に表示義務はありません。

3 表示方法

①スチールマーク、アルミマーク
● 缶の胴に、1か所以上、印刷し、又はラベルを貼ることにより表示します。ただし、製造又は販売の数量が少ない場合は、缶の胴以外の部分に表示することができます。

② PETマーク
● 容器の底部又は側部に、1か所以上、刻印し、かつ、容器の側部に、1か所以上、印刷し、又はラベルを貼ることにより表示します。ただし、自ら輸入したものを販売する事業者については刻印による表示は不要です。

③紙マーク、プラマーク

- 以下のア～オの区分により、それぞれア～オに定めるところにより、対象容器包装の表面に、1か所以上、印刷し、ラベルを貼り又は刻印することにより表示します。

ア　多重容器包装

カップ麺の容器（カップ＋ふた＋外装フィルム＋スープ袋）や菓子箱（内袋＋外箱）のような多重容器包装においては、構成部分のそれぞれをひとつの容器包装とみなします。したがって、表示対象の容器包装毎に直接識別マークを表示するのが原則です。

ただし、ほぼ同時に捨てられる複数の容器包装がある場合には、まとめていずれかの容器包装に一括して表示をすることができます。その際、各容器包装の役割名（「カップ」、「外装フィルム」等）をその識別マークに併記することが必要となります。

イ　複合素材の容器包装

異なる複数の素材（プラスチック、紙、アルミニウム等）を組み合わせて使用し、かつ、それらを容易に分離できない場合は、分離できないかたまりをひとつの容器包装とみなします。

この場合、複数の素材の中で最も重い材質のマークを分離できない部分のいずれかの上に表示します。例えば、紙とプラスチックとアルミからできている容器包装で、紙が最も重ければ、主として紙製の容器包装として紙マークを表示します。

ウ　無地の容器包装

容器包装の利用事業者が利用する時点で、又は輸入販売事業者が販売する時点で、表面に印刷・エンボス、シール・ラベルが施されていない無地の容器包装（刻印をすることが可能な成形工程を含むものを除く。）は、直接の表示を省略することができます。

ただし、複数の容器包装から成る商品で、無地の容器包装のほかに、表示義務のある容器包装があり、かつ表示可能であれば、そのいずれかに識別マークと役割名を併記して、一括して表示する必要があります。この場合、無地の容器包装とほぼ同時に捨てられる表示可能な容器包装があれば、その上に表示する必要があります。

エ　表示不可能な容器包装

素材上、構造上その他やむを得ない理由により表示をすることが不可能な容器包装は、直接の表示を省略することができます。

ただし、複数の容器包装から成る商品で、物理的に表示不可能な容器包装のほかに、表示義務のある容器包装があり、かつ表示可能であれば、そのいずれかに識別マークと役割名を併記して、一括して表示する必要があります。この場合、物理的に表示不可能な容器包装とほぼ同時に捨てられる容器包装があれば、その上に表示する必要があります。

オ　包装紙

小売販売業者が販売する際に使用する包装紙であって、印刷のない無地の包装紙は、シールやラベルが貼られていなければ表示義務はありませんが、社名やブランドが印刷された包装紙は表示義務があります。

また、1枚当たりの面積が1,300cm^{2}以下の包装紙には表示義務はありません。ただし、面積が1,300cm^{2}以下であっても、特定の商品を包むための専用包装紙として製造される

場合は、表示義務があります。

4 罰則

　識別表示の義務を遵守しない製造者、製造を発注する事業者、輸入販売事業者に対しては、まず、主務大臣による勧告が行われ、次に、勧告に従わない場合は、主務大臣がその旨を公表します。さらに、公表されても改善されない場合は、改善するよう主務大臣が命令し、そのうえで、命令に違反した事業者には50万円以下の罰金が科せられます。

容器包装の識別表示

 Q 378 業務用の容器包装にも識別マークを表示する必要がありますか？

 A 業務用の容器包装へは識別マークを表示しないようにしてください。

　事業者が専らその事業活動で消費する商品の容器包装については、再商品化義務の対象外であり、かつ、表示義務の対象外となります。対象外の製品にマークがあることは混乱のもととなるため、表示しないようにしてください。

参考法令等➡「容器包装の識別表示Q＆A」（経済産業省）（Q87）

容器包装の識別表示

 Q 379 サンプル品や見本品の容器包装にも識別マークを表示する必要がありますか？

 A 明確に通常の商品と区別できるものであれば、表示の必要はありません。

　識別マークは、商品の容器包装について表示することが義務付けられているものです。したがって、サンプル品や見本品は、「サンプル」、「見本」などの表示があったり、試供品、見本専用の容器など、明確に通常の商品と区別できる場合は、識別表示義務の対象外となります。

　なお、通常は販売されている商品をそのまま無償で配る場合は、識別マークが必要であり、再商品化義務の対象となります。

参考法令等➡「容器包装の識別表示Q＆A」（経済産業省）（Q90）

容器包装の識別表示

 Q 380 無地の容器包装に賞味期限やロットナンバーの印字しかしていない場合にも識別マークを表示する必要がありますか？また、スタンプの場合はどうですか？

 A

　賞味期限やロットナンバーなど、簡易な印字装置を用いた方式での印字は印刷とはみなされないため、無地の容器包装となり識別マークは省略できます。

　一方、スタンプは印刷に該当し、改版することで容易にマークの追加が可能とされるた

め、無地の容器包装とはならず識別マークは省略できません。

参考法令等 ➡「容器包装の識別表示Q＆A」（経済産業省）（Q65）

容器包装の識別表示

381 みかんを入れるネット状の袋には、どのように識別マークを表示すればよいですか？

A 識別マークを表示するスペースがない容器包装は、直接の表示を省略することができます。

ただし、みかんを入れるネット状の袋でラベル等が貼られている場合には、ラベルにネット状の袋の識別マークを表示する必要があります（中紙や説明書はラベルではないため、表示することはできません。）。

なお、この場合、ラベルは袋の一部とみなされるため、ラベルが紙であっても紙の識別マークを表示する必要はありません。

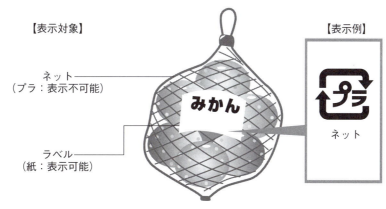

参考法令等 ➡「容器包装の識別表示Q＆A」（経済産業省）（Q70）

容器包装の識別表示

382 アルミとプラスチックからなる容器包装で分離不可能（複合素材）な場合、どのように表示すればよいのですか？

アルミとプラスチックの複合素材の場合には、重量的に主たる素材についての識別マークが必要となるため、プラスチックの重量比が50％を超える場合はプラマークを表示し、アルミの重量比が50％を超える場合は飲料・酒類等用の缶であればアルミマークを表示しますが、飲料・酒類等用の缶でなければ識別マークは必要ありません。

なお、プラマークを表示する場合は、材質表示により素材の情報を提供することが望まれます。材質表示とは、プラスチック製容器包装において、使用されているプラスチック等の種類を表示することです。上記の例でプラスチック（ポリエチレン）が50％超の場合の材質表示は「PE、M」となります。複合材質及び複合素材については、主要な構成材料を含め、２つ以上を表記し、主要な材料に下線を付すことが推奨されています。

材質表示の表示例

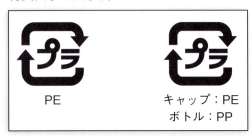

材質表示記号一覧表（JISK6899-12000より抜粋）

材　　質	記　号	備　考
アクリロニトリル―ブタジエン―スチレン樹脂	ABS	
エチレン―酢酸ビニル樹脂	EVAC	
エチレン―ビニルアルコール樹脂	EVOH	
ポリアミド	PA	通称：ナイロン
ポリカーボネード	PC	
ポリブチレンテレフタレート	PBT	
ポリエチレン	PE	
ポリエチレンテレフタレート	PET	通称：ペット
ポリメチルペンテン	PMP	
ポリプロピレン	PP	
ポリスチレン	PS	
ポリ塩化ビニル	PVC	通称：塩ビ
ポリ塩化ビニリデン	PVDC	
スチレン―アクリロニトリル樹脂	SAN	
紙	P	
金属（スチール、アルミ等）	M	

参考法令等➡「容器包装の識別表示Q＆A」（経済産業省）（Q59）

容器包装の識別表示

Q 383 多重容器包装であれば、構成する容器包装の1つへ一括して表示してもよいのでしょうか？

A
　多重容器包装等においては、分離可能なそれぞれを1つの容器包装とみなします。よって、表示対象の容器包装毎に直接識別マークを表示するのが原則です。

　ただし、ほぼ同時に捨てられる複数の容器包装がある場合には、まとめていずれかの容器包装に一括して表示をすることができます。その際、各容器包装の役割名（「ふた」、「カップ」、「内袋」、「外箱」など）をその識別マークに併記することが必要です。

　なお、「容器包装識別表示等検討委員会報告書」（平成12年7月）では、「ほぼ同時に捨てられる」場合の判断については、各事業者又は業界ごとの対応に委ねることとされています。

参考法令等➡「容器包装の識別表示Q＆A」（経済産業省）（Q53）

容器包装の識別表示

Q 384 コンビニエンスストアで販売している弁当（しょうゆ差し、アルミケースが入ったもので、全体がラップで包まれており、更にお手ふき、箸をレジで配布しているもの）については、どのように識別マークを表示すればよいのですか？

A それぞれの容器包装の識別マークを表示してください。

❶　弁当の箱、ふた、しょうゆ差し、しょうゆ差しのキャップ、ラップは識別表示の対象となります。また、コンビニエンスストアのレジで配布されるお手ふきや箸についても、商品の付属品（お手ふき、箸）の容器であることから識別表示の対象となります。一方、アルミケースについては、アルミ製の飲料・酒類缶とは異なるため、識別表示の対象ではありません。

❷　したがって、例えば、以下のような表示方法が考えられます。

役割名	表示区分	無地／表示不可能	表示例
弁当箱	プラ	—	プラ
ふた	プラ	—	プラ
アルミケース	対象外	—	表示不要
しょうゆ差し	プラ	表示不可能	省略（ラップへ貼るラベルに一括して表示）
しょうゆ差しのキャップ	プラ	表示不可能	省略（ラップへ貼るラベルに一括して表示）
ラップ（商品名等を記載したラベル付き）	プラ	—	プラ ラップ、しょうゆ差し、しょうゆ差しのキャップ
お手ふきの袋	プラ	—	プラ
箸の袋	紙	—	紙

注）上記の表示は一例です。識別表示は製品の種類毎に統一的であった方が消費者に分かりやすいことから、業界等によるガイドラインを定めている場合は、そちらに従ってください。

参考法令等➡「容器包装の識別表示Q＆A」（経済産業省）（Q122）

容器包装の識別表示

 385 お茶の葉をアルミ蒸着（プラスチックとアルミの複合素材）の容器に入れて販売します。マークはアルミ、プラの両方が必要なのでしょうか？また、紙とプラスチックの複合素材であった場合はどうなるのでしょうか？

A 分離不可能な2つ以上の素材でできた容器包装の場合は、重量ベースで最も主要な素材について表示をします。

　プラスチックが最も重量が多いのであれば、プラスチック容器としてプラマークが必要です。アルミが最も重量が多い場合は、アルミは表示の対象外（アルミマークは飲料の缶のみを対象としている。）であるため、表示は必要ありません。紙とプラスチックの複合素材の場合は、紙とプラスチックはともに対象の素材であるため、より重量の多い方のマークを表示します。

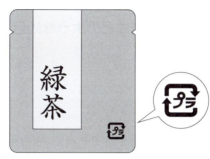

参考法令等➡「容器包装の識別表示Q＆A」（経済産業省）（Q103）

第15 その他

その他の事項として、「生食用牛肉に関する表示」、「乳児用食品に関する表示」、「酒類に関する表示」等のＱ＆Ａについては、以下にまとめて掲載します。

生食用牛肉に関する表示

 386 生食用牛肉の表示義務はどのような内容ですか？

A
❶ 容器包装に入れられた牛肉(内臓を除く。)であって、生食用のものを販売する場合は、以下の事項を容器包装の見やすい箇所に表示します。
 (1) 生食用である旨
 (2) と殺又は解体が行われたと畜場の所在する都道府県名（輸入品にあっては、原産国名）及びと畜場である旨を冠した当該と畜場の名称
 (3) 食品衛生法に基づく生食用食肉の規格基準の加工基準に適合する方法で加工が行われた施設（以下「加工施設」という。）の所在する都道府県名（輸入品にあっては、原産国名）及び加工施設である旨を冠した当該加工施設の名称
 (4) 一般的に食肉の生食は食中毒のリスクがある旨
 (5) 子供、高齢者その他食中毒に対する抵抗力の弱い者は食肉の生食を控えるべき旨
❷ 容器包装に入れられていない牛肉（内臓を除く。）であって、生食用のものを販売する場合は、以下の事項を店舗（飲食店等）の見やすい場所に表示します。
 (1) 一般的に食肉の生食は食中毒のリスクがある旨
 (2) 子供、高齢者その他食中毒に対する抵抗力の弱い者は食肉の生食を控えるべき旨

参考法令等➡「食品表示基準Ｑ＆Ａ」別添　生食用牛肉に関する事項（牛肉-2）

生食用牛肉に関する表示

 387 食品表示基準の対象となる生食用牛肉とはどのようなものですか？

A 生食用牛肉の表示義務の対象となる生食用牛肉の範囲は、「食品、添加物等の規格基準」の生食用牛肉の規格基準の対象である生食用の牛肉と同じです。
❶ 厚生労働省が策定した生食用牛肉の規格基準の対象となるのは、生食用牛肉として販

売される牛肉（内臓を除く。）で、いわゆるユッケ、タルタルステーキ、牛刺し及び牛タタキが含まれます。また、これらを食材として調理し、販売される惣菜も対象となります。

❷ なお、ステーキについては、これまでのところ腸管出血性大腸菌及びサルモネラ属菌を原因とする食中毒事例が報告されていないことから、生食用牛肉の規格基準の対象とはされていません。

参考法令等➡「食品表示基準Q＆A」別添　生食用牛肉に関する事項（牛肉−3）

生食用牛肉に関する表示

 388 生食用牛肉に対し、注意喚起表示を義務付けることにしたのはなぜですか？

生食用牛肉の販売に際して注意喚起に係る表示を義務付けることにより、生食用牛肉の食中毒のリスクに関して、より一層の普及啓発を図るためです。

そのため、容器包装への表示、飲食店や対面販売店等の店舗においても、注意喚起に係る表示義務を課しています。

参考法令等➡「食品表示基準Q＆A」別添　生食用牛肉に関する事項（牛肉−12）

生食用牛肉に関する表示

 389 生食用牛肉に係る注意喚起表示は、具体的にどのように行えばよいですか？

❶ 注意喚起に係る表示基準である「一般的に食肉の生食は食中毒のリスクがある旨」や「子供、高齢者その他食中毒に対する抵抗力の弱い者は食肉の生食を控えるべき旨」の表示については、以下のような表現であれば、この表示基準に適合しているものとみなされます。

> 例　○一般的に食肉の生食は食中毒のリスクがある旨
> ・「一般的に食肉の生食は食中毒のリスクがあります。」
> ・「食肉（牛肉）の生食は、重篤な食中毒を引き起こすリスクがあります。」
> ・「牛肉を生食することにより、重篤な食中毒となるおそれがあります。」
> ○子供、高齢者その他食中毒に対する抵抗力の弱い者は食肉の生食を控えるべき旨
> ・「子供、高齢者、食中毒に対する抵抗力の弱い方は、食肉の生食をお控えください。」

315

> ・「お子様、お年寄りなど抵抗力の弱い方は、食肉（牛肉）を生で食べないようお願いします。」
> ・「お子様、お年寄り、体調の優れない方は、牛肉を生で食べないでください。」

❷　なお、「子供」、「高齢者」、「その他食中毒に対する抵抗力の弱い者」については例示ではないので、これら3つの用語を示す言葉は、それぞれ3つとも全て表示する必要があります。

参考法令等➡「食品表示基準Q＆A」別添　生食用牛肉に関する事項（牛肉-14）

生食用牛肉に関する表示

Q 390　「ユッケ用」、「タルタルステーキ用」、「牛刺し用」、「牛タタキ用」等の表示をした場合、生食用である旨の表示を省略することはできますか？

A できません。

「ユッケ用」、「タルタルステーキ用」、「牛刺し用」、「牛タタキ用」等の表示は、生食用である旨の表示とみなされないので、これらの表示をしても、生食用である旨の表示を省略することはできません。

参考法令等➡「食品表示基準Q＆A」別添　生食用牛肉に関する事項（牛肉-17）

生食用牛肉に関する表示

Q 391　生食用牛肉に表示が必要となる加工施設の範囲はどこからどこまでですか？

A「食品、添加物等の規格基準」の生食用牛肉の規格基準の加工基準に適合する方法で加工が行われた施設です。

❶　具体的には、同加工基準において枝肉から切り出された肉塊に係る処理から加熱殺菌及び冷却までのいずれかの工程を行った施設になります。

❷　仮に、同加工基準(7)に規定する「気密性のある清潔で衛生的な容器包装に入れ、密封」する施設と、「肉塊の表面から深さ1cm以上の部分までを60℃で2分間以上加熱する方法又はこれと同等以上の殺菌効果を有する方法で加熱殺菌」を行う施設が異なる場合には、それぞれの加工施設の名称を表示する必要があります。この場合、加工工程順に表示するとともに、それぞれどの工程を行った施設かを明示してください。

参考法令等➡「食品表示基準Q＆A」別添　生食用牛肉に関する事項（牛肉-22）

生食用牛肉に関する表示

Q 392 生食用牛肉における加工施設である旨の表示はどのようにすればよいですか？

A 加工施設である旨の表示は、基本的には、そのまま「加工施設」と表示します。

しかし、「加工者」の表示と明確に区別するために、「加工施設（加熱殺菌）」、「加熱殺菌加工施設」、「生食用加工施設（加熱殺菌）」などと表示しても差し支えありません。

（例1）	加工施設（加熱殺菌）	○○食肉卸売市場（○○県）
（例2）	加工施設	（密封包装）○○食肉卸売市場（○○県） （加熱殺菌）○○ミートセンター（○○県）

参考法令等➡「食品表示基準Q＆A」別添　生食用牛肉に関する事項（牛肉-24）

生食用牛肉に関する表示

Q 393 生食用牛肉の表示は努力義務ですか？守らなかった場合には、罰則等の対象になりますか？

A 生食用牛肉の表示は全て法的義務を伴うものであり、守らなかった場合は、食品表示法に基づく行政措置や罰則の対象になります。

参考法令等➡「食品表示基準Q＆A」別添　生食用牛肉に関する事項（牛肉-26）

生食用牛肉に関する表示

Q 394 鶏肉、豚肉、馬肉や牛レバー等の内臓肉については、生食用牛肉のように生食用食肉の表示は必要ないのですか？また、今後表示義務の対象に追加される予定はありますか？

A 生食用の鶏肉、豚肉、馬肉や牛レバー等の内臓肉については、現時点で生食用食肉に係る表示義務はありません。

 なお、生食用の馬肉（肝臓及び肉）については、「生食用食肉の衛生基準」（平成10年9月11日衛生発第1358号）に従って表示してください。

 牛レバー（肝臓）及び豚の食肉（内臓を含む。）については、「食品、添加物等の規格基準」第1食品の部B食品一般の製造、加工及び調理基準により、飲食に供する際に加熱を要するものとして販売の用に供されなければならないとされました。また、牛の肝臓又は豚の食肉を直接消費者に販売する場合は、その販売者は、飲食に供する際に牛の

肝臓又は豚の食肉の中心部まで十分な加熱を要する等の必要な情報を消費者に提供しなければならないとされています。

❸ 規格基準の設定されていない生食用食肉に係る表示については、今後、食品表示法に基づく表示義務の対象とする必要性等について検討が行われる予定です。

参考法令等➡「食品表示基準Q＆A」別添　生食用牛肉に関する事項（牛肉 -29）

生食用牛肉に関する表示

 395 生食用牛肉について、容器包装への具体的な表示例を示してください。

❶ 国産品の生食用牛肉を容器包装に入れて消費者に販売する場合には、以下のような表示が必要になります。

国産品の表示例

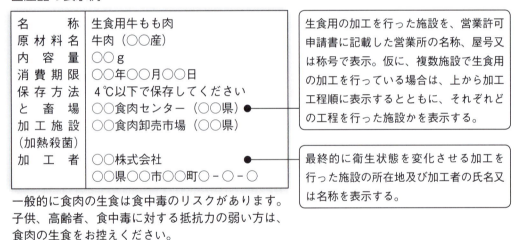

❷ 輸入品の生食用牛肉を容器包装に入れて消費者に販売する場合には、以下のような表示が必要になります。

輸入品の表示例

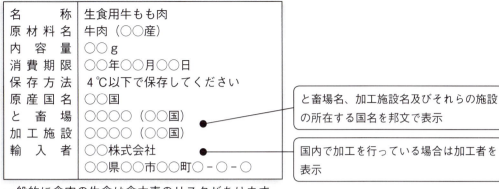

一般的に食肉の生食は食中毒のリスクがあります。
子供、高齢者、食中毒に対する抵抗力の弱い方は、
食肉の生食をお控えください。

 と畜場と加工施設が同一施設の場合や、加工施設と加工者が同一の場合には、「と畜場・加工施設」、「加工施設・加工者」と事項名をまとめて表示しても差し支えありません。

この場合、それぞれの義務表示事項を過不足なく表示する必要があります。

ただし、いずれか一方の事項名を省略することはできません。

参考法令等➡「食品表示基準Q＆A」別添 生食用牛肉に関する事項（牛肉 -31）

乳児用食品に関する表示

Q 396 食品表示基準の対象となる乳児用食品について、その対象となる乳児の年齢は何歳ですか？

A 1歳未満が対象です。

食品表示基準の「乳児用食品」の対象となる「乳児」の年齢についても、児童福祉法（昭和22年法律第164号）等に準じて「1歳未満」がその対象となります。

参考法令等➡「食品表示基準Q＆A」（加工 -128）

乳児用食品に関する表示

Q 397 乳児用食品の表示方法について教えてください。

A

 乳児用規格適用食品は、乳児用規格適用食品である旨を表示すること。
 ただし、乳児用規格適用食品であることが容易に判別できるものは、乳児用規格適用

食品である旨の表示を省略することができる。

❸ また、乳児用規格適用食品以外の食品には、乳児用規格適用食品である旨の表示又はこれと紛らわしい表示をしてはいけません。

参考法令等➡「食品表示基準Q＆A」（加工-129）

乳児用食品に関する表示

 398 「乳児用規格適用食品」は、他にどのような文言で表示することが可能ですか？

A

❶ 原則的には「乳児用規格適用食品」と表示しますが、以下の表示例も可能です。
（表示例）

> 例
> ・乳児用規格適用食品
> ・本品は（食品衛生法に基づく）乳児用食品の規格基準が適用される食品です。
> ・乳児用食品の規格基準が適用される食品です。
> ・本品は乳児用規格適用食品です。
> ・乳児用規格適用食品です。
> ・乳児用規格適用

❷ なお、「乳児用規格食品」や「乳児用規格」などのように、「適用」という文言が入っていないものは表示できません。

参考法令等➡「食品表示基準Q＆A」（加工-130）

乳児用食品に関する表示

 399 「乳児用規格適用食品」の文言について、「適用」の代わりに「適合」を使用してもよいですか？

A 「適合」の使用は認められていません。

❶ 「適用」というのは、厚生労働省が策定した乳児用食品の規格基準のカテゴリーに含まれる食品であることを示しているものとして使用している文言です。

❷ 仮に、「適用」の代わりに「適合」としてしまうと、消費者に対して、販売される個々の商品の一つひとつを個別に検査して表示しているとの誤解を与えてしまうおそれがあるので、「適合」とすることはできません。

参考法令等➡「食品表示基準Q＆A」（加工-131）

酒類に関する表示

Q400 酒類については、どの法律に基づいて表示するのですか？

A 酒税の保全及び酒類業組合等に関する法律（酒類業組合法）や食品表示法に基づき表示します。

 酒類（アルコール分1度以上の飲料）は、酒類業組合法や食品表示法に基づき表示します。

 アルコール分1度未満の飲料については、酒類業組合法の対象外ですので、食品表示法が適用され、一般消費者向け及び業者間取引における表示義務の対象となります。

❸ また、酒類を原材料の一部として使用した食品については、原材料に酒類の名称を表示します。

酒類についての法律上の規定

酒税法第2条	食品表示法第2条
「酒類」とは、アルコール分1度以上の飲料（薄めてアルコール分1度以上の飲料とすることができるもの又は溶解してアルコール分1度以上の飲料とすることができる粉末状のものを含む。）をいう。	「食品」とは、全ての飲食物（医薬品医療機器等法に規定する医薬品及び医薬部外品を除き、食品衛生法に規定する添加物を含む。）をいう。「酒類」とは、酒税法に規定する酒類をいう。（食品表示基準第2条）加工食品とは製造又は加工された食品として別表第1に掲げるものをいう。別表第1に酒類の記載あり。

参考法令等➡「酒税の保全及び酒類業組合等に関する法律」第86条の5・86条の6
　　　　　「食品表示基準」第1・2条

酒類に関する表示

Q401 酒類にはどのような事項を表示すればよいですか？

A

食品表示基準においては、酒類について以下の事項を表示する必要があります。
「名称」、「添加物」、「内容量」、「食品関連事業者の氏名又は名称及び住所」、「製造所又は加工所の所在地及び製造者又は加工者の氏名又は名称」、「L-フェニルアラニン化合物を含む旨」、「遺伝子組換え食品に関する事項」、「原料原産地名」（輸入品を除く。）

食品表示基準においては、酒類は「原材料名」、「アレルゲン」、「原産国名」の表示を要しないこととされており、表示義務は課されていません。（食品表示基準第5条）

なお、酒類の原材料名及び原産国名の表示については、別途、「清酒の製法品質表示基準」（平成元年11月国税庁告示第8号）や「果実酒等の製法品質表示基準」（平成27年10月国税庁告示第18号）により義務付けられているほか、公正競争規約などに基づく表示が行われています。

参考法令等➡「食品表示法における酒類の表示のQ＆A」（平30.7国税庁）（問8）

酒類に関する表示

 402 酒類の「名称」はどのような表示を行えばよいですか？

酒類については、酒類業組合法第86条の5の規定に基づき、酒類の品目等の表示義務があります。

食品表示基準においては、その内容を表す一般的な名称を表示する義務があり、酒類の品目を表示することでこの名称を表示していることとなります。

```
食品表示基準（抄）
別記様式1

┌─────────────┐
│ 名称        │
│ 原材料名    │
│ ・          │
│ ・          │
└─────────────┘

備考
1  この様式中「名称」とあるのは、これに代えて、「品名」、「品目」、「種類別」又は「種
   類別名称」と表示することができる。
```

また、例えば、スピリッツにおける「ウオッカ」、「ラム」、「ジン」といったような酒類の品目以外の一般的な名称を表示したい場合にあっては、名称（品名）と酒類の品目の表示を併せて行うことが必要です。

品目と品名を併記する場合の一括表示欄の表示例

```
品　目：スピリッツ     ⇐ 10.5ポイント
品　名：ウオッカ       ⇐ 8　ポイント
内容量：750ml
　．
　．
```

※　酒類の品目の文字の大きさは、内容量と酒類の品目の文字数で異なります。

参考法令等➡「食品表示法における酒類の表示のＱ＆Ａ」（平30.7国税庁）（問9）

酒類に関する表示

 403 酒類業組合法上の表示義務者が食品表示法上の表示責任者とならない場合には、どのような項目名で表示すればよいですか？

 「酒類製造業者」や「輸入元」など取引形態に応じて表示してください。

　酒類業組合法上の表示義務者が、食品表示法上の表示責任者とならない場合には、どの者が酒類業組合法上の表示義務者かを明確にするため、その取引形態に応じて、以下のとおり項目名を表示するようにしてください。

【食品表示法上の表示責任者以外の酒類業組合法上の表示義務者の項目名】
　・実際に酒類を製造（加工）した酒類製造業者の場合
　　　⇒　「酒類製造業者」又は「製造場」
　・酒類を保税地域から引き取る者の場合　⇒　「輸入元」
　・詰口後の酒類を仕入れて販売する者の場合　⇒　「販売元」
　　（例）販売者　Ａ㈱　東京都○○区…（食品表示法上の表示責任者）
　　　　　製造場　Ｂ㈱　神奈川県○○市…（酒類業組合法上の表示義務者）

参考法令等➡「食品表示法における酒類の表示のＱ＆Ａ」（平30.7国税庁）（問19）

酒類に関する表示

 404 製造所固有記号による表示例を教えてください。

取引形態に応じ、次のようになります。
❶　自社の製造場で製造・容器詰めを行った酒類を課税移出

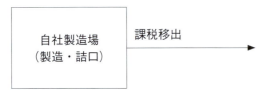

(自社の氏名又は名称等)
　氏名又は名称　　　：霞が関酒造株式会社
　本店所在地　　　　：東京都千代田区霞が関 A-A-A
　製造所の所在地　　：東京都千代田区大手町 B-B-B

自社が表示内容に責任を有する場合の表示例

製造者	霞が関酒造株式会社
	東京都千代田区霞が関 A-A-A
製造所	東京都千代田区大手町 B-B-B

製造所固有記号による表示例

製造者	霞が関酒造株式会社　＋B
	東京都千代田区霞が関 A-A-A

※　①製造所の所在地及び②課税移出する酒類製造場の所在地（千代田区大手町 B-B-B）を表す記号として、①消費者庁長官及び②財務大臣に「B」を届出。

❷　他社の製造場で製造された酒類を自社の製造場に未納税移入し、容器に詰口を行って課税移出

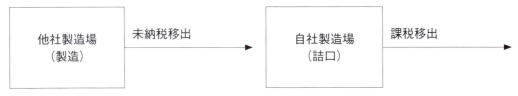

(自社の氏名又は名称等)
　氏名又は名称　　　：霞が関酒造株式会社
　本店所在地　　　　：東京都千代田区霞が関 A-A-A
　加工所の所在地　　：東京都千代田区大手町 B-B-B

自社が表示内容に責任を有する場合の表示例

加工者	霞が関酒造株式会社
	東京都千代田区霞が関 A-A-A
加工所	東京都千代田区大手町 B-B-B

製造所固有記号による表示例

加工者	霞が関酒造株式会社　＋B
	東京都千代田区霞が関 A-A-A

※　①加工所の所在地及び②課税移出する酒類製造場の所在地（千代田区大手町 B-B-B）を表す記号として、①消費者庁長官及び②財務大臣に「B」を届出。

❸ 自社の製造場で製造した酒類を未納税移出し、他社の製造場で容器に詰口した後、さらに自社の製造場に未納税移入し課税移出

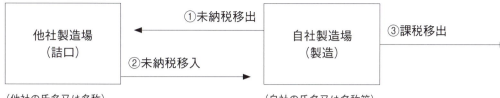

(他社の氏名又は名称)
　氏名又は名称　　：大阪ボトリング株式会社
　本店所在地　　　：大阪府大阪市中央区大手前 C-C-C
　加工所の所在地：大阪府大阪市中央区大手前 D-D-D

(自社の氏名又は名称等)
　氏名又は名称　　：霞が関酒造株式会社
　本店所在地　　　：東京都千代田区霞が関 A-A-A
　製造場の所在地：東京都千代田区大手町 B-B-B

自社が表示内容に責任を有する場合の表示例

販売者	霞が関酒造株式会社
	東京都千代田区霞が関 A-A-A
製造場	東京都千代田区大手町 B-B-B
加工所	大阪ボトリング株式会社　大阪府大阪市中央区大手前 D-D-D

※　「販売者」の事項名は「製造者」でも可

製造所固有記号による表示例

販売者	霞が関酒造株式会社　B　＋D
	東京都千代田区霞が関 A-A-A

※1　表示責任者の事項名は「販売者」が原則
※2　加工所の所在地及び加工者の氏名又は名称（大阪ボトリング株式会社、大阪府大阪市中央区大手前 D-D-D）を表す記号として、消費者庁長官に「D」を届出。
※3　課税移出する酒類製造場の所在地（千代田区大手町 B-B-B）を表す記号として、財務大臣に「B」を届出。

❹ 他社の製造場で製造・詰口された酒類を自社の製造場に未納税移入し、ラベル等を貼付して課税移出

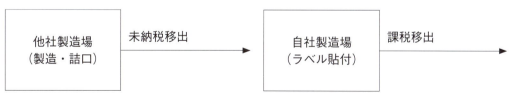

(他社の氏名又は名称)
　氏名又は名称　　：大阪ボトリング株式会社
　本店所在地　　　：大阪府大阪市中央区大手前 C-C-C
　加工所の所在地：大阪府大阪市中央区大手前 D-D-D

(自社の氏名又は名称等)
　氏名又は名称　　：霞が関酒造株式会社
　本店所在地　　　：東京都千代田区霞が関 A-A-A
　製造場の所在地：東京都千代田区大手町 B-B-B

自社が表示内容に責任を有する場合の表示例

販売者　霞が関酒造株式会社 　　　　東京都千代田区霞が関 A-A-A 販売場　東京都千代田区大手町 B-B-B 製造所　大阪ボトリング株式会社　大阪府大阪市中央区大手前 D-D-D

製造所固有記号による表示例

販売者　霞が関酒造株式会社　　B　＋D 　　　　東京都千代田区霞が関 A-A-A

※1　製造所の所在地及び製造者の氏名又は名称（大阪ボトリング株式会社、大阪府大阪市中央区大手前 D-D-D）を表す記号として、消費者庁長官に「D」を届出。
※2　課税移出する酒類製造場の所在地（千代田区大手町 B-B-B）を表す記号として、財務大臣に「B」を届出。

❺　❹の酒類を課税移出後に引き取った他の販売者が表示内容に責任を有する場合

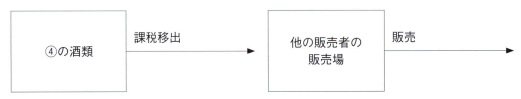

（他の販売者の氏名又は名称等）
　氏名又は名称　　　：埼玉酒類販売株式会社
　本店所在地　　　　：埼玉県さいたま市中央区新都心 E-E-E
　販売所の所在地　　：埼玉県さいたま市中央区新都心 F-F-F

表示例

販売元　霞が関酒造株式会社 　　　　東京都千代田区大手町 B-B-B 販売者　埼玉酒類販売株式会社 　　　　埼玉県さいたま市中央区新都心 E-E-E 製造所　大阪ボトリング株式会社　大阪府大阪市中央区大手前 D-D-D

製造所固有記号による表示例

販売元　霞が関酒造株式会社　　B 　　　　東京都千代田区霞が関 A-A-A 販売者　埼玉酒類販売株式会社　　＋D 　　　　埼玉県さいたま市中央区新都心 E-E-E

※1　製造所の所在地及び製造者の氏名又は名称（大阪ボトリング株式会社、大阪府大阪市中央区大手前 D-D-D）を表す記号として、消費者庁長官に「D」を届出。
※2　課税移出する酒類製造場の所在地（千代田区大手町 B-B-B）を表す記号として、財務大臣に「B」を届出。

参考法令等 ➡「食品表示法における酒類の表示のQ＆A」（平30.7 国税庁）（問23）

酒類に関する表示

 405 酒類に表示する文字の大きさに規制はありますか？

 原則8ポイント以上です。

　食品表示基準で定める表示事項については、消費者に販売される一般用加工食品の場合は、原則8ポイント以上（表示可能面積がおおむね150平方センチメートル以下のものは、5.5ポイント以上）の文字の大きさで表示する必要があります。

　なお、酒類業組合法に基づき酒類の品目の表示が義務付けられていますが、酒類の品目の文字の大きさは、内容量と文字数により定めています。

参考法令等 ➡「食品表示法における酒類の表示のQ＆A」（平30.7 国税庁）（問32）

酒類に関する表示

 406 酒類の原料原産地はどのように表示すればよいですか？

　重量割合上位1位の原材料が生鮮食品である場合には、その生鮮食品の原産地を表示することになります（例1）。

　また、重量割合上位1位の原材料が加工食品である場合には、その加工食品の製造地を表示することになります（例2-1、2-2）。ただし、製造地の表示に代え、当該対象原材料に占める重量の割合が最も高い生鮮食品の名称とともにその原産地を表示することもできます（例2-3）。

梅酒の表示例

※　原材料名欄に原料原産地を表示する場合（重量割合上位1位が梅である場合）

（現行）原材料名：梅、砂糖、醸造アルコール

（例1）原材料名：梅（国産）、砂糖、醸造アルコール

いわゆる新ジャンル（リキュールタイプ）の表示例

※ 原材料名欄に原料原産地を表示する場合（発泡酒中の重量割合上位1位が麦である場合）

```
（現行）    原材料名：発泡酒（麦芽、麦、ホップ）、麦スピリッツ
                ⇩
（例2-1）  原材料名：発泡酒（国内製造）（麦芽、麦、ホップ）、麦スピリッツ
（例2-2）  原材料名：発泡酒（国内製造）、麦スピリッツ
（例2-3）  原材料名：発泡酒（麦芽、麦（カナダ産）、ホップ）、麦スピリッツ
```

参考法令等➡「食品表示法における酒類の表示のQ＆A」別冊【原料原産地表示関係】（平29.9 国税庁）（問3）

酒類に関する表示

Q 407 ワインを配合したゼリーについて、アルコール分が含まれていることを表示する必要はありますか？

A 義務表示ではありませんが、アルコール分が含まれていることや子供に対する注意喚起表示をすることが必要と思われます。

 酒税法では、酒類を「アルコール分1度以上の飲料（溶かしてアルコール分1度以上の飲料とすることができる粉末状のものを含む。）」と定義しており、酒類については、酒類業組合法により酒類の種類やアルコール分を表示することが義務付けられています。

❷ したがって、酒類以外のアルコール分を含む食品については、アルコール分が含まれていること等を特に表示する規定はありませんが、子供やお酒に弱い人が食べた場合に事故等が起きる可能性があるので、「ワインゼリーには少量ですがお酒が入っていますので、お酒の弱い方やお子様はご注意ください。」「アルコール分：0.5％含有」等と、アルコール分が含まれていることや子供等に対する注意喚起表示をすることが必要です。

参考法令等➡「食品表示基準Q＆A」別添 アレルゲンを含む食品に関する表示（C-9）

その他

Q 408 ナチュラルチーズの「容器包装に入れた後、加熱殺菌した旨」又は「飲食に供する際に加熱を要する旨」の表示は、具体的にどのような文言による表示が可能ですか？

A

 「容器包装に入れた後、加熱殺菌した旨」の表示は、「包装後加熱」、「包装後加熱殺菌」、「容器包装後加熱殺菌済み」等と表示することが可能です。

❷ また、「飲食に供する際に加熱する旨」の表示は、種類別名称の次に括弧を付して、(要加熱)、(加熱が必要)、(加熱してお召し上がりください)等と、表示することが可能で

す。

参考法令等➡「食品表示基準Q＆A」（加工-176）

その他

 Q 409 調理冷凍食品である冷凍コロッケに「クリームコロッケ」と表示する場合、何か基準がありますか？

A

　冷凍コロッケに「クリームコロッケ」と表示するには、食品表示基準第9条に基づき同基準別表第22で規定されている調理冷凍食品の表示禁止事項により、原材料に使用した乳、乳製品等の配合割合から算出した乳脂肪含有率が1.4％以上配合されていなければなりません。この場合の「乳、乳製品等」とは、乳及び乳製品の成分規格等に関する省令（乳等省令）において定義されている、「乳」及び「乳製品」並びに「これらを主要原料とする食品」をいいます。

　したがって、乳脂肪に当たらない植物性脂肪などを除き、純粋に乳脂肪含有率が1.4％以上配合されていない冷凍コロッケに、「クリームコロッケ」と表示することはできません。

参考法令等➡「食品表示基準」別表第22

その他

 Q 410 弁当、おにぎり、サンドイッチ、惣菜の具体的な表示例を教えてください。

A

 表示すべき事項は、名称、原材料名、添加物、内容量、消費期限（又は賞味期限）、保存の方法、食品関連事業者の氏名又は名称及び住所、原料原産地名（重量割合上位1位の原材料の産地情報を米トレーサビリティ法に基づき伝達する必要がある場合は、同法に基づき伝達してください。）等です。

 これらの事項を加工食品の容器包装の見やすい箇所に一括して表示します。表示は食品表示基準別記様式1により行うことが基本ですが、食品表示基準別記様式1による表示と同等程度に分かりやすく表示する場合には、食品表示基準別記様式1以外の様式で表示すること（いわゆるプライスラベルに一括して表示するなど）も可能です。

❸　なお、内容量を外見上容易に識別できる場合は内容量の表示を、常温で保存すること以外にその保存方法に関し留意すべき特段の事項がないものは保存方法の表示を省略することができる他、外部から見て内容を容易に確認することができるおかずについては、

「おかず」等と簡素化して表示することも可能です。

表示例

(1) 弁当

名　　称	幕の内弁当
原材料名	ご飯（米（国産））、野菜かき揚げ（小麦・卵を含む）、鶏唐揚げ（小麦を含む）、焼鯖、スパゲッティ（小麦を含む）、エビフライ（小麦・卵を含む）、煮物（里芋、人参、ごぼう、その他）（大豆・小麦を含む）、ポテトサラダ（卵・大豆を含む）、メンチカツ（小麦・卵・牛肉を含む）、付け合わせ（小麦・卵・大豆を含む）
添 加 物	調味料（アミノ酸等）、pH調整剤、着色料（カラメル、カロチノイド、赤102、赤106、紅花黄）、香料、膨張剤、甘味料（甘草）、保存料（ソルビン酸K）
消費期限	○○．○○．○○
保存方法	直射日光及び高温多湿を避けてください
製 造 者	○○食品株式会社 ○○県○○市○○町　○-○-○

(2) おにぎり

名　　称	おにぎり
原材料名	ご飯（米（国産））、鮭、のり（国産）、食塩、（一部に小麦・さけ・大豆を含む）
添 加 物	調味料（アミノ酸等）、pH調整剤
消費期限	○○．○○．○○
保存方法	直射日光及び高温多湿を避けてください
製 造 者	○○食品株式会社 ○○県○○市○○町　○-○-○

(3) サンドイッチ

名　　称	調理パン
原材料名	パン（小麦・卵を含む、国内製造）、卵サラダ（大豆を含む）、野菜サラダ、チーズ（乳成分を含む）、ハム（豚肉を含む）、レタス
添 加 物	イーストフード、V.C、調味料（アミノ酸等）、カゼインNa（乳由来）、リン酸塩（Na）、発色剤（亜硝酸Na）、保存料（ソルビン酸K）、pH調整剤、乳化剤、酸味料、香料、コチニール色素、安定剤（キサンタンガム）
消費期限	○○．○○．○○
保存方法	10℃以下で保存
製 造 者	○○食品株式会社 ○○県○○市○○町　○-○-○

(4) 惣菜

名　　称	マカロニサラダ
原材料名	マカロニ（小麦・乳成分を含む、イタリア製造）、マヨネーズ（卵・大豆を含む）、きゅうり、人参、玉ねぎ、ハム（豚肉を含む）、香辛料、食塩、砂糖、醸造酢
添加物	調味料（アミノ酸等）、酸化防止剤（V.C）、コチニール色素、カゼインNa（乳由来）、増粘多糖類、発色剤（亜硝酸Na）、リン酸塩（Na）
消費期限	○○．○○．○○
保存方法	10℃以下で保存
製造者	○○食品株式会社 ○○県○○市○○町　○－○－○

参考法令等➡「食品表示基準Q＆A」別添　弁当・惣菜に係る表示（弁当-10）

その他

Q411 高級イメージを与える「スペシャル」、「特選」等の用語を用いる場合、何か規制がありますか？

A　客観的な基準に基づくものかどうかを判断の目安として、場合によっては表示禁止事項に該当することがあります。

❶　食品表示基準では、表示禁止事項として、①実際のものより著しく優良又は有利であると誤認させる用語、②表示すべき事項の内容と矛盾する用語、③その他内容物を誤認させるような文字、絵、写真その他の表示等が列挙されており、これらは全て表示してはならないこととなっています。また、景品表示法に基づく公正競争規約においても商品毎に具体的に表示禁止事項が定められているものもあります。

❷　このため、「スペシャル」、「特選」等の用語が表示禁止事項に該当するか否かは、個々の事例ごとに判断することとなりますが、客観的な基準に基づくものであるか、合理的な根拠があるか否かが判断の目安となります。

参考法令等➡「食品表示基準Q＆A」別添　弁当・惣菜に係る表示（弁当-22）

その他

Q412 「特級」や「上級」等の等級を示す用語を表示してもよいですか？

A　JASにより「特級」等の格付を受けたものであれば表示できますが、それ以外のものについて、「特級」、「上級」、「標準」その他等級を示す用語と紛らわしい用語を表示することはできません。

例えば、しょうゆの「特選」、「超特選」は、製造業者が自由に表示できるものではなく、JASにより特級として格付されたしょうゆについてのみ表示することができます。

JASにより「特級」、「上級」の規格が定められている品目

等級を示す用語	品目
「特級」	ベーコン　ハム類　プレスハム　ソーセージ　ジャム類　しょうゆ　トマトケチャップ　ウスターソース類　ぶどう糖（全糖ぶどう糖を除く。）　農産物缶詰及び農産物瓶詰
「上級」	ベーコン　ハム類　プレスハム　ソーセージ　チルドハンバーグステーキ　チルドミートボール　干しそば　煮干魚類　しょうゆ　ハンバーガーパティ　コンビーフ缶詰及びコンビーフ瓶詰　農産物缶詰及び農産物瓶詰

参考法令等➡「食品表示基準」別表第22

第2部　業務用加工食品の表示に関するQ&A

業務用加工食品

　従来、最終製品について表示を行った者のみを表示責任者としてきたことから、業者間取引において不適正表示の原因を作った者に対して責任を問うことはできませんでした。
　このような制度では、最終製品の表示の正確性を確保することが困難であることから、2008（平成20）年より、業務用食品についても表示の義務が課せられることとなり、この取扱いは食品表示基準においても変わっていません。

1　業務用加工食品の定義

● 業者間取引の表示規制において、業務用加工食品の定義は、「加工食品のうち、一般消費者に販売される形態となっているもの以外のもの」とされています。

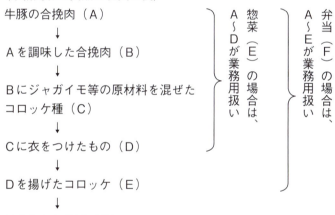

〈業務用加工食品の範囲の例〉

※上記の場合、F以外のA～Eが全て業務用加工食品となる。
※Eを惣菜として、一般消費者に販売する場合は、A～Dが業務用加工食品となる。

2　表示義務の対象

● 業務用加工食品の場合、表示義務の対象として、容器包装されたものであるかどうかについては問われません。タンクローリーやコンテナ等の通い容器で運搬されたものも対象となります。
● 容器包装に入れないで、①外食やインストア加工用、②不特定多数への譲渡（サンプル品の提供など）のために仕向けられるものは、表示義務の対象外です。

3 義務表示事項

- 業務用加工食品に必要な表示事項については、食品表示基準第10条に規定されており、横断的に表示が義務付けられている事項には、主に以下のようなものがあります。

> ①名称　　②保存方法　　③消費期限又は賞味期限　　④原材料名
> ⑤添加物　　⑥食品関連事業者の氏名又は名称及び住所
> ⑦製造所等の所在地及び製造者等の氏名又は名称　　⑧アレルゲン
> ⑨原料原産地名（最終製品で原料原産地名の表示が義務付けられている原材料になるものに限る。）　　⑩原産国名（輸入後にその性質に変更を加えるものを除く。）

- 横断的な事項のほか、表示が義務付けられている事項として即席めん類、食肉、乳など個別の事項があります。

4 表示場所

- 業務用加工食品の表示は、容器包装に限らず、送り状、納品書等又は規格書等に表示することができます。
- ただし、食品表示基準別表第23に掲げられている表示事項は、容器包装に表示することが義務付けられています（前述の義務表示事項のうち、①〜③、⑤、⑦、⑧が該当）。
- なお、規格書等へ表示する場合は、容器包装、送り状又は納品書等において、発送、納品された製品が、どの規格書等に基づいているのかを照合できるようにすることが必要です。
- 計量法の規定により内容量を表示することが義務付けられている業務用加工食品については、計量法に従って表示する必要があります。

業者間取引の表示制度における表示項目と表示媒体

表示項目	表示媒体
名称	容器包装[※1]
保存方法	容器包装[※1]
消費期限又は賞味期限	容器包装[※1]
原材料名	①容器包装　②送り状等 ③容器包装＋規格書又は送り状等＋規格書[※2]
添加物	容器包装[※1]
食品関連事業者（表示責任者）	①容器包装　②送り状等 ③容器包装＋規格書又は送り状等＋規格書[※2]

製造所等の所在地及び製造者等の氏名又は名称	容器包装※1
アレルゲン	容器包装※1
L-フェニルアラニン化合物を含む旨	容器包装※1
内容量	容器包装※3
原料原産地名	①容器包装　②送り状等 ③容器包装＋規格書又は送り状等＋規格書※2
原産国名	①容器包装　②送り状等 ③容器包装＋規格書又は送り状等＋規格書※2
その他「即席めん類」、「食肉」、「乳」等個別の事項（19事項）	容器包装※1

※1 は食品表示基準別表第23で、※3 は計量法で容器包装への表示が義務付けられている。
※2 は、容器包装又は送り状等であって、発送、納入された製品がどの規格書に基づくのか照合が可能なもの。
（注）タンクローリー、通い容器等で流通するものについては、全ての表示事項について、送り状等への表示が認められている。

5 文字の大きさ、送り状、規格書等

①文字の大きさ
- 業者間取引の表示制度では、消費者にとって分かりやすい表示を行わせるための規制（一括表示、文字の大きさ・色等）は適用されません。
- したがって、表示内容の冠として付す「名称」や「原材料名」といった事項名を記載する必要はありません。ただし、その際には、取引の相手方に名称や原材料名等の情報が正しく伝わるように記載しなければなりません。

②送り状、納品書等、規格書等の範囲
- 送り状、納品書等、規格書等の範囲などを示すと、次の表のようになります。

	範囲	備考
送り状又は納品書等	伝票、インボイス等製品に添付されて相手側に送付されるもの	製品に添付されないものについては、「納品書」と称されるものでも、加工食品品質表示基準等で規定されている納品書等に当たらない。

規格書等（電子媒体であるものを含む。）	製品規格書、配合規格書、納品規格書、仕様書等と称される製品に添付されないものであって、取引の当事者間で内容について合意がなされているもの	「見積書」、「注文書」、「カタログ」、「指図書」、「成分一覧表」などと称されるものでも、製品に添付されず、かつ、取引の当事者間で内容（義務表示事項等）について合意がなされているものであれば規格書等に該当する。

6 表示禁止事項

- 一般消費者向けの加工食品と同様、①実際のものより著しく優良又は有利であると誤認させる用語、②業務用加工食品の義務表示事項の内容と矛盾する用語、③産地名を示す表示であって産地名の意味を誤認させるような表示、④その他内容物を誤認させるような文字、絵、写真その他の表示については、表示禁止事項とされています。

業務用加工食品に関する表示

Q413 業者間取引における表示義務と計量法による表示義務の関係はどのようになりますか？

A
　食品表示基準においては、業務用加工食品に対して内容量の表示を義務付けていません。ただし、業務用加工食品が計量法で表示が義務付けられている特定商品に該当する場合は、容器包装に表示する必要があります。計量法は、一般消費者向けの製品であるか、業者間取引における製品であるかにかかわらず、表示対象としています。

参考法令等➡「食品表示基準Q＆A」（加工-289）

業務用加工食品に関する表示

Q414 外食やインストア加工用の食品のみに仕向けられる業務用加工食品は、食品表示基準に基づく表示が必要ですか？

A　「原材料名」、「食品関連事業者の氏名又は名称及び住所」、「原産国名」、「原料原産地名」以外の表示事項は必要となります。

 外食向け等に供給されることが確実な業務用加工食品（外食事業者に直接卸されるもの等）については、容器包装に入れられた業務用加工食品の表示事項のうち「原材料名」、「食品関連事業者の氏名又は名称及び住所」、「原産国名」及び「原料原産地名」を除いて表示が必要です。

 なお、販売先の使用用途が外食等向けのみかどうか不明な場合は、上記で示した事項も含め、業務用加工食品の表示事項の全ての表示が必要です。

> **例** レストランの厨房内で調理した料理をその場で提供する一方、容器包装に入れたうえで別の系列店舗へ納入し来店した者に販売するような場合
> ┄┄▶業者間取引における表示義務が生じる

❸ なお、インストア加工業者であっても、加工した食品が他の事業者に販売され、それが最終的に一般消費者に販売される食品となる場合は、販売先の使用用途が外食等向けのみではありませんので、業務用加工食品として、業者間取引における表示が必要となります。

参考法令等➡「食品表示基準Q＆A」（加工-282）

業務用加工食品に関する表示

Q 415 タンクローリーやコンテナ等の通い容器について、業者間取引における表示義務は課されますか？

A 食品表示基準においては、最終製品における表示の正確性を確保するため、表示義務が課されます。

❶ 食品表示基準において、一般用加工食品は、容器包装に入れられたものを表示義務の対象としており、表示場所も、原則として容器包装に限定しています。

❷ 一方、業務用加工食品においては、最終製品における表示の正確性を確保するため、タンクローリーやコンテナ等の通い容器についても表示義務の対象としています。

　表示事項は、名称、原材料名、添加物、表示責任者、原料原産地名、原産国名とされています。

　ただし、通い容器に関する全ての義務表示事項は、容器包装に限らず、送り状、納品書等又は規格書等に表示することが認められています。

❸ なお、タンクローリーやコンテナ等の通い容器は、計量法の対象外であるため、内容量の表示義務はありません。

参考法令等➡「食品表示基準Q＆A」（加工-5）

業務用加工食品に関する表示

Q 416 業務用スーパーなどで一般消費者にも販売される可能性のあるものは、どのような表示を行えばよいのですか？

A 一般消費者に販売される可能性があるものは、一般消費者向けの表示を行うことが必要です。

❶ 主に業務用として販売されるものであっても、一般消費者向けに販売される可能性があるものについては、食品表示基準に定められた一般消費者向けの表示を行うことが必要です。

❷ 例えば、業務用として販売しながら一般消費者にも、①箱単位でダース売りする、②箱内の1つひとつについてばら売りする、といったように販売方法が異なる可能性がある場合は、箱と個装の両方に必要な表示をしなければなりません。

参考法令等➡「食品表示基準Q＆A」（総則-17）

業務用加工食品に関する表示

Q 417 グループ企業間の取引は表示義務の対象になりますか？

A グループ企業間の取引も「業者間」の取引に該当するので、表示義務の対象となります。

参考法令等➡「食品表示基準Q&A」（加工 -283）

業務用加工食品に関する表示

Q 418 同一企業内の取引は、表示義務の対象になりますか？

A 同一企業内の取引は、その企業が全体として表示責任者となることから、表示義務の対象にはなりません。

❶ 同一企業内の取引については、企業内で取引を行う者がそれぞれ表示責任者（不適正表示を行った場合に食品表示法に基づき処分される者）となるのではなく、その企業が全体として表示責任者となることから、表示義務の対象にはなりません。

❷ なお、適正な表示を行うために必要な範囲において、同一企業内であっても適切に情報の伝達・管理をすることは望ましいといえます。

❸ 製造工程を他の企業へ委託する場合は、同一企業内の取引ではなく、表示義務の対象になります。

参考法令等➡「食品表示基準Q&A」（加工 -284）

業務用加工食品に関する表示

Q 419 加工や包装等の工程の一部を他社へ委託する場合も、業者間取引の表示義務の対象になりますか？

A 委託先が不適正表示の原因となる行為をする可能性があることから、表示義務の対象となります。

❶ 基本的にはどのような委託であれ、委託先が不適正表示の原因となる行為をする可能性があることから、委託元と委託先との取引については表示義務の対象となります。

❷ したがって、製品等を委託元で用意し、それを委託先に提供したうえで行われる次のような単純な委託行為であっても、委託先が不適正表示の原因となる行為をする可能性があることから表示義務の対象となります。

①単なる選別　②単なる混合　③単なる切断　④単なる小分け　⑤単なる包装
⑥単なる詰め合わせ、組合せ　⑦単なるラベル貼り

❸ 表示方法については、食品表示基準による容器包装への表示の義務がないものについては、全ての表示事項について送り状、納品書等又は規格書等に表示することができます。

❹ なお、次の例のような情報伝達が行われていれば、表示義務を果たしているといえます。

> 例 ① 規格書等と照合できるようにした送り状等を委託先へ送り、委託先が製品を委託元へ納品する際に当該規格書等と照合できるようにした送り状等を返すこと
> ② 委託元が委託先に包装前の製品と予め表示を付した包材を送り、委託先が包装前の製品をその包材に入れ委託元へ返すこと

参考法令等➡「食品表示基準Q&A」（加工-285）

業務用加工食品に関する表示

Q 420 単に流通・保管を委託した場合は、表示義務の対象になりますか？

A 流通、保管のみを委託された事業者は、表示義務の対象外となります。

❶ 食品表示基準に基づく表示義務を負うのは、食品関連事業者等（食品表示法第2条第3項）です。単に運送だけを委託された事業者（卸売りは行わず、運搬運賃のみを受領）については、委託元と運送（配送）先で、容器包装、送り状、納品書等又は規格書等を取り交わすことになるので、表示義務の対象外となります。

❷ 単に保管することだけを委託された事業者についても、表示義務の対象外となります。

参考法令等➡「食品表示基準Q&A」（加工-286）

業務用加工食品に関する表示

Q 421 製造等の行為を一切行わない卸売業者は、表示義務の対象になりますか？

A 卸売業者は表示義務の対象となり、義務表示事項について適切に伝達を行う必要があります。

❶ 食品表示基準に基づく表示義務を負うのは、食品関連事業者等（食品表示法第2条第3項）です。製造等の行為を行うか否かにかかわらず、卸売業者は食品の販売を業とする者ですので、表示義務の対象となります。したがって、卸売業者は表示責任者となることから、義務表示事項についての情報を把握し、適切に伝達を行う必要があります。送り状、納品書等又は規格書等に表示されている場合は、その情報を伝達する必要があります。

なお、義務表示事項が全て容器包装に既に記載されていれば、卸売業者は改めて表示を行う必要はありません。

❷ 販売元と販売先の合意に基づき規格書等を取り交わし、卸売業者を経て製品が取引さ

れる場合でも、卸売業者は表示義務の対象となります。

　この場合、例えば、義務表示事項の全てが容器包装に表示されていないものは、卸売業者は、製品と規格書等を照合できる情報を送り状、納品書等に記載して販売先に伝達すれば問題はなく、必ずしも卸売業者が規格書等を入手する必要はありません。

　また、義務表示事項が全て容器包装に既に記載されていれば、卸売業者は改めて表示を行う必要はありません。

参考法令等➡「食品表示基準Q＆A」（加工 -287）

業務用加工食品に関する表示

Q 422 輸入品は、どの段階から表示が義務付けられるのですか？

A 輸入品については、輸入業者が国内で他の事業者へ販売する時点から表示が必要となります。

　また、酒類については、「酒税の保全及び酒類業組合等に関する法律」に基づき、酒類を保税地域から引き取るまでに表示することが義務付けられています。

　したがって、輸出国側の事業者には、食品表示基準に基づく表示義務はありません。

　なお、輸入手続きの代行だけを行う事業者には、食品表示基準に基づく表示義務はありません。

参考法令等➡「食品表示基準Q＆A」（加工 -288）

業務用加工食品に関する表示

Q 423 輸入品について、表示は邦文で書く必要があるのですか？

A 義務表示事項については、邦文による表示が必要です。

 輸入品については、輸入業者が国内で他の事業者へ販売する時点から義務表示事項について、邦文による表示が必要です。

 原材料や外国の製造業者の名称等の義務表示事項が当該外国製造業者により邦文で表示されていても、外国の製造業者等を当該製品の日本国内での販売に際しての表示責任者とすることはできません。

 なお、食品表示基準は、輸出国側の事業者に対して邦文による表示を義務付けていません。

参考法令等➡「食品表示基準」第8条第1号
　　　　　「食品表示基準Q＆A」（加工 -238）、（加工 -266）

業務用加工食品に関する表示

Q 424 業務用食品において個装に表示がしてありますが、ダンボール箱にも表示する必要がありますか？また、ダンボール箱には表示をしてあるのですが、個装にも表示しなければならないのですか？

A 個装表示されている場合は、ダンボール箱に改めて表示する必要はありません。また、ダンボール箱に表示していても、個装単位で販売する場合は、個装にも表示が必要です。

❶ 業者間取引の表示制度では、業務用加工食品の義務表示事項となる「原材料名（添加物以外）」、「原料原産地名（必要な場合）」、「原産国名（必要な場合）」について、個装にこれらを表示している場合は、ダンボール箱に改めて表示する必要はありません。また、ダンボール箱に表示している場合についても、個装に改めて表示する必要はありません。なお、ダンボール箱をはじめ容器包装の上に包装（外装）されている場合、それが小売のためのものでないときでも、当該外装に名称、製造者の氏名、住所並びに保存基準が定められた食品及び添加物にあっては、その保存方法を表示することが望ましいとされています。

❷ 名称、添加物、内容量（必要な場合）、賞味期限（消費期限）及び保存方法（必要な場合）、製造業者等の名称及び住所、アレルゲン、L−フェニルアラニン化合物を含む旨、乳児用規格適用食品である旨、乳製品等の安全に関する事項については、食品表示基準及び計量法で指定された場所に表示する必要があります。

❸ なお、ダンボール箱には表示してあるが、個装に表示されていない商品について、業務用スーパーなどで個装単位で一般消費者に販売する場合については、食品表示基準により個装（容器包装）に表示する必要があります。

参考法令等➡「食品表示基準Q＆A」（加工 −301）

業務用加工食品に関する表示

Q 425 業務用加工食品において、名称の表示はどのようにするのですか？

A その内容を表す一般的な名称を表示するほか、記号や略号による情報伝達も可能です。

❶ 食品表示基準においては、最終製品の「名称」は「その内容を表す一般的な名称を表示すること」とされており、業者間取引においても同様です。

❷ しかしながら、容器包装以外のタンクローリーやコンテナ等における運搬の際に、記号や略号による表示を行おうとする場合には、業者間で規格書等によりその記号や略号

の意味が周知されており、かつ、行政による調査・検査の際に一般的名称との対応関係が明示できるようになっていれば、記号や略号による情報伝達も可能です。

❸ また、しょうゆ、みそ等の個別の品目ごとに定義と名称を定め、食品表示基準によりその定義に合致しないものに対し、その名称の使用を制限しているものについては、業者間取引においても同様の名称使用制限がかかることになります。

参考法令等➡「食品表示基準Q＆A」（加工-291）

業務用加工食品に関する表示

Q 426 原材料名の表示は、原材料の割合が高い順に表示するのですか？また、原材料の配合割合を表示する必要はありますか？

A 「割合が高い順が分かる」ように情報を伝達するほか、規格書等により情報伝達する必要があります。

❶ 業者間取引における原材料名の表示について、最終製品に適切に表示するためには、必ずしも「割合が高い順」に表示することが必要ではなく、「割合が高い順が分かる」ように情報が伝達されればよいことになります。「割合が高い順が分かるよう」とは、具体的には、次のような場合をいいます。

> 例 ① 原材料の配合割合を表示するなど、商品を受け取った側が原材料に占める重量の割合の高い順が分かるようになっている。
> ② 特に説明書きをせずに原材料名を表示する場合は、受け取る側は高い順に記述されていると通常認識することから、このような場合は原材料を割合の高い順に表示しておく必要がある。

❷ また、原材料の配合割合は義務表示事項ではありません。ただし、中間原料の供給者は、最終製品の適正な表示に資する範囲内で、供給先の求めに応じ、原材料の情報を規格書等により正しく伝達する必要があります。

❸ なお、食肉製品については、食品表示基準により、容器包装に原料肉名を配合分量の高いものから順に表示することとされています。

参考法令等➡「食品表示基準Q＆A」（加工-292）

業務用加工食品に関する表示

Q 427 業務用加工食品について、原材料名の表示は、どこまで詳しく記載すればよいですか？

A 全ての原材料名の表示が基本ですが、省略表示や簡略表示が認められています。

❶ 全ての原材料名を表示することが基本になりますが、業者間取引が表示義務の対象となっているのは、最終製品の表示の正確性を確保するための措置であることから、最終製品において表示されることとなる原材料名を表示することになります。

したがって、次の❷及び❸のように表示することも可能です。

❷ 最終製品において、複合原材料（2種類以上の原材料からなる原材料）として使用され、最終製品の原材料名表示において、複合原材料名での表示がされる業務用加工食品については、添加物を除き、次のように表示することも可能です。

> ① 最終製品の原材料名表示では、複合原材料の名称の次に、括弧を付して表示することとされている複合原材料の原材料名を表示し、重量の割合の高い順が上位3位以下であって、かつ、その割合が5％未満である原材料名については、まとめて「その他」と表示をすることが可能
> ···▶業務用加工食品の原材料で、最終製品で「その他」と表示される原材料については、「その他」と表示することができる。
> ② 最終製品の原材料名表示では、複合原材料の最終製品の原材料に占める割合が5％未満である場合や複合原材料の名称からその原材料が明らかな場合（JASや個別品目ごとに定義された名称等）、複合原材料を構成する原材料の表示を省略することが可能
> ···▶業務用加工食品の原材料で、最終製品で表示が省略される原材料については、その表示を省略することができる。

ごまあえ（複合原材料）を業務用加工食品として提供する場合の原材料名表示
【提供するごまあえの原材料配合割合】
　　いんげん：60％、にんじん：22％、ごま：10％、しょうゆ：4％、砂糖：3％、調味料（アミノ酸等）

　　　　　業務用加工食品としての原材料表示（原則、使用した全ての原材料を重量順に表示）

> 原材料名：いんげん、にんじん、ごま、しょうゆ、砂糖／調味料（アミノ酸等）、（一部に小麦・大豆・ごまを含む）

最終製品の原材料表示（ごまあえを副材として使用した弁当）

> 原材料名：～、ごまあえ（いんげん、にんじん、ごま、その他）／調味料（アミノ酸等）、（一部に小麦・大豆・ごまを含む）

【考え方】
・ごまは、重量順で3番目だが、10％使用しているので、省略できない。
・しょうゆ、砂糖は、それぞれ4、5番目で4％、3％しか使用していないため、「その他」と表示可。

・アレルゲン及び添加物については、食品表示基準に基づき表示が必要
※上記のように、最終製品で確実に「その他」表示がなされる場合は、業務用加工食品の表示においても同様に「その他」表示が可能となる。

「その他」表示の規定による業務用加工食品としての原材料表示

> 原材料名：いんげん、にんじん、ごま、その他／調味料（アミノ酸等）、（一部に小麦・大豆・ごまを含む）

❸ 業務用加工食品の原材料名表示は、次のように表示することができます。

① 最終製品の原材料で「香辛料」又は「混合香辛料」と表示されるものの原材料となるもの	「香辛料」又は「混合香辛料」と表示可能
② 最終製品の原材料で「香草」又は「混合香草」と表示されるものの原材料となるもの	「香草」又は「混合香草」と表示可能
③ 最終製品の原材料で「糖果」と表示されるものの原材料となるもの	「糖果」と表示可能
④ 最終製品の原材料で「おかず」と表示されるものの原材料となるもの	「おかず」と表示可能

❹ ただし、❷及び❸の表示は、最終製品においてこれらの簡易な表示がなされることが分かっている場合に認められるものであり、最終製品の表示が把握できない場合、最終製品において全ての原材料名が表示されることを念頭に置いた表示が必要です。

参考法令等➡「食品表示基準Q＆A」（加工 -294）

業務用加工食品に関する表示

 428 業務用加工食品において、添加物の表示はどのようにするのですか？

添加物については、最終製品において、他の原材料に使用されている添加物と直接添加した添加物との合計で重量比較する必要があります。

したがって、業務用加工食品には、添加物を表示するとともに、重量割合の情報を併せて提供してください。

参考法令等➡「食品表示基準」第10条第1項

業務用加工食品に関する表示

Q 429　業務用加工食品において、原料原産地名の表示はどのような場合に表示義務となりますか？

A　最終製品で原料原産地名の表示が必要な原材料を含むものについて、原料原産地名を表示します。

❶　消費者に販売される製品において、原料原産地を適正に表示するため、中間加工原材料等の業務用加工食品については、原産地情報を適切に伝達する必要があります。

　一方、最終製品の原料原産地表示に関係しない事項については、表示（情報伝達）の義務はありません。

❷　なお、最終製品の原料原産地表示の正確性を確保するため、
(1) 最終製品において、製造地表示義務の対象原材料となる業務用加工食品（最終製品中、重量割合上位1位の原材料となるもの等）については、当該業務用加工食品の原産国名
(2) 輸入品以外の業務用加工食品で、「実質的な変更」に該当しないような単なる切断、小分け等を行い最終製品となる業務用加工食品については、最終製品において原料原産地表示義務の対象となる原材料（当該業務用加工食品中、重量割合上位1位の原材料等）の原産地名の表示（情報伝達）が義務付けられています。

❸　業務用加工食品を販売する事業者は、上記❷(1)、(2)のいずれに該当するか、又はいずれにも該当しないか、よく確認してください。また、業務用加工食品を購入する事業者は、例えば、上記❷(1)の用途で購入したために原料原産地表示がないものを、業務用スーパー等で消費者向けに販売した場合、食品表示基準違反になりますので注意してください。

❹　なお、食品関連事業者間の合意に基づき、生鮮食品まで遡った原料原産地表示をしている場合は、上記❷(1)、(2)の表示（情報伝達）は不要です。

❺　また、上記とは別に、輸入後に国内で「製品の内容について実質的な変更をもたらす行為」が施されない業務用加工食品については、当該業務用加工食品の原産国表示が必要です。

参考法令等➡「食品表示基準Q＆A」別添　新たな原料原産地表示制度（原原 -51）

業務用加工食品に関する表示

Q 430　業務用加工食品における原産国表示はどのようになるのですか？

A　業務用加工食品の原産国名を表示（情報伝達）してください。

❶ 輸入品の場合は「原産国：Ａ国」等と、国内において「製品の内容について実質的な変更をもたらす行為」が行われた業務用加工食品の場合は「原産国名：国産」等と表示（情報伝達）するほか、「国内製造」、「日本製」等と、一般用加工食品の製造者等が誤認しない表示（情報伝達）を行う必要があります。

❷ また、事業者間で「国内製造である旨」を誤認しない場合に限り、一般用加工食品と同様の表示をすることや、「製造所」の事項名を表示したうえで、製造所の所在地及び製造者の氏名又は名称を表示することをもって「国内製造である旨」が表示（情報伝達）されているとみなされます。なお、製造者固有記号のみの表示では、「国内製造である旨」が表示（情報伝達）されているとはみなされません。

参考法令等➡「食品表示基準Ｑ＆Ａ」別添　新たな原料原産地表示制度（原原 -52）

業務用加工食品に関する表示

Q431 業務用加工食品についても米トレーサビリティ制度に基づく産地情報伝達の義務がありますか？

A 業務用であっても、米トレーサビリティ制度は適用されます。

❶ 米トレーサビリティ制度では、指定米穀等を他の米穀事業者との間で譲り受け、譲り渡しをした場合に取引等の記録として産地の記録を義務付けているほか、一般消費者に指定米穀等を販売・提供する場合に産地情報の伝達を義務付けています。

❷ したがって、業務用加工食品であっても、譲渡先の米穀事業者が米トレーサビリティ制度の義務を適切に果たすために、産地情報の伝達が必要となります。

❸ 食品表示基準による業者間取引における表示方法と同様に、米穀事業者間の産地情報の伝達方法についても、商品の容器包装への記載のほか、取引等の際に交わす伝票、送り状、規格書等への記載が認められています。

参考法令等➡「米トレーサビリティ制度Ｑ＆Ａ～基本編～」（平 27.4 農林水産省）（問 14）、（問 15）、（問 16）、（問 18）

業務用加工食品に関する表示

Q432 業務用の添加物等について、期限に関する情報を任意で提供する場合、どのように行えばよいですか？

A

添加物及び添加物製剤については、その品質の保持される期間が長いことや、期限表示よりも商品ロット番号の情報の方が有用であること等から、期限表示は省略できることと

347

なっています。

　また、業者間取引の際に任意で期限を表示する場合には、食品表示基準に基づく義務表示と誤認されない表現として、「品質保証期限」「品質保証期間」等の用語を使用することは差し支えありません。

参考法令等➡「食品表示基準Q&A」（加工 -300）

業務用加工食品に関する表示

Q 433 業務用加工食品において、原産国名の表示はどのような場合に表示義務となりますか？

A 輸入品であり最終製品となる業務用加工食品に、原産国名の表示をします。

 食品表示基準では、最終製品が「輸入品」であるものには、原産国名の表示が義務付けられています。ここでいう「輸入品」とは、次のものを指します。

> ① 容器包装され、そのままの形態で消費者に販売される製品（製品輸入）
> ② バルクの状態で輸入されたものを、国内で小分けし容器包装した製品
> ③ 製品輸入されたものを、国内で詰め合わせた製品
> ④ その他、輸入された製品について、国内で「商品の内容について実質的な変更をもたらす行為」が施されていない製品

「輸入品」である最終製品に適切に原産国名を表示するためには、業務用加工食品の原産国名を伝達する必要があり、そのような業務用加工食品には、原産国名の表示を義務付けています。

❸ 上記❷の業務用加工食品のほか、最終製品が「輸入品」となるか否か不明確である業務用加工食品については、原産国名を表示することが必要です。

参考法令等➡「食品表示基準Q&A」（加工 -296）

業務用加工食品に関する表示

Q 434 業務用加工食品に、既に個別品目ごとの食品表示基準に基づいた表示を行っている場合、表示を変更する必要がありますか？

A

　業務用加工食品であって、既に個別的義務表示に基づき最終製品と同様の表示を行っている場合、これを変更する必要はありません。また、しょうゆ、みそ等の個別品目ごとに定義と名称を定め、食品表示基準によりその定義に合致しないものに対し、その名称の使

用を制限しているものについては、業者間取引においても同様の名称使用制限がかかることになります。

参考法令等➡「食品表示基準Q＆A」（加工 -302）

業務用加工食品に関する表示

 435 業者間取引では、必ず規格書等を作成しなければなりませんか？

　業者間で取引される業務用加工食品及び業務用生鮮食品の義務表示事項を表示する場所は、容器包装に限らず、送り状、納品書等又は規格書等も認められています。

　したがって、義務表示事項が、既に容器包装、送り状又は納品書等に表示されていれば、新たに規格書等を作成する必要はありません。

参考法令等➡「食品表示基準Q＆A」（加工 -305）

業務用加工食品に関する表示

 436 規格書等は膨大な量となりますが、紙で保存する必要がありますか？

　規格書等へ記載する場合には、当該規格書等の整理及び保存に努めるとともに、どの商品に対応する規格書等なのかがすぐに照合できるよう保存する必要があります。

　また、保存スペースがない場合には、紙ではなく電子媒体で保存することもできますが、常に印刷できる状態にしておくことが必要です。

参考法令等➡「食品表示基準Q＆A」（加工 -306）

業務用加工食品に関する表示

 437 食品表示基準第41条第2項等において規定される整備・保存に努めなければならない表示の根拠となる書類とは、どのようなものですか？

349

A 根拠となる書類とは、仕入れた食品の名称、原材料名、原産地等が記載された書類、期限表示に係る期限設定の根拠書類などが該当します。

❶ 製造業者等が食品に表示する際に、当該表示の根拠となるデータを記した書類のことであり、電子媒体を含みます。この書類には、次のようなものがあげられます。

> ① 仕入れた食品の名称、原材料名、原産地等が記載された送り状、納品書、規格書、通関証明書（輸入品の場合）等
> ② 小分け・製造した食品についての製造仕様書、製造指示書、原材料使用記録、製造記録等
> ③ 販売した食品の名称、原材料名、原産地等が記載された送り状、納品書、規格書等
> ④ 期限表示に係る期限設定の根拠書類
> ⑤ 特色のある原材料等の表示に係る根拠書類
> ⑥ アレルゲンに係る根拠資料
> ⑦ 栄養表示に係る根拠資料

❷ なお、中間加工品の原材料等の情報がその容器包装のみに表示されている場合もありますが、使用済みの容器包装を保存することは実態上困難であることから、このような場合には、いつでも仕入元に対し、使用した中間加工品の情報を確認できるよう、仕入元の連絡先が記載された送り状、納品書等又は規格書等の整理・保存に努める必要があります。

参考法令等➡「食品表示基準Q＆A」（雑則-2）

業務用加工食品に関する表示

Q 438 表示の根拠となる書類は、どの程度の期間保存する必要がありますか？

A 表示に対する立証責任を果たせるよう、合理的な保存期間を設定し保存してください。

少なくとも、食品が製造されてから消費されるまでの間、表示に関する書類を保存する必要があるとされています。それぞれの事業者等が取り扱う食品の流通、消費の実態等に応じ、自らの表示に対する立証責任を果たせるよう、合理的な保存期間（例えば、賞味期限が3年の食品であれば、少なくとも3年）を設定していただくことが望ましいとされています。

なお、原料原産地表示のうち、「又は表示」、「大括り表示」等を使用できる条件として求められる根拠資料等の保管期間については、①賞味（消費）期限に加えて1年間、②賞味期限を省略しているものについては製造から5年間とされています。

参考法令等➡「食品表示基準Q＆A」（雑則-3）、別添　新たな原料原産地表示制度（原原-39）

業務用加工食品に関する表示

Q 439 業務用食品も同一製品を 2 以上の製造所で製造していなければ、製造所固有記号を使用することができないのですか？

A 同一製品を 2 以上の製造所で製造していなくとも製造所固有記号を使用することができます。

業務用食品は、

❶ 消費者には販売されないため、消費者が業務用食品の表示を確認して情報を取得することはないこと

❷ 事業者間では規格書等により製品情報の伝達・管理等がされるという商慣習となっているため、事業者において製造所の所在地及び製造者の氏名又は名称が把握できないという事態は生じないと考えられること

から、同一製品を 2 以上の製造所で製造していなくとも、製造所固有記号を使用することができます。

また、業務用食品には、製造所固有記号を表示することによって課される応答義務もありません。

なお、業務用食品に製造所固有記号を使用する場合でも、製造所固有記号制度届出データベースによる届出が必要です。

参考法令等➡「食品表示基準Q＆A」別添　製造所固有記号（固有記号 -49）

生鮮食品の表示に関するQ&A

第1部 一般用生鮮食品の表示に関するQ&A

第1 生鮮食品…354 ／第2 有機食品…381

第2部 業務用生鮮食品の表示に関するQ&A

業務用生鮮食品…390

第1部　一般用生鮮食品の表示に関するQ＆A

第1　生鮮食品

　生鮮食品については、一般消費者向けに販売される全てのものに、名称、原産地等の表示が義務付けられています。その具体的な表示事項や表示方法等は、食品表示基準により定められています。また、「容器包装に入れられていない生鮮食品」にあっては、食品に近接した掲示、その他の見やすい場所に表示します。
　表示義務者は、販売業者（販売業者以外の包装等を行うものが表示する場合には、その者も含まれます。以下同様です。）になります。

1　農産物

①名称
- 名称については、その内容を表す一般的な名称を表示します。内容を的確に表現していれば、標準和名等で表示しても差し支えありません。
- 野菜など地域特有の名称があるものについては、その名称が一般に理解されると考えられる地域であれば、地域特有の名称を表示しても差し支えありません。

②原産地
- 国産品は都道府県名を表示します。ただし、市町村名その他一般に知られている地名で表示することができます（この場合、都道府県名の記載を省略することができます）。
- 輸入品は原産国名を表示します。ただし、一般に知られている地名で表示することができます（この場合、原産国名の記載を省略することができます）。

③内容量、販売者名（食品関連事業者（表示責任者）、内容量を表記する者）
- 計量法により規定されている特定商品（精米、精麦、豆類（未成熟のものを除きます。））であって、密封されたものについては、内容量と販売業者の氏名又は名称及び住所を表示します。

④その他の横断的表示事項
- その他の横断的表示事項として、「放射線照射に関する事項」、「遺伝子組換えに関する事項」、「乳児用規格適用食品に関する事項」（畜産物、水産物にも共通）、「特定保健用食品に関する事項」（畜産物、水産物にも共通）、「機能性表示食品に関する事項」（畜産物、水産物にも共通）が規定されていますので、該当する農産物についてはこれらの事項にしたがった表示をします。

⑤農産物にかかる個別的義務表示事項

- 個別的義務表示事項が定められる農産物として、「シアン化合物を含有する豆類」、「しいたけ」、「あんず、おうとう、かんきつ類、キウィー、ざくろ、すもも、西洋なし、ネクタリン、バナナ、びわ、マルメロ、もも及びりんご」、「玄米及び精米」（容器包装に入れられたもの）については、食品表示基準別表第24の規定にしたがった表示をします。

2 玄米及び精米

※食品表示基準における玄米及び精米の基準は、玄米、精米、もち精米、うるち精米、原料玄米であって、容器包装に入れられたものを対象にしています。

①名称

「精米」等定められた名称を使用します。

②原料玄米

- 単一原料使用のものにあっては、「単一原料米」と表示し、産地、品種及び産年を併記します。
- 上記以外の原料玄米を用いる場合であって、原料玄米の産地、品種若しくは産年が同一でないものにあっては、「複数原料米」、「ブレンド米」等と表示し、その産地及び使用割合を併記します。また、産地、品種若しくは産年の全部若しくは一部が証明を受けていないものにあっては、「未検査米」、「一部未検査米」等と表示することもできます。

③内容量
④精米年月日
⑤販売者

- 販売者の氏名又は名称、住所及び電話番号を表示し、表示を行う者が精米工場である場合は「販売者」に代えて「精米工場」と表示します。

3 畜産物

①名称

- 1の農産物と同様です。

②原産地

- 国産品は、国産である旨を表示します。ただし、主たる飼養地（2箇所以上の飼養地で飼育した場合の飼養期間が最も長い飼養地）が属する都道府県名、市町村名その他一般に知られている地名を原産地として表示することができ、この場合、国産である旨の表示を省略することができます。

国産品	国内における飼養期間が外国における飼養期間（2以上の外国において飼養された場合には、それぞれの国における飼養期間）よりも長い家畜を国内でと畜して生産したもの

- 輸入品は、原産国名を表示します。輸入品の原産地表示は国名に限定し、一般に知られている地名による記載は認められていません。

輸入品	国産品以外のもので、ある外国における飼養期間（2以上の外国において飼養された場合には、それぞれの国における飼養期間）が日本を含めた他国におけるそれぞれの飼養期間よりも長い家畜をと畜して生産したもの

③銘柄畜産物等の産地名表示
- 「主たる飼養地が属する都道府県」と「銘柄等に含まれる地名が属する都道府県」とが異なる場合は、主たる飼養地が属する都道府県名を原産地として表示することが必要です。

④内容量、販売者名
- 計量法により規定されている特定商品（食肉（鯨肉を除きます。）及び冷凍食肉）を密封したものについては、内容量と販売業者の氏名又は名称及び住所の表示が必要です。

⑤畜産物にかかる個別的義務表示事項
- 個別的義務表示事項が定められる畜産物として、「食肉」（生肉）、「生乳、生山羊乳及び生めん羊乳」、「鶏の殻付き卵」については、食品表示基準別表第24の規定にしたがった表示をします。

⑥その他
- 容器包装に入れないで生食用牛肉を販売する場合は、店舗（飲食店等）の見やすい場所に「一般的に食肉の生食は食中毒のリスクがある旨」「子供、高齢者その他食中毒に対する抵抗力の弱い者は食肉の生食を控えるべき旨」の注意喚起を義務付けています。

4 水産物

①名称
- 海藻類については、その内容を表す一般的な名称を表示します。
- 魚介類については、「食品表示基準Q＆Aについて」の別添「魚介類の名称のガイドライン」に基づき、次のとおり表示します。

【一般ルール】
　原則として、種名（種毎の名称）・標準和名を表示します。なお、種に応じて、標準和名を基本としつつ、より広く一般に使用されている和名があれば、その名称を表示することができます。

【成長名、季節名】
　成長段階に応じた名称（成長名）や季節に応じた名称（季節名）がある魚介類については、成長名や季節名がその内容を表すものとして一般に理解されるものであれば、それらの名称を表示することができます。

【地方名】
　地域特有の名称（地方名）がある魚介類については、その地方名がその内容を表すものとして一般に理解される地域においては、その地方名を表示することができます。ただし、その地方名が一般に理解される地域以外の地域においても販売される場合は、消費者がその魚介類の種を明確に識別できるよう地方名に標準和名を併記してください。

【海外漁場魚介類及び外来種】
　消費者に優良誤認（分類学上無関係であるにもかかわらず高級魚類に似せた名称を付して、あたかもその類縁種であるように誤認させること。）を生じさせないよう、一般ルールに従ってその内容を最も的確に表し一般に理解される名称を表示します。

【ブランド名】
　ブランド名（商品名）は、食品表示法に基づく魚介類の名称として使用することはできません。

②原産地

● 食品表示基準に基づき、以下のように表示します。

	原　則	備　考
国産品	生産した水域名又は地域名（主たる養殖場が属する都道府県名をいいます。）を表示	・水域名の記載が困難な場合は、水揚港名又は水揚港が属する都道府県名での記載が可能 ・水域名に水揚港名又は水揚港が属する都道府県名の併記が可能
輸入品	原産国名を表示	・原産国名に水域名の併記が可能 ・漁ろう活動が行われた国及び漁獲を行った船舶が属する国が原産国となります。

● 水域名については、「生鮮魚介類の生産水域名の表示のガイドライン」（平成15年6月：水産物表示検討会（水産庁））等にならって表示することが基本となります。

③内容量、販売者名
- 計量法により規定されている特定商品（冷凍貝柱及び冷凍えび）であって密封されたものについては、内容量、販売業者の氏名又は名称及び住所を表示します。

④水産物にかかる個別的義務表示事項
- 個別的義務表示事項が定められる水産物として、「切り身又はむき身にした魚介類であって生食用のもの」、「ふぐ」については、食品表示基準別表第24の規定にしたがった表示をします。
- 水産物であって、冷凍したものを解凍したものである場合には「解凍」である旨を、養殖したものである場合には「養殖」である旨を表示します。

5 表示方法

- 容器包装への表示に用いる文字は、日本工業規格Z8305（1962）に規定する8ポイントの活字以上の大きさの統一のとれた活字とします。
- 精米及び玄米にあっては、容器包装の見やすい箇所に一括して表示し、表示に用いる文字は日本工業規格Z8305（1962）に規定する12ポイント（内容量が3kg以下のものにあっては8ポイント）の活字以上の大きさの統一のとれた活字とします。

生鮮食品

 440 小売店のインストアで、魚をおろして刺身にするような場合は、「生鮮食品を生産し、一般消費者に直接販売する場合」に該当し、生鮮食品の表示義務の対象外となりますか？

A インストアで魚を切り身又は刺身にしても、表示義務の対象外とはなりません。

「生鮮食品を生産する」というのは、水産物であれば漁ろうそのものをいい、単なる切断、冷凍等は含まれません。

したがって、インストアで魚を切り身又は刺身にしても、表示義務の対象外とはなりません。

参考法令等 ➡「食品表示基準Q＆A」（生鮮−1）

生鮮食品

 441 生鮮食品の注文書やカタログに原産地を表示する必要がありますか？また、原産地を注文書等に表示した場合にも、配送する商品の容器包装等に原産地を表示する必要がありますか？

注文書やカタログに表示義務はありません。生鮮食品には表示義務があり、注文書やカタログに原産地を示している場合でも、商品（容器包装を含みます。）又は納品書に原産地等を表示する必要があります。

参考法令等 ➡「食品表示基準Q＆A」（生鮮−5）

生鮮食品

 442 容器包装の表示可能面積が150cm²以下の場合や生鮮食品の容器包装に表示すべき字数が多い場合等でも、8ポイント以上の大きさの文字で表示する必要があるのですか？

容器包装の表示可能面積が150cm²以下の場合は、文字の大きさは5.5ポイント以上の活字を用いる必要があります。

なお、生鮮食品については、透明な容器包装に内封される表示書や容器包装に結び付け

られた札、票せん、プレート等へ表示することにより、容器包装への表示に代えることができます。また、容器包装に表示するほか、商品に近接して掲示することも可能なため、表示の字数が多くなるときは、これを適宜使い分けて表示してください。

参考法令等 ➡「食品表示基準」第22条第1項第9号
　　　　　　　「食品表示基準について」（生鮮食品）3⑴

生鮮食品

Q443 地鶏肉のJASに表示の基準が規定されており、名称には「地鶏肉」又は「地鶏」と表示することとなっていますが、地鶏肉のJASの定義に合致しない鶏肉に「地鶏」と名称に表示してはいけないのでしょうか？

A 地鶏の血統を全く受け継いでいない鶏には表示することができません。

❶ 「地鶏」と名称に表示するには、地鶏肉のJAS第3条に定める地鶏肉の規格に適合している鶏肉を使用することが望ましいです。

　なお、ブロイラーなどで在来種の血統をまったく受け継いでいない鶏肉については、地鶏とはいえないと考えられています（ここでいう在来種は、地鶏肉のJAS第2条に定める在来種です。）。

❷ 地鶏肉のJAS第3条に定める地鶏肉の生産方法の基準は、以下のとおりです。
（1）素びなは、在来種由来血液百分率が50％以上のものであって、出生の証明ができるものを使用していること。
（2）飼育期間は、ふ化日から75日間以上飼育していること。
（3）飼育方法は、28日齢以降平飼いで飼育していること。
（4）飼育密度は、28日齢以降1㎡当たり10羽以下で飼育していること。

地鶏肉のJAS第2条に定める在来種
会津地鶏、伊勢地鶏、岩手地鶏、インギー鶏、烏骨鶏、鶉矮鶏、ウタイチャーン、エーコク、横斑プリマスロック、沖縄髷地鶏、尾長鶏、河内奴鶏、雁鶏、岐阜地鶏、熊本種、久連子鶏、黒柏鶏、コーチン、声良鶏、薩摩鶏、佐渡髷地鶏、地頭鶏、芝鶏、軍鶏、小国鶏、矮鶏、東天紅鶏、蜀鶏、土佐九斤、土佐地鶏、対馬地鶏、名古屋種、比内鶏、三河種、蓑曳矮鶏、蓑曳鶏、宮地鶏、ロードアイランドレッド

参考法令等 ➡「食品表示基準Q＆A」（生鮮-9）

生鮮食品

Q 444 モヤシの栽培者や鶏卵の養鶏場の名称及び住所が表示されている場合、原産地表示がされているとみなすことができますか？

A 栽培者や養鶏場の住所と栽培地又は採卵地が一致している場合は、原産地表示がされているとみなすことができます。

参考法令等➡「食品表示基準Q&A」（生鮮-13）

生鮮食品

Q 445 複数の原産地のものを混ぜた場合は、どのように表示するのですか？

A 当該生鮮食品の製品に占める重量の割合の高いものから順に原産地を表示します。

　同じ種類の生鮮食品であって、複数の原産地のものを混合した場合は、当該生鮮食品の製品に占める重量の割合の高いものから順に原産地を表示します。この規定は、生鮮食品である農産物、畜産物、水産物について共通です。

参考法令等➡「食品表示基準Q&A」（生鮮-15）

生鮮食品

Q 446 カット野菜において、単品のカット野菜の場合と複数の野菜を混ぜ合わせたサラダミックスや炒め物ミックス野菜の場合の表示はどのようになりますか？また、オゾン水、次亜塩素酸ソーダ水による殺菌洗浄をした場合にはどうなりますか？

A 単品の場合は生鮮食品となるため、名称と原産地を表示し、複数の場合は加工食品となるため、名称のほか原材料名等を表示します。

❶　単品の野菜を単に切断したものは、生鮮食品に該当しますので、名称と原産地を表示します。

❷　サラダミックスや炒め物ミックス等複数の野菜を切断したうえで混ぜ合わせたものは、それ自身が1つの製品（調理された食品）であり、加工食品に該当することから、食品表示基準に従って名称、原材料名等のほか、製品中の重量割合上位1位の原材料については当該原材料の原産地を表示しなければなりません。なお、加工食品の場合は、店内処理したもので店内で販売する限りにおいては、原産地表示や原材料名の表示は不要です（ただし、店内処理したものでも、安全衛生に基づく表示が必要となる場合もあ

ります。）。

❸ オゾン水、次亜塩素酸ソーダ水による殺菌洗浄をした場合については、食品の内容について一定の作為は加えるが、加工（新しい属性の付加）には至らないため、単品の野菜を単に切断してこのように処理を行っても生鮮食品に該当します。

参考法令等➡「食品表示基準Q＆A」（総則 −12）

生鮮食品

 447 複数の産地（A県a市で8か月、A県b市で10か月間肥育した後、B県c市で12か月飼養）で飼養した牛から製造される牛肉を「☆☆牛」（☆☆＝B県に属する地名）として出荷する場合、牛の原産地はどのように表示すればよいですか？

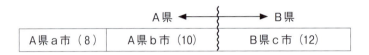

A 原産地を都道府県名とするか市町村名にするかによって表示方法が違ってきます。

❶ Qの場合、飼養期間を市町村レベルで見ると、「B県c市＞A県b市＞A県a市」となり、B県c市が主たる飼養地となります。したがって、「c市の属する県＝銘柄名☆☆の属する県」となるので、「銘柄の地名」が市町村レベルの場合には、主たる「飼養地が属する都道府県名、市町村名その他一般に知られている地名」を原産地として表示する必要はありません。また、「銘柄の地名」の区域内に「主たる飼養地」がある場合には、原産地名を省略し「☆☆牛」とのみ表示することが可能です（もちろん、主たる飼養地であるB県c市を明示し、「☆☆牛（B県c市産）」と表示することも可能です。）。

❷ なお、都道府県レベルで見ると「A県（a市＋b市）＞B県」となり、「A県≠銘柄名☆☆の属する都道府県」となるため、「銘柄の地名」が都道府県レベルの場合には、「☆☆牛（A県産）」と表示する必要があります。

❸ 上記のとおり、「銘柄の地名」が都道府県レベルの場合と市町村レベルの場合で主たる飼養地の表示方法が異なる場合があります。

参考法令等➡「食品表示基準Q＆A」（生鮮 −25）

生鮮食品

 448 「和牛」と表示してあれば、原産地を示す表示として認められますか？

A 「和牛」の表示は品種に関して認められたもので、原産地を示す表示としては認められません。

❶ 和牛とは、日本在来の牛を基に、明治から昭和初期にかけて外国の肉用種と交配し、選抜と固定によって肉用に改良された牛のことを指します。

❷ 「食肉の表示に関する公正競争規約」や「和牛等特色ある食肉の表示に関するガイドライン」では、「黒毛和種」、「褐毛和種」、「日本短角種」、「無角和種」の4種とこれらの品種間の交配による交雑種等であることが家畜改良増殖法により証明でき、かつ、品種と国内で出生、飼養された牛であることが牛トレーサビリティ制度により確認できる牛の肉についてのみ、「和牛」の表示が認められています。

❸ したがって、「和牛」という表示は品種に関して認められたものであり、原産地を示す表示ではありません。

参考法令等 ➡ 「食肉の表示に関する公正競争規約」（平 7.10.13 公正取引委員会告示第 21 号）
「和牛等特色ある食肉の表示に関するガイドライン」（平 19.3.20 農林水産省）

生鮮食品

Q 449 食肉の原産国名表示の方法について、米国産を「USA」や「US」と表示することは認められますか？

A 日本語で理解しやすい用語により表示しなければならないので、「USA」や「US」との表示は認められません。

❶ 食品表示基準は、消費者に商品選択の情報を提供することが目的であることから、表示事項の記載は、邦文をもって、理解しやすいような用語により正確に行う必要があります。

❷ したがって、Qのように米国産を「USA」や「US」と表示することは、原則的には認められません。次の例を参考に原産国名を表示してください。

> 例　原産国の表示として良いものの例
> ・米国、アメリカ、アメリカ合衆国
> ・豪州、オーストラリア
> ・中国、中華人民共和国

参考法令等 ➡ 「食品表示基準Q＆A」（生鮮 -17）

生鮮食品

Q 450 合挽肉や焼肉用盛り合わせ（複数の部位の食肉を切断したうえで調味せずに1つのパックに包装したもの）、焼肉セット（複数の部位の食肉を切断したうえで調味液につけて1つのパックに包装したもの）の表示の取扱いはどのようになりますか？

A 合挽肉は加工食品、焼肉用盛り合わせは生鮮食品、焼肉セットは加工食品となり、それぞれの表示基準に従って表示します。

① 複数の種類の家畜、家きん等の食肉の組み合わせは、それ自体が1つの調理された食品となるので、加工食品となります。

② 一方、複数の部位の食肉の組み合わせは、同一の種類の食肉を混合したもので生鮮食品となります。

③ また、単に切断、薄切り等したものは生鮮食品となりますが、調味した場合には本質的に新たなものを作り出すことになり、加工食品となります。

④ したがって、Qの例では、合挽肉は加工食品、焼肉用盛り合わせは生鮮食品、焼肉セットは加工食品となります。

⑤ なお、加工食品に該当する場合は、名称や原材料名等のほか、製品中の重量割合上位1位の原材料については当該原材料の原産地を表示しなければなりません。また、上記食品の店外処理、店内処理の違いによるそれぞれの対応については、第1章の「第1 表示対象等」を参考にしてください。

参考法令等➡「食品表示基準Q&A」（総則 -12）

生鮮食品

Q 451 「ホンマグロ」という表示は、日本近海で獲れたクロマグロでないと表示できないのですか？

A クロマグロは日本近海以外でも漁獲され、また、「クロマグロ」（標準和名）に代わる一般的名称として「ホンマグロ」が認められています。

① 魚介類の名称については、食品表示基準Q&Aの別添「魚介類の名称のガイドライン」により、その内容を的確に表すものとして種名（標準和名）による表示が原則となっていますが、広く一般に使用されている呼称等魚介類の内容を的確に表し一般に理解される名称がある場合は、標準和名に代えてその名称（一般的名称）を表示することができます。

② Qの場合ですと、「クロマグロ」は標準和名、「ホンマグロ」は一般的な名称となり、原則は「クロマグロ」で表示しますが、「ホンマグロ」の表示でも問題ありません。また、クロマグロの分布域は広く、北太平洋と北大西洋の温帯から亜熱帯及び地中海に生息するため、日本近海でなくてもクロマグロ（ホンマグロ）が漁獲されることがあります。

参考法令等➡「食品表示基準Q&A」（生鮮 -10）、別添 魚介類の名称のガイドライン

生鮮食品

Q 452 都道府県独自の商標等のシールや原産地を記載した安全証紙を貼付している場合、原産地表示とみなすことができますか？

A 水域名等の表示が分かるようになっていれば、それを原産地表示としても差し支えありません。

その商標等のシールや安全証紙等に、水域（水域の表示が困難な場合にあっては、水揚げした港、水揚げした港が属する都道府県名）の表示が分かるようになっていれば、それを原産地表示としても差し支えありません。

参考法令等➡「食品表示基準Ｑ＆Ａ」（生鮮 -40）

生鮮食品

Q 453 北太平洋で獲ったものを焼津港で水揚げした場合、「静岡県」と表示することができますか？「水域名の表示が困難な場合にあっては、水揚げ港名又は水揚げした港が属する都道府県名の表示に代えることができる。」とは、具体的にどのような場合ですか？

A 北太平洋で漁獲されたことが確認されていれば「北太平洋」と表示し、「静岡県」と表示することはできません。

❶ 水揚げ港名又は水揚げした港が属する都道府県名をもって水域名の表示に代えることができる場合は、水域をまたがって漁をする場合など、水域名の表示が困難な場合です。したがって、北太平洋で漁獲されたことが確認されていれば、「北太平洋」と表示することになり、「静岡県」と表示することはできません。

❷ 水域名の表示は、魚種により広範囲に回遊するものや沿岸にいるもの等があって一律に規定できないことから、魚種ごとの特性を踏まえて一般消費者の選択に資する水域名を表示してください。

参考法令等➡「食品表示基準Ｑ＆Ａ」（生鮮 -28）

生鮮食品

Q 454 日本の近海以外で、日本船が獲った場合と外国船が獲ったものを日本の商社が買い付けたものとで、表示に違いはありますか？

A 日本船が獲った場合は国産品となり水域名を表示し、外国船が獲って日本の商社が買い付けた場合は輸入品となり原産国名を表示します。

❶ 日本の領海内、公海上を問わず、日本の船が漁を行った場合は、国産品となり水域名を表示しますが、回遊魚等で水域をまたがって漁を行い、水域名が特定できない場合には、水域名に代えて水揚げされた港名又は港の属する都道府県名を表示します。なお、水域名に水揚げされた港名又は港が属する都道府県名を併記することも可能です。

❷ 外国の船が漁を行い日本の商社が買い付けた場合は、輸入品の扱いになりますので、原産国名を表示することになりますが、この場合、原産国は漁が行われた国になります。

ただし、公海上で漁が行われた場合は、漁を行った船舶が属する国が原産国となります。なお、原産国名に水域名を併記することも可能です。

参考法令等 ➡「食品表示基準Q＆A」（生鮮 -29）

生鮮食品

Q 455 水産物で輸入品の原産国はどのような基準で判断するのですか？

A 漁ろう活動が行われた国及び漁獲を行った船舶が属する国が原産国となります。

❶ 世界税関機構（WCO）の協定に基づき、関税法施行令及び関税法施行規則では、「一の国又は地域において狩猟又は漁ろうにより得られた物品」については、当該漁ろう活動が行われた国（領海が属する国）、また、「一の国又は地域の船舶により公海並びに本邦の排他的経済水域の海域及び外国の排他的経済水域の海域で採捕された水産物」については、当該船舶が属する国が原産国であるとされています。

なお、「選別、仕分け及び包装したもの」、「単なる混合及び切断」、「輸送又は保存のための乾燥、冷凍、塩水づけその他これらに類する行為」等は加工処理されたものに含まないものとしています。

❷ 水産物の輸入品について原産国表示をする場合は、このような国際ルールに基づいて、漁ろう活動が行われた国及び漁獲を行った船舶が属する国が原産国となります。

❸ なお、第三国経由で輸入されたり、第三国で単なる切断、冷凍等の行為が行われても、これらは原産国を変更することにはならず、上記❷の国が原産国となります。

参考法令等 ➡「食品表示基準Q＆A」（生鮮 -29）

生鮮食品

Q 456 輸入したアサリを国内の管理できる海浜で放流（蓄養）した場合の原産地表示はどうなりますか？また、放流した輸入アサリと国産のアサリが海浜中で混在し、掘り揚げた際に仕分けることが困難な場合は、どのように原産地を表示すればよいですか？

A 国内の管理できる海浜に仮置きした場合は、輸入前に採捕された国を原産国として表示します。

❶ A国から輸入したアサリを、輸入後、国内の管理できる状態の海浜に再び掘り揚げる目的で仮置きした場合は、単なる保管又は出荷調整と考えられ、当該アサリの原産地は「A国」となります。また、国内での蓄養期間が長いことを証明できない時についても、アサリの原産地は「A国」と表示する必要があります。

❷　放流した輸入アサリと国産のアサリが海浜中で混在し掘り揚げた場合は、両方の産地を重量順に表示することとなりますが、仕分けが困難な場合は、漁獲区域の輸入アサリの放流量と国産アサリの漁獲量のデータを照らし合わせ重量比率を算出して表示する方法などが考えられます。

参考法令等➡「食品表示基準Q＆A」（生鮮 -31）

生鮮食品

Q457　マグロ単品の刺身、複数の種類の刺身を盛り合わせたもの、鍋物セット等の表示の取扱いはどのようなものですか？

A　単品の刺身は生鮮食品となり、複数の種類の刺身の盛り合わせや鍋物セットは加工食品となります。

❶　食品表示基準において、水産物は「ラウンド、セミドレス、ドレス、フィレー、切り身、刺身（盛り合わせたものを除く。）、むき身、単に凍結させたもの及び解凍したもの並びに生きたものを含む。」と規定されています。

❷　マグロ単品の刺身は、生鮮食品に該当するので、名称及び原産地を表示します。このほか、1種類の魚のカマや身アラの盛り合わせ等複数の部位を組み合わせたものも生鮮食品となります。

❸　他方、複数の種類の刺身の盛り合わせ、鍋物セットは加工食品に該当するので、食品表示基準に従って名称、原材料名等のほか、製品中の重量割合上位1位の原材料については当該原材料の原産地を表示しなければなりません。

❹　上記食品の店外処理、店内処理の違いによるそれぞれの対応については、第1章の「第1　表示対象等」を参考にしてください。

参考法令等➡「食品表示基準Q＆A」（総則 -12）

生鮮食品

Q458　尾部のみをブランチングで赤変させた大正エビ、ブランチングで殻を開けて取り出したアサリ、蒸しダコは、それぞれ生鮮食品の扱いでよいですか？

A　生鮮食品でなく、加工食品の扱いになります。

❶　尾部（及び殻）のみに対して加熱したものや、殻を開け身を取り出すために加熱したものは、加熱が短時間であっても加工食品となります。また、蒸したものも加工食品となります。なお、加工食品に該当するものは、名称、原材料名のほか、原料原産地の表示が必要です。

❷ 生鮮食品、加工食品のどちらに該当するのか、判断がつきにくいものを参考までに示します。詳細については、第1章の「第1　表示対象等」を参考にしてください。

食品例	生鮮食品・加工食品の判断
塩蔵ワカメを塩抜きしたもの	塩蔵したものは加工食品であり、それを塩抜きしたものも加工食品
身を取り出し、開き、内臓を除いたうえで冷凍した赤貝のむき身	生の赤貝から身を取り出し、開き、内臓を除去して冷凍したものは、生鮮食品
あじのたたき	生鮮食品

参考法令等➡「食品表示基準Q＆A」（総則 -12）

生鮮食品

Q 459 輸入品のさば（ノルウェー産）を国内で干物にして小売店の店内で包装する場合、製造業者、輸入業者、原産国に関する表示はどのようになりますか？

A さばがノルウェー産である旨の原料原産地表示や干物を製造した場所の製造者表示等が必要です。

❶ 干物を製造した場所が実質的な変更を行った場所となり、その干物の原産地となるため、輸入品に該当せず原産国名及び輸入業者の表示は不要となります。

❷ 当該商品を仕入れて店内で包装して販売する場合には、さばがノルウェー産である旨の原料原産地表示及び干物を製造した場所の製造者の表示等食品表示基準に基づいた表示が必要です。

表示例

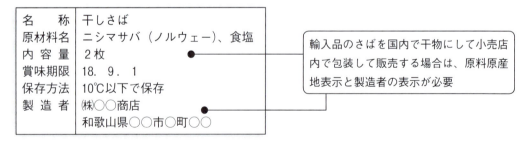

生鮮食品

Q 460 冷凍えびの内容量表示に当たり、えびの殻に覆われている氷衣（グレース）については、計量する際どのように扱えばよいですか？

A 氷衣（グレース）の量を除いた重量をもって表示します。

　計量法では「氷衣」について明確に定めた項目はありませんが、全国の計量行政機関等によって構成される「全国計量行政会議」が法律の運用を図る際の指針としたガイドラインでは、「氷衣」は除いて計算することとされています。また、その計量方法は、「（一財）日本食品検査の「冷凍食品の検査実施要領」によることとする。」としています。

　冷凍えびや冷凍かになどの甲殻類については、殻の外側が保存処理液の氷衣（グレース）で覆われた冷凍状態となっていることがありますが、これらの計量に当たっては、グレースの量を除いた、えびやかにの本体の重量で表示してください。

参考法令等➡「計量法における商品量目制度Q＆A集」（経済産業省）（全般 -22）

生鮮食品

Q 461 海藻や貝類等で給餌を行っていない場合には、養殖の表示は必要ないですか？

A 給餌していなければ養殖には該当しませんので、養殖の表示は不要です。

　食品表示基準で規定する養殖は「幼魚等を重量の増加又は品質の向上を図ることを目的として、出荷するまでの間、給餌することにより育成すること。」をいい、この定義に該当するものについて養殖の表示が義務付けられています。したがって、この養殖の定義に該当しないものについて養殖の表示は不要です。

参考法令等➡「食品表示基準Q＆A」（生鮮 -35）

生鮮食品

Q 462 養殖に該当しない水産物については、「天然」の表示は可能ですか？

A 養殖の定義に該当しないものについて、直ちに「天然」の表示はできませんが、事実として天然であれば表示は可能です。

　食品表示基準で規定する養殖の定義に該当するものについて養殖の表示が義務付けられ

ていますが、この養殖の定義に該当しないものについて、全て「天然」と表示できるということではありません。なお、事実に基づき「天然」等と表示することは可能です。

参考法令等 ➡「食品表示基準Q＆A」（生鮮 -37）

生鮮食品

 Q 463 ぶり照焼は加工食品に該当しますが、養殖や解凍の表示は不要と考えてよいですか？

A ぶり照焼は、食品表示基準の中で加工食品に該当することから、生鮮食品の水産物に規定されている「養殖」や「解凍」の表示義務はありません。

参考法令等 ➡「食品表示基準Q＆A」（加工 -182）

玄米及び精米

 Q 464 袋詰めされた精米の具体的な表示例を教えてください。

 A

❶ 表示すべき事項は、①名称、②原料玄米、③内容量、④精米年月日、⑤食品関連事業者の氏名又は名称、住所及び電話番号です。具体的には、定められた様式（食品表示基準別記様式4）に基づき、次により表示します。

❷ 名称は、もち精米は「もち精米」、うるち精米のうち、胚芽を含む精米の製品に占める重量の割合が80パーセント未満のものにあっては「うるち精米」又は「精米」と、胚芽を含む精米の製品に占める重量の割合が80パーセント以上のものにあっては「胚芽精米」と表示します。なお、様式中「名称」に代えて「品名」と表示することができます。（食品表示基準別記様式4備考1）

❸ 原料玄米は、

(1) 産地、品種及び産年（以下「産地等」という。）が同一であり、産地等の証明を受けた原料玄米については、「単一原料米」と表示し、その産地等を併記します。

　この場合における産地は、国産品にあっては都道府県名、市町村名その他一般に知られている地名を、輸入品にあっては原産国名又は一般に知られている地名を表示します。なお、輸入品の「一般に知られている地名」とは、「アメリカ・カリフォルニア州」のように国名を含む地名となっているので注意が必要です。

(表示例)

名　　　称	精　米		
原料玄米	産　地	品　種	産　年
	単一原料米 　○○県	○○ヒカリ	○○年産
内　容　量	○kg		
精米年月日	○○.○○.○○		
販　売　者	○○米穀株式会社 ○○県○○市○○町○○　○-○○ 電話番号　○○○（○○○）○○○○		

(2) (1)に該当しない原料玄米を用いる場合は、「複数原料米」等と、原料玄米の産地等が同一でないか、又は産地等の全部若しくは一部が証明を受けていない旨を表示し、その産地及び使用割合を併記します。その場合には、国産品及び輸入品の原産国ごとに使用割合の高い順に表示します。

(表示例)

	産　地	品　種	産　年	使用割合
原料玄米	複数原料米 　国内産 　中国産			8割 2割

(3) (2)の場合で原料玄米に産地、品種又は産年について証明を受けたもの（以下「証明米」という。）がある場合は、証明を受けた項目について(2)の表示の「原産国名及び使用割合」の次に、括弧を付して産地等を使用割合と併せて表示することができます。

　なお、産地等の一部を表示する場合にあっては、表示する全ての証明米について原産国ごとに表示項目をそろえて表示してください。

(表示例)

	産　地	品　種	産　年	使用割合
原料玄米	複数原料米 　アメリカ産 　（○○州 　　○○州 　国内産 　（○○県 　　○○県	 ○○ヒカリ ○○コマチ	 ○○年産 ○○年産 	6割 4割　） 2割　） 4割 2割　） 2割　）

(注)「複数原料米」のほか、表示と内容に矛盾がなく消費者に誤認を与えない用語として、「ブレンド米」、「混合米」、「多数原料米」、「ミックス米」等と表示することができます。

(4) また、農産物検査において産地の証明を受けていない原料玄米についても、「米穀等の取引等に係る情報の記録及び産地情報の伝達に関する法律」(米トレーサビリティ法)第4条の規定に基づき伝達される産地を表示することができます。

都道府県名等の産地の表示をする場合にあっては、当該産地の次に、括弧を付して「産地未検査」と表示してください。

「産地未検査」の用語については、欄外に「「産地未検査」とは、農産物検査法等による産地の証明を受けていない米穀のことをいいます。」又は、「米トレーサビリティ法に基づき伝達された産地を、その事実に基づいて表示する場合には、「産地未検査」と表示しています。」等を注記し、消費者に「産地未検査」の意味を積極的に伝達するようにしてください。

(表示例1)

	産　　地	品　　種	産　　年	使用割合
原 料 玄 米	複数原料米 国内産 　○○県産 　未検査米	○○ヒカリ	○○年産	10割 8 割 2 割

(表示例2)

	産　　地	品　　種	産　　年	使用割合
原 料 玄 米	複数原料米 国内産 　○○県産 　△△県産（産地未検査）			10割 8 割 2 割

※　「産地未検査」とは、農産物検査法等による産地の証明を受けていない米穀のことをいいます。

又は、

※　米トレーサビリティ法に基づき伝達された産地をその事実に基づいて表示する場合には、「産地未検査」と表示しています。

❹　内容量は、内容重量をグラム又はキログラムの単位で、単位を明記して表示します。

❺　精米年月日は、原料玄米を精白した年月日を表示します。精米年月日や輸入年月日の異なるものを混合した場合には、それらの最も古い精米年月日又は輸入年月日を表示します。

❻　販売者は、食品関連事業者の氏名又は名称、住所及び電話番号を表示することになりますが、食品関連事業者の屋号やデザイン化されたロゴを併記することは差し支えありません。

また、精米にあっては、販売者に代えて精米工場を表示することができますが、この場合には、当該工場を所有する業者名及びその工場名、住所並びに電話番号を表示することになります。

参考法令等➡「食品表示基準Q＆A」別添　玄米及び精米に関する事項（玄米精米－1）

玄米及び精米

Q 465 精米年月日は、どのように表示すればよいのですか？次のような表示方法で差し支えありませんか？

① H30.09.01
② 30.09.01
③ 18.09.01
④ 2018.09.01

A 食品表示基準別記様式4の精米年月日については、食品表示基準別表第24「玄米及び精米」の調製年月日、精米年月日又は輸入年月日の項に基づき、表示する必要があります。表示するに当たっては、次の表示方法が望ましいです。

平成30年9月1日
30.9.1
2018.9.1
18.9.1

Qの①～④については、消費者に誤認を与えない範囲と考えられるので、表示しても差し支えありません。

参考法令等➡「食品表示基準Q＆A」別添　玄米及び精米に関する事項（玄米精米‐3）

玄米及び精米

Q 466 玄米、精米において、販売者の名称、住所及び電話番号を表示する場合、それぞれの表示内容ごとに文字の大きさを変えてもよいのでしょうか？

A むやみに字の大きさを変えることは好ましくありません。

❶ 食品表示基準別記様式4における表示に用いる文字の大きさについては、食品表示基準第22条第1項第9号において「容器包装の表示に用いる文字は、JISZ8305に規定する12ポイント（内容量が3キログラム以下のものにあっては、8ポイント）の活字以上の大きさの統一のとれた文字としなければならない。」とされています。

❷ したがって、消費者への的確な情報提供の観点から、むやみに字の大きさを変えることは好ましくありません。

参考法令等➡「食品表示基準Q＆A」別添　玄米及び精米に関する事項（玄米精米‐4）

玄米及び精米

Q 467 ①複数の米を混合した商品、②玄米又は精米に精麦又は雑穀を混合した商品、③玄米又は精米にビタミン強化米を混合した商品、④玄米又は精米に発芽玄米を混合した商品はどのように表示すればよいのですか？

A

❶ 食品表示基準別表第2の1(1)では、米穀を「精麦又は雑穀を混合したものを含む。」と規定していますので、精麦又は雑穀を混合した商品も、通常の精米と同様に販売されるなど本質が変わらないものであれば、食品表示基準別表第24「玄米及び精米」の項に従った表示が必要となります。

ただし、容器包装に入れられていない玄米及び精米は、一般の生鮮食品としての表示が必要となります。具体的には、以下に例示するとおりです。

(1) 複数の米を混合した商品
・容器包装に入れられたもの　→　玄米及び精米
・上記以外のもの　→　生鮮食品

(2) 米と精麦を混合した商品
米と雑穀を混合した商品、米と精麦と雑穀を混合した商品のいずれも食品表示基準別表第2の1(1)の米穀に含まれる。
・容器包装に入れられたもの　→　玄米及び精米
・上記以外のもの　→　生鮮食品

❷ ビタミン強化米を混合した米は、米にビタミンなどの栄養素を添加しただけのものであり、通常の米と同様に販売されるなど本質が変わらないものであれば、食品表示基準別表第24「玄米及び精米」の項に従った表示が必要となります。

❸ 発芽玄米は、単にお湯につけて発芽させただけのものであり、玄米として本質が変わらないため、食品表示基準別表第24「玄米及び精米」の項に従った表示が必要となります。

一方で、特殊な工程（玄米中のGABA成分を増加させる等）を経ているものについては、加工により、玄米としての本質が変わるため、加工食品となり、食品表示基準第2章「加工食品」の規定に従い表示することが必要です。

なお、玄米としての本質が変わるものに当たるかどうかは、実際の製造工程を考慮して判断されます。

❹ 表示方法は、食品表示基準別表第24「玄米及び精米」の項の規定に従い、内容量は精麦等を合計した内容重量とし、内容重量の表示の次に、括弧を付して精麦、あわ、ひえ等と、最も一般的な名称にその重量を併記して表示します。

表示例1は、複数の原料玄米と精麦、あわを混合した例です。表示例2は、単一原料

米にビタミン強化米を混合した例です。表示例3は、単一原料米に発芽玄米を混合した例です。

なお、原料玄米の定義である「製品の原料として使用される玄米」の、製品とは、容器包装に入った玄米又は精米のことであり、これらに混入されているビタミン強化米及び発芽玄米は、雑穀と同様として内容量欄に表示し、原料玄米欄への表示は必要ありません。

(表示例1)

名　　　称	精　米			
	産　地	品　種	産　年	使用割合
原料玄米	複数原料米 国内産 （〇〇産 　△△産	 〇〇ヒカリ △△コマチ	 〇〇年 〇〇年	10割 8 割） 2 割
内　容　量	500g（精麦50g、あわ50g）			

(表示例2)

名　　　称	精　米		
	産　地	品　種	産　年
原料玄米	単一原料米 　〇〇県産	 〇〇ヒカリ	 〇〇年産
内　容　量	5 kg（ビタミン強化米25g）		

(表示例3)

名　　　称	精　米		
	産　地	品　種	産　年
原料玄米	単一原料米 　〇〇県産	 〇〇ヒカリ	 〇〇年産
内　容　量	500g（発芽玄米50g）		

参考法令等➡「食品表示基準Q＆A」別添　玄米及び精米に関する事項（玄米精米 - 8）

玄米及び精米

 468 玄米、精米については、業者間の取引（業務用）にも表示が必要ですか？この場合、どのように表示すればよいのですか？

 業者間の取引であっても、表示が義務付けられています。

❶　最終的に消費者用に袋詰めされる前の米やばら売りされる米については、生鮮食品として、食品表示基準第18条の規定に基づき表示をすることが必要です（販売先が流通段階の荷姿（小分け等しない）で消費者に販売する場合は、食品表示基準別表第24「玄米及び精米」の項に基づく表示が必要となります。）。

　なお、外食やインストア加工向けのみに供給されることが確実な原材料（外食事業者に直接卸されるもの等）については、食品表示法に基づく表示義務の対象とはなっていません。

　しかし、米トレーサビリティ法では、外食事業者用であっても、指定米穀等（玄米、精米、もみ、砕米）であれば、原料米について産地情報の伝達が必要です。

❷　また、加工食品用の原料とされる業者間取引の米については、業務用生鮮食品なので、食品表示基準第24条第1項の規定に基づき表示を行う必要があります。

　なお、食品表示基準別表第24「玄米及び精米」の項に即した表示は、食品表示基準第24条第1項に適合しているため、そのような表示をすることも可能です。

参考法令等➡「食品表示基準Q＆A」別添　玄米及び精米に関する事項（玄米精米-13）

玄米及び精米

Q 469　米について、表示の根拠となる書類は、どのようなものを保存しなければならないのですか？また、どの程度の期間保存する必要があるのですか？

A

❶　保存しなければならない書類（書類の写し、電子媒体を含む。）としては、例えば、
(1) 仕入れた米についての送り状、納品書、規格書、通関証明書（輸入品の場合）等
(2) 小分け、調製、精米した米についての仕様書、指示書、精米記録等
(3) 販売した米についての送り状、納品書、規格書、通関証明書（輸入品の場合）等
(4) 農産物検査の証明書（産地、品種、産年の証明）
(5) 輸出国の公的機関等による証明書（産地、品種、産年の証明）
(6) 強調した表示に係る根拠書類

などがあります。

❷　また、米トレーサビリティ法に基づき、米及び米加工品を対象に取引等の記録の作成・保存が義務付けられています。

❸　表示の根拠となる書類の保存期間は、取り扱う食品の流通や消費の実態等に応じ、自らの表示に対する立証責任を果たせるよう、合理的な保存期間を設定することになりますが、おおむね3年を目安に保存してください。

　なお、米トレーサビリティ法に基づき、義務付けられている取引等の記録の保存については、原則3年間となっています。

参考法令等 ➡ 「食品表示基準Q＆A」別添　玄米及び精米に関する事項（玄米精米-14）、（玄米精米-15）

玄米及び精米

 470 複数原料米に表示が必要となる使用割合は、「割」ではなく「％」で表示してもよいのでしょうか？

 使用割合は「割」で表示しなければなりません。

　平成18年10月に開催された米の農産物検査等検討会において、単一原料米であっても意図せざる混入があることが示されました。これを受けて、食品の表示に関する共同会議において単一原料米以外の原料玄米の表示方法について議論を行った結果、表示を見た消費者が商品の内容について誤解することを防ぐため、商品の内容をより正確に反映した表示となるよう、「％」から「割」に変更されました。

　また、「割」表示であっても、例えば、75％ならば「7.5割」のように、事実に基づいて表示することが求められますので、この変更は表示の基準を緩めるものではありません。

参考法令等 ➡ 「食品表示基準Q＆A」別添　玄米及び精米に関する事項（玄米精米-16）

玄米及び精米

 471 袋詰めされた単一原料米の原料玄米について、具体的な表示例を教えてください。

　単一原料米とは、産地、品種及び産年が同一である原料玄米で、産地、品種及び産年について証明を受けたものをいいます。具体的な原料玄米の表示は、次のようになります。

（表示例）
(1) 国産品

原 料 玄 米	産　　　地	品　　種	産　　年
	単一原料米 　　○○県	○○ニシキ	○○年産

　　　産地は、都道府県名、市町村名その他一般に知られている地名を表示します。なお、都道府県名と市町村名等の併記も可能です。

(2) 輸入品

原 料 玄 米	産　　　地	品　　種	産　　年
	単一原料米 　　米国・○○州	○○ニシキ	○○年産

　　　産地については、原産国名は必ず表示し、これに加えて州名、都市名等の地名を併記することができます。

参考法令等➡「食品表示基準Q＆A」別添　玄米及び精米に関する事項（玄米精米 -17）

玄米及び精米

Q 472 袋詰めされた単一原料米以外の原料玄米について、具体的な表示例を教えてください。

A

 単一原料米（産地、品種及び産年が同一である原料玄米で産地、品種及び産年について証明を受けたもの）以外の原料玄米の表示は、次のようになります。
(1) 「複数原料米」等原料玄米の産地、品種若しくは産年が同一でないか、又は産地、品種若しくは産年の全部若しくは一部が証明を受けていない旨を表示し、国産品及び原産国ごとの使用割合の高い順に、その産地及び使用割合を併記します。
(2) なお、証明米であれば国産品及び原産国ごとの表示の次に括弧を付して、証明を受けた事項について産地、品種及び産年と対応する使用割合を併せて表示することができます。
　　また、複数の証明米を混合して用いた場合にあっては、その一部の証明米について表示することができます。産地、品種及び産年の3つの表示項目の一部を表示する場合には、表示する全ての証明米について国産品及び原産国ごとに表示項目をそろえて表示しなければなりません。

❷　具体的な表示例としては、次のようになります。
(1) 原料玄米が国内産のみの場合

	産　　地	品　種	産　年	使用割合
原　料　玄　米	複数原料米 国内産 （○○県 　○○県 　○○県		 ○○年産 ○○年産 ○○年産	 10割 5割 2割 1割）

(2) 原料玄米が輸入品を含む場合

	産　　地	品　種	産　年	使用割合
原　料　玄　米	複数原料米 アメリカ産 　（アメリカ・○○州） 国内産 　（○○県	 ○○○○○	 ○○年産 ○○年産	 8割 7割） 2割 2割）

なお、アメリカ産の括弧内の産地の表示について、一般に知られている地名を表示する場合には、括弧外の原産国名と重複するので、国名を省略しても差し支えありません。

❸　また、「割」表示を並べることで表示が見にくくなると判断される場合は、以下の例のように、括弧外と括弧内の使用割合表示の列をずらす等により、見やすい表示となるよう努めてください。

（表示例）

	産　　地	品　種	産　年	使用割合	
原　料　玄　米	複数原料米 国内産 （○○県 　○○県 　○○県		 ○○年産 ○○年産 ○○年産	 10割 5割 2割 1割）	列をずらす

参考法令等➡「食品表示基準Q＆A」別添　玄米及び精米に関する事項（玄米精米-18）

玄米及び精米

 473 米トレーサビリティ法と食品表示基準との関係はどのようになっていますか？

米トレーサビリティ法により、米穀事業者は指定米穀等の米穀又は米加工品の原料米穀の産地を一般消費者に伝達する必要があります。

　ただし、食品表示基準に従って産地を表示しなければならない場合（食品表示基準別表第24の「玄米及び精米」及び別表15の1の「(6)　もち」）は、米トレーサビリティ法第8条の規定に基づく産地情報伝達義務の対象外とされているので、食品表示基準に基づく表示を行う必要があります。

参考法令等➡「食品表示基準Q＆A」別添　玄米及び精米に関する事項（玄米精米 -33）

第2 有機食品

　有機食品の表示については、JAS法に基づく検査・認証制度の中で規制が行われています。具体的には、有機農産物、有機畜産物及び有機加工食品のJASが定められていますので、登録認定機関から認定を受けた生産者又は製造者が当該JASに適合するものであるかどうかについての格付及び格付の表示を行います。

　なお、指定農林物資に指定されている有機農産物及び有機農産物加工食品にあっては、有機JASマークが付されたものでなければ「有機栽培トマト」、「有機しょうゆ」、「オーガニック紅茶」等の表示をすることはできません。

1 有機食品のJAS

①有機農産物

- 有機農産物とは、「ほ場」、「栽培場」、「採取場」、「ほ場に使用する種子又は苗等」、「種菌」、「スプラウト類の栽培施設に使用する種子」、「ほ場における肥培管理」、「栽培場における栽培管理」、「ほ場又は栽培場における有害動植物の防除」、「一般管理」、「育苗管理」、「収穫、輸送、選別、調製、洗浄、貯蔵、包装その他の収穫以後の工程に係る管理」の基準に従い生産された農産物（飲食料品に限る。）をいいます。
- 名称は、「有機農産物」、「有機〇〇」、「〇〇（有機農産物）」、「オーガニック〇〇」等と表示します。
- 〇〇には、その一般的な農産物の名称を表示します（「有機農産物」や「有機栽培農産物」の表示を行う場合には、食品表示基準の生鮮食品の規定に従い当該農産物の名称の表示を別途行う必要があります。）。
- 転換期間中のほ場において生産されたものにあっては、名称又は商品名に近接した箇所に「転換期間中」と表示します。

②有機畜産物

- 有機畜産物とは、「畜舎又は家きん舎」、「野外の飼育場」、「家畜又は家きん」、「飼料の給与」、「健康管理」、「一般管理」、「と殺、解体、選別、調製、洗浄、貯蔵、包装その他の工程に係る管理」の基準に従い飼養された家畜若しくは家きん又は同基準に従いこれらから生産されたものをいいます。
- 名称は、「有機畜産物」、「有機〇〇」、「〇〇（有機畜産物）」、「オーガニック〇〇」等と表示します。
- 〇〇には、その一般的な畜産物の名称を表示します（「有機畜産物」の表示を行う場合には、食品表示基準の生鮮食品の規定に従い当該畜産物の名称の表示を別途行う必要があります。）。

③有機加工食品

- 有機加工食品とは、「原材料及び添加物（加工助剤を含む。）」、「原材料及び添加物の使用割合」、「製造、加工、包装、保管その他の工程に係る管理」の基準に従い生産された加工食品であって、原材料（食塩及び水を除く。）及び添加物（加工助剤を除く。）の重量に占める農産物（有機農産物を除く。）、畜産物（有機畜産物を除く。）、水産物及びこれらの加工品並びに添加物（有機加工食品として格付された一般飲食物添加物及び加工助剤を除く。）の重量の割合が5％以下であるものをいいます。
- 名称は、「有機○○」、「○○（有機）」、「オーガニック○○」、「○○（オーガニック）」のいずれかにより表示し、○○にはその一般的な加工食品の名称を表示します。
- 転換期間中有機農産物又は転換期間中有機農産物を製造若しくは加工したものを原材料として使用したものにあっては、名称の前又は後に「転換期間中」と表示します。
- 原材料名は、使用した原材料のうち、有機農産物（転換期間中有機農産物を除く。）、有機加工食品（転換期間中有機農産物を原材料としたものを除く。）又は有機畜産物にあっては、その一般的な名称に「有機」等の文字を冠して表示します。
- 転換期間中有機農産物又はこれを製造若しくは加工したものを原材料として使用したものにあっては、原材料名の前又は後に「転換期間中」と表示します。

有機 JAS マーク

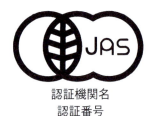

認証機関名
認証番号

有機農産物、有機加工食品、有機畜産物
※有機加工食品に付す有機 JAS マークのみ、認証番号は不要

2 認証事業者の認定・調査

- 登録認証機関（農林水産大臣の定める基準（国際標準化機構が定める基準等）を満たして登録を受けたもの）は、有機農産物の生産農家や有機加工食品の製造業者から認証の申請を受け、その生産・管理の方法等について認定の技術的基準に基づき調査を行い、ほ場又は工場ごとに認定をします。
- この認定は書類審査及び実地検査により、ほ場又は工場が有機 JAS を満たしていること、当該規格に則して生産できるよう生産管理や生産管理記録の作成が適切に行うことが出来ることを確認することにより行われます。
- 認証を受けた生産農家や製造業者（以下「生産工程管理者」といいます。）が、認証後も有機 JAS に基づいて生産を行っていることを確認するため、登録認証機関により、認証業務規程に基づき、定期的に調査が行われます。

3 認証事業者による格付

- 認証生産行程管理者は、登録認証機関の認定を受けて、生産又は製造した有機農産物等について生産又は製造過程の記録等に基づいて自ら格付を行い、有機JASマークを付して市場に供給します。
- 有機農産物の流通において、有機JASマークが付された大口の包装形態から小売用に小分けする場合があり、小分け後も有機農産物として流通させるために、小分け業者は、事業所及び農林物資の種類ごとに登録認証機関による認定を受けることにより有機JASマークの再貼付を行い、「有機」の表示をすることができます。

4 有機農産物等の輸入

- 輸入品も同様に、有機JASマークが付されていないと「有機○○」等の名称の表示ができません。
- 輸入食品に有機JASマークを付するには、次の3つの方法があります。

> ① 登録外国認定機関から認定を受けた外国製造業者等が生産、製造した有機食品に有機JASマークを貼付して流通させる方法
> ② JAS制度と同等の格付制度をもつ外国において、当該国の制度のもとで認証を受けた有機食品であって、そのことについて当該国の政府機関等が発行する証明書が添付されているものに、登録認定機関の認定を受けた輸入業者が有機JASマークを貼付して流通させる方法（有機農産物及び有機農産物加工品に限る。）
> ③ 我が国の登録認定機関から認定を受けた外国製造業者等が生産、製造した有機食品に有機JASマークを貼付して流通させる方法

有機食品

Q474 有機JASマークが付いていない農産物や加工食品に、「有機原材料使用」という表示はできますか？

A 生鮮農産物であれば「有機質肥料を使用している旨」、加工食品であれば「有機トマト○○％使用」等の表示ができます。

❶ 有機JASマークが付いていない農産物に「有機農産物」又は「有機農産物」と誤認されるような紛らわしい表示を付すことはできません。

　ただし、「有機質肥料を使用して栽培した旨」のように、栽培方法の過程を強調表示する場合については、紛らわしい表示に該当しないため表示することは可能です。

> 例
> ① 有機JASマークが付いていない場合、表示してはならない例
> 　有機、有機農法、完全有機農法、完全有機、海外有機、準有機、有機率○％、有機産直、有機○○（商標登録）、有機移行栽培、雨よけ有機栽培、有機土栽培、オーガニック、organic、有機の味、「外国（国名）有機認証品です。」
> ② 有機JASマークが付いていなくても表示してよい例
> 　有機質肥料使用、有機肥料を使用して栽培したトマト
> ※ただし、有機堆肥使用という表示をことさら強調することにより農産物自体が有機的な方法により生産されたものと誤解を招くような表示が行われている場合には、表示規制に抵触するおそれがあります。

❷ また、有機JASマークの付いていない加工食品に「有機農産物加工食品」又は「有機農産物加工食品」と誤認されるような紛らわしい表示を付すことはできません。

　なお、有機農産物（有機JASマークを付してあるものに限る。）を原材料として使用した旨の表示は、特色のある原材料等の表示規定に従って表示することができます（この際、当該原料となる有機農産物の使用割合が100％でない場合は、当該有機農産物の使用割合の表示が必要です。）。

> **例**
> ① 有機JASマークが付いていない場合、表示してはならない例
> 　有機サラダ、有機野菜ソース、有機トマトケチャップ、有機認証ケチャップ、有機基準適合ソース、オーガニックパスタ、「外国（国名）有機認証品です。」
> ② 有機JASマークが付いていなくても、有機JASマークが付いている原材料を使用している場合、表示してもよい例
> 　有機野菜を使用したサラダ（有機野菜○○％使用）、有機トマト○○％使用トマトケチャップ、とうふ（有機大豆○○％使用）

有機農産物を原材料として使用した旨を説明している表示例

【一括表示部分】

名　　称	調製豆乳
大豆固形分	6％以上
原材料名	大豆(国産)、水あめ、オリゴ糖シロップ、食塩、大豆油／貝カルシウム、ショ糖脂肪酸エステル、炭酸水素ナトリウム
内容量	200ml
賞味期限	上部に記載
保存方法	上部に記載
製造者	○○飲料株式会社 大阪府○○市○○町○-○

【商品表面】

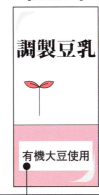

有機農産物の使用割合が100％であることから割合の表示は省略することができる。

参考法令等➡「食品表示基準Q＆A」（加工-213）
　　　　　　「有機農産物及び有機加工食品のJAS規格のQ＆A」（平29.6農林水産省）（問24-1）

有機食品

Q475　名称として「有機無農薬トマト」と表示することはできますか？

A 残留農薬がないとの誤解を避けるためにも、「有機無農薬」という表示は好ましくありません。

❶ 「無農薬」の表示は、残留農薬がないと誤解する等、消費者に優良誤認を与えることを避けるため、「特別栽培農産物に係る表示ガイドライン」において「無農薬」の表示を表示禁止事項にしていることを踏まえると、「有機無農薬」という表示は好ましくありません。

❷ なお、有機農産物の名称の表示を行う場合については、有機JASに規定された方法により表示しなければならないため、「有機無農薬トマト」の表示はできません。

参考法令等➡「有機農産物及び有機加工食品のJAS規格のQ＆A」（平29.6農林水産省）（問24-2）

`有機食品`

Q476　有機農産物、有機畜産物の表示は名称だけでよいのですか？

A　それぞれのJASに定める名称の表示と食品表示基準の規定による名称及び原産地の表示が必要です。

❶　有機農産物及び有機畜産物については、それぞれ有機農産物のJAS及び有機畜産物のJASに定める表示の方法に基づき、名称の表示を行うとともに、食品表示基準の規定による名称及び原産地の表示が必要となります。

❷　したがって、例えば、有機農産物のJASの規定に基づき「有機農産物」と表示した場合、食品表示基準に基づき「トマト」等の一般的な名称と、その原産地の表示も必要になります。

参考法令等➡「有機農産物及び有機加工食品のJAS規格のQ＆A」（平29.6農林水産省）（問24-4）

`有機食品`

Q477　有機加工食品の表示は、名称と原材料名だけでよいのですか？

A　名称と原材料名は有機加工食品のJASにより表示し、このほか、内容量、賞味期限、製造業者等の表示をします。

❶　まず、有機加工食品の名称と原材料名の表示は、食品表示基準の規定にかかわらず、有機加工食品のJASに定める表示例のいずれかにより表示します。

> **例**　①　名称の表示例
> ・「有機○○」、「○○（有機）」
> ・「オーガニック○○」、「○○（オーガニック）」
> ※個別の表示基準がある加工食品については、当該表示基準の規定による名称の表示も満たす必要があります。
> ②　原材料名の表示例
> ・「有機○○」等
> ・転換期間中有機農産物等にあっては「転換期間中有機○○」等
> ※「○○」には一般的な名称が入ります。

❷　また、名称及び原材料名の表示のほか、内容量、賞味期限、保存方法、製造業者等の表示も必要となります。

有機農産物加工食品の表示例

名　　　称	有機トマトケチャップ
原 材 料 名	有機トマト（国産）、有機砂糖、有機醸造酢、有機たまねぎ、食塩、香辛料、にんにく／酸化防止剤（ビタミンC）
内　容　量	300g
賞 味 期 限	欄外右下に記載
保 存 方 法	直射日光を避けて保存してください。
製　造　者	○○食品㈱ 東京都○○区○○町

開封後は口部を清潔にし、ふたをしっかりと閉めて冷蔵庫に保存の上、なるべくお早目にお使いください

参考法令等➡「有機加工食品の日本農林規格」（平 17.10.27 農林水産省告示第 1606 号）
　　　　　　「有機農産物及び有機加工食品の JAS 規格のQ＆A」（平 29.6 農林水産省）（問 24-5）

Q 478
外国語で「有機」と表示してある輸入農産物及び農産物加工食品において、日本語で有機の表示を付さない場合は、認証輸入業者となる必要はありませんか？

A 有機農産物等の JAS に規定する表示と紛らわしい場合は、認証輸入業者となって有機 JAS マークを付すことが必要です。

❶　輸入した農産物及び農産物加工食品に英語で「Organic」や「ORGANIC」と表示されている場合は、有機農産物及び有機加工食品の JAS に規定する「オーガニック○○」又は「○○（オーガニック）」と紛らわしい表示であるため、認証輸入業者となって有機 JAS マークを付すことが必要です。

❷　それ以外の外国語についても、「有機」、「オーガニック」の商品であると消費者の商品選択を誤らせるような表示は同様に取り扱われます。

❸　また、輸入した農産物及び農産物加工食品に有機JASマークが貼付されていないのに、既に日本語で「有機」等の表示がなされている場合、その表示のまま販売することはできません。

❹　「認証輸入業者制度」とは、輸入業者が有機農産物及び有機農産物加工食品を輸入する場合に、あらかじめ登録認証機関の認証を受けて、外国（JASと同等の格付制度を有している国に限ります。）の政府機関等が発行する証明書又はその写しが添付されているものに、有機 JAS マークを貼付し、「有機」表示をして販売することができる制度をいいます。

参考法令等➡「有機農産物及び有機加工食品の JAS 規格のQ＆A」（平 29.6 農林水産省）（問 4-3）

有機食品

Q 479 有機納豆にたれとからしを添付して販売する場合、納豆本体のほか、たれとからしを含めて有機加工食品と考えるのですか？

有機納豆に、たれとからしを添付して販売する（有機納豆本体と混合されていないもの）場合、たれとからしは有機納豆に添付された別の加工食品とみなします。したがって、納豆本体が有機加工食品であれば「有機納豆」と表示することが可能です。

> **例** 名称表示例：有機納豆（からし、たれ付き）※1
> 　　　　　　　　有機納豆（有機たれ付き）※2
> ※1の場合、「からし」と「たれ」は有機食品でない場合
> ※2の場合、「有機たれ」にも有機の認証を受けたものであることが必要になります。

参考法令等➡「有機農産物及び有機加工食品のJAS規格のQ＆A」（平29.6農林水産省）（問2-5）

有機食品

Q 480 有機農産物と転換期間中有機農産物を混合した場合、どのように表示すればよいですか？

「転換期間中○○」と表示し、有機加工食品の原材料として有機農産物及び転換期間中有機農産物の両方を使用した場合には、その名称に「転換期間中有機○○」、「有機○○（転換期間中）」等と表示するか、名称又は商品名に近接した箇所に「転換期間中」と表示することになります。なお、名称又は商品名に近接した箇所に「転換期間中」と表示する場合には、名称は「有機○○」等と表示して差し支えありません。

参考法令等➡「有機農産物及び有機加工食品のJAS規格のQ＆A」（平29.6農林水産省）（問24-10）

有機食品

Q 481 生鮮食品に有機○○使用といった表示を、有機JASマークを付けずに表示してもよいですか？

A 製造・加工工程を経ないものに「有機○○使用」と表示をすることはできません。

❶　加工食品については、食品表示基準により、有機農産物等の特色ある原材料を用いて

388

製品を製造した場合、当該原材料が有機農産物等である旨を、「有機○○使用」と表示することができると定められています。これは、使用した原材料と製造された製品（例えば大豆とその加工品である豆腐）が異なり、消費者は誤認することがなく、消費者の選択に著しい支障を生じるおそれがあるとは認められないことから、このような表示が許されています。

❷　一方、生鮮食品については、そもそも製造・加工して生産する性質のものではないため、食品表示基準にはこのような規定は設けられていませんが、製造・加工工程を経ないで、単に小分けしたものに「有機○○使用」といった表示をすることは、明らかに原材料と小分けした製品が同一のものであるので、例え「使用」との表示が付されていたとしても、消費者は有機農産物であると誤認するおそれが強く、JAS法で禁止されている「有機の表示と紛らわしい表示」に該当することから、このような表示をすることはできません。

❸　なお、生鮮食品に分類されるものであっても、原材料と生産された食品が全く異なる形態の食品であって、消費者が誤認するおそれのないもの（例えば、有機緑豆を原材料にして栽培したもやし等）については、事実に基づいて「有機○○使用」といった表示をすることは可能ですが、有機JASに基づき格付けされた農産物の使用割合が100％でない場合は、「有機○○ 50％使用」等と、使用割合を併せて表示することが必要です。

参考法令等➡「有機農産物及び有機加工食品のJAS規格のQ＆A」（平29.6農林水産省）（問24-12）

第2部 業務用生鮮食品の表示に関するQ&A

業務用生鮮食品

1 業務用生鮮食品の定義

- 業務用生鮮食品とは、生鮮食品のうち、加工食品の原材料となるものをいい、例えば、以下のようなものが該当します。
    - ・あじの開き干しに使用される「マアジ」
    - ・ハンバーグに使用される「牛肉」
    - ・干しぶどうに使用される「ぶどう」等
- なお、品の形態のまま流通し、そのまま一般消費者に販売されるものは、業務用生鮮食品としての表示をするのではなく、一般用生鮮食品としての表示をする必要があります。

2 義務表示事項

- 業務用生鮮食品に必要な表示事項については、食品表示基準第24条に規定されており、「名称」、「原産地」、「放射線照射に関する事項」、「乳児用規格適用食品である旨」が横断的な義務表示事項となっています。
- 容器又は包装に入れられた豆類や食肉など計量法において内容量と販売業者名及び住所の記載を義務付けられているものにあっては、名称と原産地に加え、内容量と販売業者名及び住所を表示する義務があります。

①名称

- 「その内容を表す一般的な名称」を表示します。
- しかしながら、他法令において名称についての規制がなく、業務用生鮮食品に記号や略号による表示を行おうとする場合には、業者間で規格書等によりその記号や略号の意味が周知されており、かつ、行政による調査・検査の際に一般的名称との対応関係が明示できるようであれば、記号や略号により情報伝達を行うことができます。

②原産地

- 最終製品の原料原産地表示の正確性を確保するため、最終製品において、原料原産地表示義務の対象原材料（重量割合上位1位等）となる業務用生鮮食品については、原産地の表示の義務があります。
- 最終製品において、原料原産地名の表示義務がない原材料となることが確実な業務用生鮮食品については、原産地の表示は省略できます。ただし、最終製品に原料原産地表示が必要かどうか分からない場合は省略できません。

- 国産品であるものには「国産である旨」を、輸入品にあっては「原産国名」を表示します。ただし、国産品にあっては、国産である旨の表示に代えて都道府県名や一般に知られている地名等を表示することができます。
- 輸入された水産物にあっては、原産国名に水域名を併記することができます。
- 原産地が2つ以上ある場合にあっては、原材料に占める重量の割合の高い順が分かるように表示します。割合の表示等によって、高い順が分かるようになっていれば、必ずしも重量の順番に表示する必要はありません。
- 最終製品の原料原産地名の表示において、食品表示基準に基づき「その他」と表示されることが明らかな業務用生鮮食品については、原産地を「その他」と表示することができます。

③その他
- 個別に義務表示とされている以下の食品については、食品表示基準別表第24の規定にしたがった表示をします。

- シアン化合物を含有する豆類
- あんず、おうとう、かんきつ類、キウィー、ざくろ、すもも、西洋なし、ネクタリン、バナナ、びわ、マルメロ、もも及びりんご
- 食肉（鳥獣の生肉（骨及び臓器を含む。）に限る。）
- 生乳、生山羊乳及び生めん羊乳
- 鶏の殻付き卵
- 切り身又はむき身にした魚介類（生かき及びふぐを除く。）であって、生食用のもの（凍結させたものを除く。）
- ふぐの内臓を除去し、皮をはいだもの並びに切り身にしたふぐ、ふぐの精巣及びふぐの皮であって、生食用でないもの
- 切り身にしたふぐ、ふぐの精巣及びふぐの皮であって、生食用のもの
- 冷凍食品のうち、切り身又はむき身にした魚介類（生かきを除く。）を凍結させたもの
- 生かき

---

3 表示場所

- 以下に掲げる事項（食品表示基準別表第25に掲げる事項）については容器包装に、それ以外の事項は容器包装に限らず、送り状、納品書等又は規格書等に表示することができます。

- 名称（農産物（放射線を照射した食品、保健機能食品及びシアン化合物を含有する

豆類を除く。)、鶏の殻付き卵（保健機能食品を除く。）及び水産物（保健機能食品及び切り身又はむき身にした魚介類を除く。）を除く。)
- 放射線照射に関する事項
- 乳児用規格適用食品である旨
- シアン化合物を含有する豆類に関する事項
- あんず、おうとう、かんきつ類、キウィー、ざくろ、すもも、西洋なし、ネクタリン、バナナ、びわ、マルメロ、もも及びりんごに関する事項
- 食肉（鳥獣の生肉（骨及び臓器を含む。）に限る。）に関する事項
- 生乳、生山羊乳及び生めん羊乳に関する事項
- 鶏の殻付き卵に関する事項
- 切り身又はむき身にした魚介類（生かき及びふぐを除く。）であって、生食用のもの（凍結させたものを除く。）に関する事項
- ふぐの内臓を除去し、皮をはいだもの並びに切り身にしたふぐ、ふぐの精巣及びふぐの皮であって、生食用でないものに関する事項
- 切り身にしたふぐ、ふぐの精巣及びふぐの皮であって、生食用のものに関する事項
- 冷凍食品のうち、切り身又はむき身にした魚介類（生かきを除く。）を凍結させたものに関する事項

- なお、規格書等へ表示する場合には、容器包装、送り状又は納品書等において、発送、納品された製品が、どの規格書等に基づいているのかを照合できるようにすることが必要です。
- 計量法で容器包装に表示することが義務付けられている場合には、これらに従い表示しなければなりません。

4 文字の大きさ、送り状、規格書等

- 業務用生鮮食品については、消費者にとって分かりやすい表示を行わせるための規制（一括表示、活字の大きさ、文字の色等）は適用されないので、例えば、「名称」や「原材料名」等の事項名を表示する必要はありません。
- ただし、その際には、取引の相手方に名称や原材料名等の情報が伝わるように表示する必要があります。

5 表示禁止事項

- 一般用生鮮食品と同様に、①業務用生鮮食品の義務表示事項の内容と矛盾する用語、②実際のものより著しく優良又は有利であると誤認させる用語、③その他製品の品質を誤認させるような文字、絵、写真その他の表示は、表示禁止事項とされています。

> 業務用生鮮食品

Q 482 業務用生鮮食品において、原産地の表示はどのような場合に表示義務となりますか？

A 最終製品で原料原産地名の表示が必要となるものの業務用生鮮食品について、原産地を表示しなければなりません。

❶ 最終製品の原料原産地表示の正確性を確保するため、最終製品において、原料原産地表示義務の対象原材料（重量割合上位1位等）となる業務用生鮮食品については、原産地の表示義務があります。

❷ ❶に該当する業務用生鮮食品はもちろんですが、最終製品に原料原産地名の表示が必要かどうかが分からない場合など、最終製品において原料原産地名の表示が必要な原材料になる可能性を否定できない業務用生鮮食品についても、原産地を表示しなければなりません。

❸ なお、最終製品において、原料原産地名の表示義務がない原材料となることが確実な業務用生鮮食品については、原産地の表示を省略することができます。

参考法令等➡「食品表示基準Q＆A」（生鮮 -51）

> 業務用生鮮食品

Q 483 業務用生鮮食品において、名称の表示はどのようにするのですか？

A その内容を表す一般的な名称を表示するほか、一定の条件において記号や略号による情報伝達も可能です。

❶ 食品表示基準においては、「名称」について「その内容を表す一般的な名称を表示すること」とされており、このことは業者間取引においても同様です。

❷ しかしながら、他法令において名称についての規制がないため、業務用生鮮食品に記号や略号による表示を行おうとする場合には、業者間で規格書等によりその記号や略号の意味が周知されており、かつ、行政による調査・検査の際に一般的名称との対応関係が明示できるように整理されていれば、記号や略号による情報伝達も可能です。

参考法令等➡「食品表示基準Q＆A」（生鮮 -52）

> 業務用生鮮食品

Q 484 業務用生鮮食品において、原産地の表示はどのようにするのですか？

A 国産である旨、都道府県名又は原産国名等により表示します。

❶ 加工食品の原料原産地名の表示の根拠となるため、業務用生鮮食品の原産地の表示方法は、加工食品の原料原産地名の表示方法と同様に、国産品にあっては「国産である旨」を、輸入品にあっては「原産国名」を表示することになります。ただし、国産品にあっては、国産である旨の表示に代えて、次に掲げる地名を表示することができます。

> ①　農産物にあっては、都道府県名その他一般に知られている地名
> ②　畜産物にあっては、主たる飼養地が属する都道府県名その他一般に知られている地名
> ③　水産物にあっては、水域名、水揚げした港名、水揚げした港又は主たる養殖場が属する都道府県名その他一般に知られている地名

❷ 輸入された水産物にあっては、原産国名に水域名を併記することができます。
❸ 原産地が２つ以上ある場合にあっては、原材料に占める重量の割合の高い順が分かるように表示します。
❹ 最終製品の原料原産地名の表示において、食品表示基準に基づき「その他」と表示されることが明らかな業務用生鮮食品については、原産地を「その他」と表示することができます。

参考法令等➡「食品表示基準Q＆A」（生鮮-53）

業務用生鮮食品

Q 485 食品表示基準における水産物やしいたけの個別的義務表示事項は業務用生鮮食品にも適用されますか？

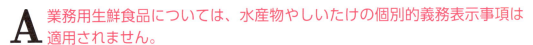

A 業務用生鮮食品については、水産物やしいたけの個別的義務表示事項は適用されません。

❶ 業務用生鮮食品については、水産物やしいたけの個別的義務表示事項は適用されないので、例えば、水産物による「養殖」や「解凍」、しいたけによる「栽培方法」の表示義務はありません。
❷ その他に適用されない表示事項には、次のようなものがあります。
(1) 玄米及び精米に関する事項（原料玄米、精米年月日等）
(2) 一般的に食肉の生食は食中毒のリスクがある旨（牛肉（内臓を除く。）であって、生食用のものに限る。）、子供、高齢者その他食中毒に対する抵抗力の弱い者は食肉の生食を控えるべき旨（牛肉（内臓を除く。）であって生食用のものに限る。）
❸ なお、これらの表示基準に則した表示を行うことは可能です。

参考法令等➡「食品表示基準」第24条第1項第5号

業務用生鮮食品

Q 486 業者間取引される米は、食品表示基準に基づく玄米及び精米の個別的義務表示が必要ですか？

A 業務用については、食品表示基準に基づく玄米及び精米の個別的義務表示は適用されません。

❶ 加工食品用の原料とされる業者間取引の米は、食品表示基準の業務用生鮮食品の規定に基づき表示を行う必要があります。

❷ 容器包装に入れ一般消費者に販売する米の表示は、食品表示基準に基づく玄米及び精米の個別的義務表示が適用されますが、一般消費者用に包装する前の米であって、業者間で取引される流通段階のものは、業務用生鮮食品の横断的義務表示のみが適用されます（販売先が流通段階の荷姿（小分け等しない）で一般消費者に販売する場合は、玄米及び精米の個別的義務表示も必要となります。）。

参考法令等➡「食品表示基準」第24条第1項第5号
　　　　　　「食品表示基準Q&A」別添　玄米及び精米に関する事項（玄米精米-13）

業務用生鮮食品

Q 487 業務用生鮮食品についても米トレーサビリティ制度に基づく産地情報の伝達の義務がかかりますか？

A 業務用であっても、米トレーサビリティ制度は適用されます。

❶ 米トレーサビリティ法では、指定米穀等を他の米穀事業者との間で譲り受け、譲り渡しをした場合に取引等の記録として産地の記録を義務付けているほか、一般消費者に指定米穀等を販売・提供する場合に産地情報の伝達を義務付けています。

❷ したがって、業務用生鮮食品であっても、譲渡先の米穀事業者が米トレーサビリティ法上の義務を適切に果たすために、産地情報の伝達が必要となります。

❸ 食品表示基準による業者間取引における表示方法と同様に、米穀事業者間の産地情報の伝達方法についても、商品の容器・包装への記載のほか、取引等の際に交わす伝票、送り状、規格書等への記載が認められています。

参考法令等➡「米トレーサビリティ制度Q&A〜基本編〜」（平27.4農林水産省）（問18）

第3章 保健機能食品等の表示に関するQ&A

第1 保健機能食品…398
第2 いわゆる健康食品…411

第1 保健機能食品

保健機能食品制度は、国民がそれぞれ食生活の状況に応じた食品の選択ができるよう、適切な情報提供を確保するために法令上制度化されたものです。

1 定義と分類

- 保健機能食品は、一定の条件を満たした食品について、食品の機能性の表示をすることを認めるもので、国の許可等の有無や食品の目的、表示する機能等の違いによって、「特定保健用食品」、「栄養機能食品」及び「機能性表示食品」の3つのカテゴリーに分類されます。
- 「特定保健用食品」には、条件付き、規格基準型、疾病リスク低減表示、再許可等のタイプがあります。

保健機能食品の位置付け

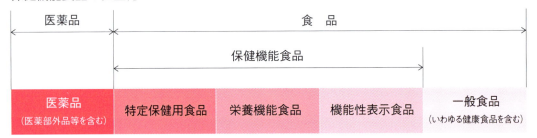

特定保健用食品の分類

特定保健用食品	健康増進法に基づき、「特別の用途」の一つである「特定の保健の用途」に適する旨の表示をすることについて、消費者庁長官の許可を受けた食品
条件付き特定保健用食品	特定保健用食品のうち、食生活において特定の保健の目的で摂取をする者に対し、その摂取により当該保健の目的が期待できる旨について条件付きの表示をする食品
特定保健用食品（規格基準型）	特定保健用食品としての許可実績が十分であるなど、科学的根拠が蓄積されている関与成分について規格基準を定め、消費者委員会の個別審査なく、消費者庁において規格基準に適合するか否かの審査を行い許可する食品
特定保健用食品（疾病リスク低減表示）	特定保健用食品であって、疾病リスクの低減に関する表示をする食品
特定保健用食品（再許可等）	既に許可等が行われた特定保健用食品（以下「既許可食品」という。）について、既許可食品に係る許可等を受けている者が、当該食品の商品名を変更すること等により改めて許可等を受けた食品

保健機能食品の分類と制度の概要

	特定保健用食品	栄養機能食品	機能性表示食品
認証方式	国による個別許可	自己認証 (国への届出不要)	自己認証 (販売前に国への届出が必要)
対象成分	体の中で成分がどのように働いているか、という仕組みが明らかになっている成分	ビタミン13種類 ミネラル6種類 脂肪酸1種類	体の中で成分がどのように働いているか、という仕組みが明らかになっている成分（栄養成分を除く。）
可能な機能性表示	健康の維持、増進に役立つ、又は適する旨を表示（疾病リスクの低減に資する旨を含む。） 〔例：糖の吸収を穏やかにします。〕	栄養成分の機能の表示（国が定める定型文） 〔例：カルシウムは、骨や歯の形成に必要な栄養素です。〕	健康の維持、増進に役立つ、又は適する旨を表示（疾病リスクの低減に資する旨を除く。） 〔例：Aが含まれ、Bの機能があることが報告されています。〕
マーク	消費者庁許可 特定保健用食品（マーク）	なし	なし

2 特定保健用食品

- 特定保健用食品は、食品安全委員会及び消費者委員会による有効性及び安全性の審査を受け、表示について消費者庁長官による許可又は承認（以下「許可等」といいます。）を受けたものでなければなりません。
- 特定保健用食品については、次の事項を表示します。

---

① 商品名
② 許可証票又は承認証票（特保マーク、条件付き特保マーク）
③ 許可又は承認を受けた表示の内容
④ 栄養成分の量及び熱量
⑤ 原材料名及び添加物の表示
⑥ 特定保健用食品である旨（条件付き特定保健用食品にあっては、条件付き特定保健用食品である旨）
⑦ 内容量
⑧ 摂取の方法

⑨　摂取をする上での注意事項
⑩　一日当たりの摂取目安量
⑪　一日摂取目安量に含まれる当該栄養成分の当該栄養素等表示基準値に対する割合
⑫　調理又は保存の方法に関し、特に注意を必要とするものにあっては、その注意事項
⑬　許可等を受けた者が製造者以外の者であるときは、その許可等を受けた者の営業所所在地及び氏名（法人にあっては、その名称）
⑭　消費期限又は賞味期限、保存の方法、製造所所在地及び製造者の氏名
⑮　バランスのとれた食生活の普及啓発を図る文言

3 栄養機能食品

- 栄養機能食品は、一日当たりの摂取目安量に含まれる機能に関する表示を行うことができる栄養成分の量（機能表示成分量）が消費者庁長官の定める上・下限値の基準に適合し、定められた栄養機能表示、注意喚起表示、さらには消費者庁長官による個別審査を受けたものではない旨の表示等が行われたものでなければ販売することができません。
- 栄養機能食品の表示事項とその方法は、次のとおりです。

①　栄養機能食品である旨及び当該栄養成分の名称
②　栄養成分の機能
③　一日当たりの摂取目安量
④　摂取の方法
⑤　摂取をする上での注意事項
⑥　バランスのとれた食生活の普及啓発を図る文言
⑦　消費者庁長官の個別の審査を受けたものではない旨
⑧　一日当たりの摂取目安量に含まれる機能に関する表示を行っている栄養成分の量が栄養素等表示基準値に占める割合
⑨　栄養素等表示基準値の対象年齢及び基準熱量に関する文言
⑩　調理又は保存の方法に関し特に注意を必要とするものにあっては、当該注意事項
⑪　特定の対象者に対し注意を必要とするものにあっては、当該注意事項

4 機能性表示食品

- 機能性表示食品は、安全性及び機能性に関する一定の科学的根拠に基づき、食品関連事業者の責任において、疾病に罹患していない者（未成年者、妊産婦（妊娠を計画している者を含む。）及び授乳婦を除く。）に対し、機能性関与成分によって健康の維持及び増進に資する特定の保健の目的（疾病リスクの低減に係るものを除く。）が期待できる旨

を容器包装に表示する食品です。機能性表示食品は次に掲げる事項を販売日の60日前までに消費者庁長官へ届出を行う必要があります。

- 特定保健用食品とは異なり、国が安全性と機能性の審査を行いませんので、事業者は自らの責任において、科学的根拠を基に適正な表示を行う必要があります。機能性については、臨床試験又は研究レビュー（システマティックレビュー）によって科学的根拠を説明します。
- 機能性表示食品の表示事項とその方法は、次のとおりです。

① 機能性表示食品である旨
② 科学的根拠を有する機能性関与成分及び当該成分又は当該成分を含有する食品が有する機能性
③ 栄養成分の量及び熱量
④ 一日当たりの摂取目安量当たりの機能性関与成分の含有量
⑤ 一日当たりの摂取目安量
⑥ 届出番号
⑦ 食品関連事業者の連絡先
　※生鮮食品においては、食品関連事業者の氏名又は名称、住所及び連絡先を表示する。
⑧ 機能性及び安全性について国による評価を受けたものではない旨
⑨ 摂取の方法
⑩ 摂取をする上での注意事項
⑪ バランスのとれた食生活の普及啓発を図る文言
⑫ 調理又は保存の方法に関し特に注意を必要とするものにあっては、当該注意事項
⑬ 疾病の診断、治療、予防を目的としたものではない旨
⑭ 疾病に罹患している者、未成年者、妊産婦（妊娠を計画している者を含む。）及び授乳婦に対し訴求したものではない旨（加工食品のみ）
⑮ 疾病に罹患している者は医師、医薬品を服用している者は医師、薬剤師に相談した上で摂取すべき旨
⑯ 体調に異変を感じた際は速やかに摂取を中止し医師に相談すべき旨
⑰ 保存の方法（生鮮食品のみ）

※その他、食品の分類に応じて必要な事項を表示します。

保健機能食品

Q488 保健機能食品の表示が望ましくない食品はありますか？

A ビール等のアルコール飲料や、ナトリウム、糖分等を過剰に摂取させることになる食品等が該当します。

　例えば、ビール等のアルコール飲料や、ナトリウム、糖分等を過剰に摂取させることになる食品等は、保健機能食品の表示をすることによって、当該食品が健康の保持増進に資するという一面を強調することになり、摂取による健康への悪影響も否定できないため、保健機能食品の表示をすることは望ましくありません。

参考法令等 ➡「食品表示基準Q＆A」（加工－124）

保健機能食品

Q489 保健機能食品と紛らわしい名称とは、具体的にどのような名称をいうのですか？

A 「特定健康食品」「特定機能食品」、「保健○○食品」「機能○○食品」等で、特に「機能」「保健」の文字が含まれているものをいいます。

参考法令等 ➡「食品表示基準Q＆A」（加工－125）

特定保健用食品

Q490 特定保健用食品の表示義務事項はどのように表示するのですか？

A

表示義務事項を表示する際には、
- 「商品名」、「許可証票」、「特定保健用食品である旨」及び「バランスのとれた食生活の普及啓発を図る文言」については、容器包装の見やすい場所に表示し、
- その他の表示義務事項については、一括して表示するなど読みやすいよう表示する必要があります。

参考法令等 ➡「特定保健用食品に関する質疑応答集について」（平28.1.8消食表第5号）（問10）

特定保健用食品

 491 条件付き特定保健用食品から特定保健用食品への移行は可能ですか？

 科学的根拠が蓄積されるなど、特定保健用食品としての基準を満たせば、再度申請して許可等を受けることは可能です。

　条件付き特定保健用食品についても、科学的根拠が蓄積されるなど、特定保健用食品として求められる基準を満たすものとなれば、特定保健用食品として再度申請をしたうえで許可等を受けることは可能です。

参考法令等➡「特定保健用食品に関する質疑応答集について」（平28.1.8消食表第5号）（問26）

特定保健用食品

 492 複数回に分けて摂取することを想定した特定保健用食品（大容量品）の場合、販売するうえで注意しなければならない点はありますか？

　消費者が過剰摂取をしないように、一日当たりの摂取目安量を容器包装等の見やすい場所に表示することが望ましいです。また、飲料形態の場合は、一回当たりの摂取目安量を容器に線で示すなど、消費者が容易に判別できるように努めることとされています。

　なお、内容量は一回当たりの摂取目安量の整数倍としてください。

参考法令等➡「特定保健用食品に関する質疑応答集について」（平28.1.8消食表第5号）（問61）

特定保健用食品

 493 特定保健用食品について、許可された保健の用途を強調する表示を行うことは、誇大表示となりますか？

 誇大表示となるおそれがあります。

　特定保健用食品について、許可された保健の用途を強調する表示を行うことは、許可表示から期待される保健の用途を超える過大な効果があるかのような誤認を与えるとともに、このような過大な効果についても、国が許可しているかのような誤認を与えることから、許可された保健の用途を強調する表示は、健康増進法第31条第1項の規定に違反するおそれがあります。

403

例えば、「血圧が高めの方へ」という許可表示の食品について、「血圧を下げる」と表示することは、誇大表示に該当するおそれがあります。
　なお、許可表示の内容を改変することは、同法第26条第1項の規定に違反することとなります。

参考法令等➡「特定保健用食品に関する質疑応答集について」（平28.1.8消食表第5号）（問51）

特定保健用食品

 494 特定保健用食品について、許可された内容と異なる摂取方法を表示することは、虚偽表示となりますか？

A **虚偽表示となるおそれがあります。**

　特定保健用食品は、定められた摂取方法に従って摂取することにより、初めて効果が期待できるものであり、表示許可に際し、個別の食品ごとに提出されたデータに基づいて、適切な摂取方法を確認し、容器包装への表示を義務付けています。
　また、テレビコマーシャルや新聞広告などで、許可を受けた保健の用途を表示する場合などにも、消費者への適切な情報提供の観点から、同様の表示がなされることが望ましいものと考えます※。
　※　表示面積が小さい場合などには、「摂取上の注意をご確認ください。」等の文言を表示することも考えられます。
　一方、容器包装以外への表示も含め、許可された内容と異なる摂取方法を表示することは虚偽の表示に当たり、健康増進法第28条第2号の規定により許可等の取消しの対象となり得ます。
　例えば、「食事とともに一日1本」という摂取方法が定められた食品について、「一日1本をお好きな時間にお飲みください。」と表示することは、虚偽表示となるおそれがあります。

参考法令等➡「特定保健用食品に関する質疑応答集について」（平28.1.8消食表第5号）（問55）

特定保健用食品

 495 許可された摂取方法に、これと異なる摂取方法を加えることはできますか？

 虚偽表示となるおそれがあります。

　特定保健用食品は、定められた摂取方法に従って摂取することにより、初めて効果が期待できるものであり、表示許可に際しては、個別の食品ごとに提出されたデータに基づい

404

て摂取方法を定め、容器包装への表示を義務付けています。

このため、容器包装以外への表示も含め、許可された摂取方法に、これと異なる摂取方法を加えることは虚偽の表示に当たり、健康増進法第28条第2号の規定により許可等の取消しの対象となり得ます。

例えば、以下のような場合には、虚偽表示となるおそれがあります。

> **例**
> - 「食事とともに一日1本」という摂取方法が定められた食品について、「食事とともに一日1本。頑固なお通じの方は、朝夕食時に1本ずつお試しいただくとより効果的です。」と表示をすること。
> - 定められた摂取方法に加えて、「本品は、国が安全性を確認した特定保健用食品であり、多めに飲んでも支障はありません。」と表示すること。
> - 定められた摂取方法に加えて、「必ず○日間続けて摂取すること。」と表示すること。
> - 定められた摂取方法に加えて、申請時に根拠となる資料が提出されていないにもかかわらず「お子様は半分の量から始めてください。」又は「お子様にもお勧めです。」と表示すること。

参考法令等➡「特定保健用食品に関する質疑応答集について」（平28.1.8消食表第5号）（問56）

栄養機能食品

Q 496 栄養機能食品の規格基準に適合していれば、「消費者庁の規格基準適合」と表示しても差し支えありませんか？

A 差し支えありません。

差し支えありませんが、「消費者庁認定規格基準適合」等、消費者庁長官の個別の審査を受けたものではない旨の表示の趣旨を没却するような表示は適切ではありません。また、「消費者庁の栄養機能食品の規格基準を（軽々、軽く、完全に）クリア」等の誇大な表現についても適切ではありません。

参考法令等➡「食品表示基準Q＆A」（加工-222）

機能性表示食品

Q 497 機能性表示食品の対象となる食品について教えてください。

A 容器包装に入れられた食品全般が対象です。

❶ 容器包装に入れられた食品全般（サプリメント形状の加工食品、その他加工食品及び生鮮食品）が対象です。機能性表示制度の運用上、サプリメント形状の加工食品とは、

錠剤、カプセル剤、粉末剤、液剤等の形状の食品を指します。

なお、以下の食品については、機能性表示食品の対象から除かれています。
(1) 特別用途食品及び栄養機能食品

各制度の趣旨の違いに鑑み、従来の機能性表示制度に基づく食品（特定保健用食品と栄養機能食品）及び特定保健用食品を除く特別用途食品との併用は認められません。
(2) アルコールを含有する飲料

アルコール飲料（アルコール分１度未満のものを含む。）を除外食品とする趣旨は、当該食品の摂取による健康への悪影響を否定できないためです。アルコールを含有する飲料を使用し、アルコールが残存した固形の食品も機能性表示食品の対象とすることは望ましくありません。
(3) 栄養素の過剰な摂取につながる食品

❷ また、機能性表示食品は「疾病に罹患していない者（未成年者、妊産婦（妊娠を計画している者を含む。）及び授乳婦を除く。）」を対象としています。

参考法令等➡「食品表示基準について」別添　機能性表示食品　第１　1

機能性表示食品

Q 498　機能性関与成分とはどのようなものですか？

A 機能性関与成分とは、特定の保健の目的（疾病リスクの低減に係るものを除く。）に資する成分のことであり、以下の考え方に基づきます。

 表示しようとする機能性に係る作用機序について、in vitro（イン・ビトロ：試験管内）試験及び in vivo（イン・ビボ：生体内）試験、又は臨床試験により考察されているものであり、直接的又は間接的な定性確認及び定量確認が可能な成分です。

 なお、厚生労働大臣が定める「食事摂取基準」に摂取基準が策定されている栄養素を含め、食品表示基準別表第９に掲げる成分は対象外です。

参考法令等➡「食品表示基準について」別添　機能性表示食品　第１　4

機能性表示食品

Q 499　届出資料を作成するに当たっての留意事項は何ですか？

A

 届出をしようとする者は、機能性表示食品制度届出データベース（以下「届出データベース」という。）にログインし、必要事項の入力及び資料の添付をして消費者庁長官

に届け出をします。
(1) 安全性の根拠に関する情報
(2) 機能性の根拠に関する情報
(3) 生産・製造及び品質の管理に関する情報
(4) 健康被害の情報収集体制
(5) その他必要な事項

「その他必要な事項」として届け出ることが必要な情報は、以下のとおりです。

ア　商品名（邦文をもって記載すること。アルファベット等については振り仮名を振ることとする。）
イ　名称
ウ　食品の区分
エ　錠剤、粉末剤、液剤であって、その他加工食品として扱う場合はその理由
オ　当該食品が想定する主な対象者（疾病に罹患している者、妊産婦（妊娠を計画している者を含む。）及び授乳婦を除く。）
カ　健康増進法施行規則第11条第2項で定める栄養素の過剰な摂取につながらないとする理由
キ　販売開始予定日

(6) 販売日の60日前までに消費者庁長官に届出が必要となることから、届出者たる食品関連事業者は、届出日の翌日を起算日として60日より前に販売することはできません。

 なお、届け出られた情報は、安全性に係る事項、生産・製造及び品質管理に係る事項、健康被害の情報収集に係る事項の一部を除き、消費者庁のウェブサイトで全て開示されます。

参考法令等➡「食品表示基準について」別添　機能性表示食品　第1　6

機能性表示食品

Q500 栄養機能食品と機能性表示食品の両方の表示をすることは可能ですか？

A 認められません。

2014（平成26）年7月に公表された「食品の新たな機能性表示制度に関する検討会報告書」を踏まえ、消費者の誤認防止の観点から、食品表示基準第2条第1項第10号において、栄養機能食品と機能性表示食品の両方の表示をすることは認められないと規定されています。

食品の新たな機能性表示食品制度に関する検討会報告書（平成26年7月）

http://www.caa.go.jp/policies/policy/food_labeling/other/review_meeting_003/

参考法令等 ➡ 「機能性表示食品に関する質疑応答集について」（平 29.9.29 消食表第 463 号）（問 1）

機能性表示食品

 501 特定保健用食品として表示許可（承認）申請中の食品と同一の食品を機能性表示食品として届け出ることは可能ですか？

 特定保健用食品として表示許可（承認）申請中の食品を、機能性表示食品として届け出ることは可能です。

　なお、特定保健用食品の表示許可（承認）を受けた際には、速やかに特定保健用食品への切替えを行うことや、特定保健用食品と機能性表示食品を併売する場合は、容器包装のデザインを特定保健用食品のものと明確に分けるなど、消費者が誤認しないよう注意する必要があります。

参考法令等 ➡ 「機能性表示食品に関する質疑応答集について」（平 29.9.29 消食表第 463 号）（問 2）

機能性表示食品

 502 「当該製品が想定する主な対象者」について、「健康な成人男女」と記載してもよいですか？

 機能性の科学的根拠が得られている対象者を記載してください。

　本項目に、「健康な成人男女」と記載する場合は、「健康な成人男女」に対して機能性の科学的根拠が得られている必要があります。

　また、当該製品が想定する主な対象者について、健康の維持及び増進の範囲内であるか否かに留意してください。例えば、体重を減らす機能を表示する食品において、体重を減らす必要がない者を「体重が気になる者」とした場合は、健康の維持及び増進の範囲外となります。

参考法令等 ➡ 「機能性表示食品に関する質疑応答集について」（平 29.9.29 消食表第 463 号）（問 3）

機能性表示食品

 503 機能性表示食品制度では認められない表現とは、どのような表現ですか？

 例えば、以下のような表現が挙げられます。なお、例示されていない表現についても、以下の表の左欄に記載の表現に該当する場合があることに留意してください。

疾病の治療効果又は予防効果を暗示する表現	糖尿病、高血圧、花粉症、副鼻腔炎、風邪様症状、風邪予防 等
健康の維持及び増進の範囲を超えた、意図的な健康の増強を標榜するものと認められる表現	肉体改造、増毛、美白 等
科学的根拠に基づき説明されていない機能性に関する表現	・限られた免疫指標のデータを用いて身体全体の免疫に関する機能があると誤解を招く表現 ・*in vitro* 試験や *in vivo* 試験で説明された根拠のみに基づいた表現 ・抗体や補体、免疫系の細胞などが増加するといった *in vitro* 試験や *in vivo* 試験で科学的に説明されているが、生体に作用する機能が不明確な表現 等

参考法令等➡「機能性表示食品に関する質疑応答集について」（平 29.9.29 消食表第 463 号）（問 16）

機能性表示食品

Q 504 製品の包装形態としてスティック等を使用する場合に、その単位を「包」と表現することは問題ありませんか？

A
　スティック等の包装形態によっては、「包」と表現することが医薬品との誤認を与える場合があるので、「本」や「袋」といった表示が望ましいと考えます。

参考法令等➡「機能性表示食品に関する質疑応答集について」（平 29.9.29 消食表第 463 号）（問 63）

機能性表示食品

Q 505 機能性関与成分以外の成分をパッケージに表示しようとした場合、機能性関与成分と違いが分かるように表示すれば、記載することは可能ですか？

A

 　食品表示基準第 7 条及び第 21 条の規定に基づく栄養成分の補給ができる旨の表示をする場合を除き、機能性関与成分以外の成分を強調する用語（「○○たっぷり」、「△△強化」のような表示）は食品表示基準第 9 条第 1 項第 8 号ロの規定に基づき禁止されています。

 　また、機能性関与成分以外の成分の含有量を色や大きさ等で目立たせた表示、主要面

に成分名のみを目立つように特記した表示や機能性関与成分以外の成分が機能性関与成分であると消費者に誤認を与えるような表示は望ましくありません。

参考法令等➡「機能性表示食品に関する質疑応答集について」(平 29. 9 .29 消食表第 463 号)(問 65)

第2 いわゆる健康食品

　「いわゆる健康食品」は、医薬品ではありませんので、加工食品に該当する場合は全て食品表示法や景品表示法等で規定されている表示基準を満たしていなければなりません。

　また、食品には違いない健康食品に、医薬品に該当する成分を配合したり、医薬品と紛らわしい効能・効果等の表示・広告を行ったりすることは「医薬品、医療機器等の品質、有効性及び安全性の確保等に関する法律」（医薬品医療機器等法）の違反となります。

　また、消費者庁により、「「いわゆる健康食品」の摂取量及び摂取方法等の表示に関する指針」（平成17年2月28日食安発第0228001号）が策定されていますので、上記法律による規制に加え、この指針に沿った適切な表示をしなければなりません。

1 「いわゆる健康食品」について

- 「健康食品」は法令上に規定された食品ではありませんが、一般的には、健康に関する効果や食品の機能等を表示して販売されている食品（栄養補助食品、健康補助食品、サプリメントなど）を指すと考えられています。
- 保健機能食品とは、「健康食品」のうち、個別に、生理的機能や特定の保健機能を示す有効性・安全性等に関する国の審査を受け、消費者庁長官によって有効性に係る表示を許可又は承認された食品（特定保健用食品）と特定の栄養成分を含むものとして消費者庁長官が定める基準に従いその栄養成分の機能を表示する食品（栄養機能食品）、並びに疾病に罹患していない者に対し、機能性関与成分によって健康の維持及び増進に資する特定の保健の目的が期待できる旨を科学的根拠に基づいて容器包装に表示をする食品（機能性表示食品）を指し、法令上に規定されている食品といえます。
- 「健康食品」から保健機能食品を除いたものを「いわゆる健康食品」と呼んでいますが、「健康食品」と同様、法令上の定義があるものではありません。

2 「いわゆる健康食品」の表示指針

　「いわゆる健康食品」の表示指針で規定されている表示事項は、食品表示法等の法令で規定されている事項のほか、次に掲げるものです。

- 一日当たりの摂取目安量
- 摂取方法（通常の形態や方法で摂取されないものに限る。）
- 摂取上の注意事項
　「過剰に摂取することにより健康に障害を与えることがありますが、一過性ですので心配はありません。」等の表示はできません。

- バランスの取れた食生活の普及啓発を図る文言
  「食生活は、主食、主菜、副菜を基本に、食事のバランスを。」と表示します。

3 健康増進法による規制

- 健康増進法では、食品として販売されるものについて、健康の保持増進の効果等に関し、著しく事実に相違する又は著しく人を誤認させるような表示をしてはならないとされています。この規制の詳細については、消費者庁よりガイドラインが示されています。
- 対象者は、食品メーカー、販売業者等はもちろんのこと、依頼を受けて広告等を掲載する新聞、雑誌、テレビ、出版等の業務に携わる者も適用対象者となり得ます。
- 対象となる「食品」については、一般食品をはじめ、無承認無許可医薬品として医薬品医療機器等法の適用を受けるものでも食品であることを明示して販売されているもの、医薬品であることを表示せずに飲食物として販売されている等のものも対象となります。
- 対象となる広告等については、商品そのもの・容器・包装による広告等のみでなく、見本・チラシ・パンフレット・説明書面等、ポスター・看板、新聞紙・雑誌その他の出版物・放送等、インターネット・パソコン通信等による広告等が対象となります。

4 景品表示法による規制

- 景品表示法では、「内閣総理大臣は、商品の内容（品質、規格）について著しく優良であると示す表示に該当するか否かを判断する必要がある場合に、その表示をした事業者に対し、期間を定めて表示の裏付けとなる合理的な根拠を示す資料の提出を求めることができる。」としています。
- 事業者が求められた資料を提出しない場合には、内閣総理大臣が具体的な立証を行うまでもなく、その表示は不当表示とみなされます。

5 医薬品、医療機器等の品質、有効性及び安全性の確保等に関する法律（医薬品医療機器等法）による規制

- 医薬品医療機器等法では、医薬品の定義を次のように定めています。

- 日本薬局方に収められている物
- 疾病の診断、治療又は予防に使用されることが目的とされている物であって、機械器具等でないもの（医薬部外品及び再生医療等製品を除く。）
- 身体の構造又は機能に影響を及ぼすことが目的とされている物であって、機械器具等でないもの（医薬部外品、化粧品及び再生医療等製品を除く。）

> 〈参考〉食品の定義（食品衛生法第4条）
> 　この法律で食品とは、すべての飲食物をいう。ただし、医薬品医療機器等法に規定する医薬品及び医薬部外品は、これを含まない。

- 上記から、口から摂取するものは、医薬品か食品のどちらか一方に属し、その判別は、医薬品医療機器等法で規定する医薬品の目的性（疾病の診断、治療又は予防に使用、身体の構造又は機能に影響を及ぼす。）を持つかどうかで行われます。
- 医薬品の範囲に属するものは、医薬品医療機器等法上の承認を受けたものでなければ、製造販売してはならないことになっています。
- 医薬品と食品の区別の判断は、通知「無承認無許可医薬品の指導取締りについて」（昭和46年薬発第476号）により、「医薬品の範囲に関する基準」が示され、この基準により行うこととされています。
- 上記基準では、人が経口的に服用する物が医薬品医療機器等法に規定する医薬品に該当するかどうかの判断の要素として、次の4点を挙げています。

① 成分本質（原材料）
・医薬品に該当する成分本質（原材料）については、「専ら医薬品として使用される成分本質（原材料）リスト」 ・医薬品に該当しない成分本質（原材料）については、「医薬品的効能効果を標榜しない限り医薬品と判断しない成分本質（原材料）リスト」 にそれぞれの例示が掲げられています。
② 形状（剤型、容器、包装等）
・医薬品と判断される形状 　アンプル形状等通常の食品としては流通しない形状 ・「食品」と明示されていれば「医薬品」と判断されない形状 　錠剤、丸剤、カプセル剤、粉末（分包されたものを含む。）、顆粒（分包されたものを含む。）、液状等
③ 効能効果
医薬品的な効能効果を標榜しているものとみなされる表示 ・疾病の治療又は予防を目的とする効能効果（例.「糖尿病、高血圧、動脈硬化の人に」等） ・身体の組織機能の一般的増強、増進を主たる目的とする効能効果（例.「疲労回復」、「血液を浄化する」等） ・医薬品的な効能効果の暗示（例.「延命○○」等） ＊栄養機能食品にあっては、その表示等を医薬品的な効能効果と判断されません。
④ 用法用量
服用時期、服用間隔、服用量等の記載がある場合には、原則として医薬品的な用法用量とみなされます。ただし、調理の目的のために、使用方法、使用量等が規定されているものについては、この限りではありません。 ＊栄養機能食品にあっては、時期、間隔、量等摂取方法を記載することについて、医薬品的用法用量には該当しません。

いわゆる健康食品

Q 506 難消化性炭水化物を主な原材料とする食品について、食事により摂取した脂質や炭水化物等の体内吸収を阻害し、体外に排出できる旨の痩身効果を謳うことは、健康増進法による表示違反に該当しますか？

A 痩身効果についての作用機序が確認できていないので、健康増進法による表示違反に該当します。

❶ Qで述べた食品について、広告等で表示されている作用機序の有無を検証するとともに、当該食品を摂取することによる必須栄養素の吸収阻害等の健康影響について、試験・調査を実施したところ、脂質や炭水化物等の体内吸収を阻害し、体外に排出できる旨の痩身効果についての作用機序は確認できないという結果が得られています。

❷ したがって、難消化性炭水化物を主な原材料として痩身効果を標榜する食品について、次の表示をする広告等は、健康増進法の規定に違反することになります。

> ① 食事により摂取した脂質、炭水化物等の体内吸収を阻害し、体外に排出できる旨の表示
> 　例：「食べた脂肪分を乳化、同時にミセル化して腸吸収を80％ブロック」
> 　　　「摂取しすぎた脂質と糖質を包み込み、便と共に体外に排泄します。」
> 　　　「消化酵素の分泌・機能を抑制し、摂取した脂質の吸収を抑制」
> ② ビーカー実験等による原材料の物理化学的効果を示すことにより、間接的に経口摂取による効果を暗示する表示
> 　例：「マヨネーズを水に溶かして実験！脂質の90％、カロリーの70％を包み込みます。」
> 　　　「ダイエットで気になる乳製品に添加した結果、乳化した油分を固めて包みます。」
> ※①の表示をせず、②で示す原材料の物理化学的効果のみを表示する場合は、経口摂取によるヒトの体内での動態を示すものではない旨の表示をすることにより、「間接的に経口摂取による効果を暗示する表示」とならないと判断されますが、このような表示については、消費者がその旨を明確に認知できるように表示します。

参考法令等➡「体外排出によるダイエットを謳う食品に関する広告等の禁止及び広告等適正化のための監視指導等に関する指針（ガイドライン）について」（平16.12.8食安新発第1208001号）

いわゆる健康食品

Q 507 ガンが治癒できる等を内容とする書籍を出版し、その中に販売業者の連絡先を記載して健康食品を販売することはできますか？

A 書籍であっても、健康保持増進効果等に関する虚偽誇大な表示を内容とするものは、健康増進法等に違反します。

❶ 健康増進法において、「特定の食品又は成分の健康保持増進効果等に関する書籍の形態をとっているが、その説明の付近に当該食品の販売業者の連絡先やホームページへのリンクを一般消費者が容易に認知できる形で記載しているもの」は、同法に規定する「広告その他の表示」として取締りの対象となります。

❷ また、一般的に特定の食品又は成分を摂取することにより重篤疾病が自己治癒できるかのような情報は、科学的根拠に乏しく、健康増進法に規定する「著しく人を誤認させるような表示」に該当すると考えられます。

❸ 健康食品販売業者がこの規制を免れようと出版社と結託し、ガン等の重篤疾病が自己治癒できるかのような誇大表示を内容とする書籍を企画・編集し、その中に健康食品販売業者の連絡先を表示することで、読者等を健康食品の販売に誘引する書籍（いわゆる「バイブル本」）を出版する場合、当該書籍は「広告その他の表示」に該当します。

❹ したがって、上記のような健康保持増進効果等に関する虚偽誇大な表示を内容とする書籍の出版は健康増進法に違反するとともに、医薬品医療機器等法においても問題があります。

参考法令等➡「いわゆるバイブル本の健康増進法上の取扱いについて」（平 16.7.27 食安発第 0727001 号）

不当表示に関するQ&A

第1 不当表示…418
第2 原産国表示…422

第1 不当表示

　食品に関する不当表示については、主に、景品表示法による「内容についての不当表示」の規制により禁止されています。

　内容についての不当表示は、品質、規格その他の内容について、一般消費者に対し、実際のもの又は競争事業者のものよりも著しく優良であると示す表示（優良誤認）をいいます。

- 「品質」とは、原材料、純度、添加物、効能、鮮度、栄養価等をいいます。
- 「規格」とは、品質その他の内容について、国、地方公共団体等が定めた規格、等級、基準等をいい、JAS等がそれに当たります。また、「その他の内容」とは、間接的に品質又は規格に影響を及ぼすもの、例えば、原産地、賞味期限、製造方法等をいいます。
- 「実際のものよりも優良」とは、事実に反して、実際のものよりも優良な事項を表示し（虚偽表示）、又は事実に反していなくても、実際のものよりも誇張して優良であると表示する（誇大表示）ことをいいます。
- 「競争事業者のものよりも優良」とは、①競争事業者のものの品質等について、実際よりも悪く表示することにより自己のものの内容が競争事業者のものよりも優良であると表示し、又は、②競争事業者のものの内容については、事実を表示しているが、自己のものが競争事業者のものよりも優れていると事実に反して表示する場合をいいます。
- 内容についての不当表示（優良誤認）の事例には、次のようなものがあります。

> - 馬肉又は鯨肉の大和煮に「牛肉大和煮」と表示した場合
> - 着色した甘い水に果汁を混合したものに「果汁100％」又は「ジュース」と表示した場合
> - 水飴が混入されたはちみつに「天然はちみつ」と表示した場合
> - 魚肉練製品に「かに足」、「ほたて風貝柱」、「貝柱スモーク」等と表示した場合
> - ししゃもの卵に「数の子」、「明太子」、「エビの卵」等と表示した場合
> - 「食事制限なく、1か月で10kg痩せる」との表示にもかかわらず、その表示の裏付けとなる体験談が捏造されていた健康食品
> - 実際には、国産有名ブランド牛ではない国産牛肉であるにもかかわらず、あたかも「国産有名ブランド牛の肉」であるかのように表示。

- なお、優良誤認表示に当たるか否かは、商品の性質、一般消費者の知識水準、取引の実態、表示の方法、表示の対象となる内容などを基に、表示全体から判断されます。

不当表示

Q 508 バターを使用して作った菓子に、「バター○○」と表示してよいですか？

A バターの風味や栄養分等、バターの特性が菓子に反映されていれば問題ありません。

しかし、原材料にバターを全く使用していないのにバターを使用しているかのような表現や、バターはわずかしか入っていないのに「バターたっぷり○○」と表示することは、消費者に誤認される不当表示となるおそれがあります。

参考法令等➡「不当景品類及び不当表示防止法」（昭37.5.15 法律第134号）第5条第1号

不当表示

Q 509 ぶどうの香料を使用して作ったゼリーに、「ブドウゼリー」と表示することはできますか？

A 「ブドウ香料使用」と原材料にぶどうを使用していない旨を明瞭に表示すれば、可能です。

❶ 原材料として使用していないものについて、商品名、写真、絵、説明文等にその原材料の表示をすることはできませんが、その原材料の香料を使用しているものや形態に似せているものについては、商品名と同一視野に入る場所に「香料を使用している旨」等を表示すれば商品名等にその原材料名を表示することができます。

❷ Qの場合、「ブドウ香料使用」等と、原材料にぶどうを使用していない旨を明瞭に表示すれば、商品名等で「ブドウゼリー」と表示することができます。

参考法令等➡「不当景品類及び不当表示防止法」（昭37.5.15 法律第134号）第5条第1号

不当表示

Q 510 松茸を2％使用したものに、「松茸ご飯」と表示してよいですか？

A 「松茸ご飯」の表示の近くに、「松茸2％使用」と表示すれば可能です。

❶ 食品表示基準や公正競争規約の中には、使用割合が一定の基準に満たない原材料について、商品名等で強調する用語を表示禁止事項として規定しているものがあります。言い換えると、一定の基準を満たせば特定の原材料を強調して表示することができるということになります。また、一定の基準に満たない場合であっても、その原材料の使用割

合を商品名等に併せて表示してある場合は、表示禁止規定の例外（表示可能）となる場合があります。

> **例**
> ① 冷凍コロッケ（調理冷凍食品）
>   原材料の含有率が次に規定する量以上の場合、「冷凍コロッケ」の文字に当該原材料を冠して表示することができる。
>   えび：10％、かに：8％、牛肉：8％、豚肉：10％、鶏肉：10％
>   とうもろこし：15％、チーズ：10％、その他：8％
>   ※使用した原材料の含有率が上記の量未満であっても、その含有率が表示されている場合は、当該原材料を商品名に併せて表示することができる。
> ② アイスクリーム（アイスクリーム類及び氷菓の表示に関する公正競争規約）
>   次の用語を使用する場合は、それぞれ、次に掲げる基準に適合しなければならない。
>   ア 「チョコレート」又は「チョコ」の名称
>   ・ベースミックスに添加する場合：カカオ分 0.6％以上含むこと
>   ・トッピングの場合：ベースの重量に対して、チョコレート生地、準チョコレート生地、チョコレートシロップ又はチョコレートコーチングのうち、いずれかを 5.0％以上加えること
>   ・マーブルものの場合：ベースの重量に対して、チョコレートシロップを 8.0％以上加えること
>   ・コーチング又はカバリングの場合：チョコレート生地、準チョコレート生地、チョコレートコーチングのうち、いずれかをベースの表面積に対して 60％以上を被覆し、かつ、ベースの重量に対して 5.0％以上を加えること
>   イ 「カスタード」又は「フレンチ」の名称：卵黄固形分 1.4％以上又は液体卵黄分 2.8％以上含むこと
>   ウ 「くり」又は「マロン」の名称：重量百分率で、マロン固形分（くりのかんろ煮の液汁を除いた固形分）に相当する固形分を 5.0％以上含むこと
> ・上記のような規定を持つ食品表示基準、公正競争規約としては、次のものがあります。
> 【食品表示基準】即席めん類、マカロニ類、乾燥スープ、レトルトパウチ食品、チルドぎょうざ類 等
> 【公正競争規約】生めん類、ビスケット類、包装食パン、チョコレート、チューインガム 等

❷ また、食品表示基準において「内容物を誤認させるような文字、絵、写真その他の表示」を表示禁止事項として規定しているほか、景品表示法においても「品質、規格その他の内容について、一般消費者に対し、実際のものよりも著しく優良であると示す表示」を不当表示として禁止しています。

❸ したがって、食品表示基準等において明確に表示禁止規定が定められていない品目についても、極端に少量しか使用していない原材料について、誇大に強調して表示することは、食品表示法及び景品表示法違反となるため、商品名等の表示に原材料の使用割合を併記するなど、消費者に誤認を与えない表示をしなければなりません。

❹ Qの場合については、「松茸ご飯」と強調して表示していながら、松茸を2％しか使

用していないので、強調した表示の近接した箇所に使用割合を併記して表示してください。

❺ なお、レトルトパウチ食品の混ぜごはんのもと類の場合は、松茸を原材料に対し10％以上使用していれば使用割合を併記しないで「松茸ごはん」等と、強調して表示することができます。

参考法令等➡「食品表示基準」別表第22
「不当景品類及び不当表示防止法」（昭37.5.15法律第134号）第5条第1号

不当表示

Q 511 ワインのエキスを原料に含む清涼飲料水に「ワイン」等の文言を使用することはできますか？

A アルコール分が1％未満であれば問題ありませんが、「清涼飲料水」であることを明瞭に表示しなければなりません。

参考法令等➡「不当景品類及び不当表示防止法」（昭37.5.15法律第134号）第5条第1号

不当表示

Q 512 0.5％程度アルコール分を含有するビール風味の飲料に「ノンアルコールビール」と表示してよいですか？

A アルコール分をまったく含有していない飲料と誤認されるおそれがあるので、「ノンアルコール」の表示は差し控えるべきです。

❶ 消費者は、いわゆる「ノンアルコール飲料」について、アルコール分が含有されていないにもかかわらず酒類であるビール等の風味や味わいを得ることができるビール等の代替的飲料として選好しているものと考えられます。

❷ このため、ある程度のアルコール分が含有された酒類の代替的飲料に「ノンアルコール」等の表示が行われると、消費者は、アルコール分がまったく含有されていない酒類の代替的飲料であると誤認するおそれがあります。

❸ したがって、消費者の適切な商品選択に資する観点から、ある程度のアルコール分が含有された飲料に「ノンアルコール」等の文言を表示することは、差し控えるべきです。

参考法令等➡「不当景品類及び不当表示防止法」（昭37.5.15法律第134号）第5条第1号

第2 原産国表示

1 規制内容

- 商品の原産国の不当表示を規制するものとして、景品表示法に基づき「商品の原産国に関する不当な表示」が告示として指定されています。
- 告示では、原産国を一般消費者が判別することが困難な次のような表示が不当表示になるとされています。

① 国内で生産された商品に、
　ア　外国の国名、地名、国旗、紋章その他これらに類するもの
　イ　外国の事業者名、デザイナーの氏名、名称又は商標
　ウ　文字による表示の全部又は主要部分が外国の文字
　のいずれかの表示がなされている場合
② 外国で生産された商品に
　ア　その商品の原産国以外の国の国名、地名、国旗、紋章その他これらに類するもの
　イ　その商品の原産国以外の国の事業者又はデザイナーの氏名、名称又は商標
　ウ　文字による表示の全部又は主要部分が和文
　のいずれかの表示がなされている場合
※①の場合であっても、その商品の原産国が日本であることが判別しうる明瞭な表示をする場合、②の場合でも、正しい原産国を明瞭にすれば不当表示にはなりません。

2 原産国の定義

- 上記の指定告示でいう「原産国」とは、その商品の内容について実質的変更をもたらす行為が行われた国をいいます。
- 商品にラベルを付けその他標示を施すこと、商品を容器に詰め又は包装をすること、商品を単に詰合せ又は組合せること、簡単な部品の組立をすることは、「商品の内容について実質的な変更をもたらす行為」には含まれません。
- 「商品の内容について実質的な変更をもたらす行為」の判断基準については、「原産国の定義に関する運用細則」により、食料品については、次のとおり規定されています。

商品の内容について実質的な変更をもたらす行為の判断基準

品目	実質的な変更をもたらす行為
緑茶、紅茶	荒茶の製造
清涼飲料（果汁飲料を含む。）	原液又は濃縮果汁を希釈して製造したものにあっては希釈
米菓	煎焼又は揚

- 上記に加え、関税法基本通達においても、単なる切断、輸送又は保存のための乾燥・冷凍・塩水漬けその他これに類する行為、単なる混合については、原産国の変更をもたらす行為に含まれないとしています。
- また、食品表示基準においては、「製品の内容についての実質的な変更をもたらす行為」に該当しない行為として、以下の例が規定されています。

行為	具体例
容器包装へのラベルの添付、修正、付け替え	容器包装に日本用の日本語ラベルを付すなど
詰め合わせ	販売のための外装に詰め合わせるなど
小分け	バルクで仕入れたものを小分けするなど（例：うなぎの蒲焼きをバルクで仕入れて小分けする、スパゲッティをバルクで仕入れて小分けする）
切断	スライスするなどの単なる切断（例：ハムをスライスする）
整形	形を整えるなど（例：ブロックのベーコンの形を整える）
選別	形、大きさで選別するなど（例：煮干を大きさで選別する）
破砕	少し砕くなど（粉末状にしたものを除く）（例：①挽き割り大豆、②岩塩を砕く）
混合	同じ種類の食品を混合するなど（例：紅茶を混合する）
盛り合わせ	異なる種類の食品を容易に分けられるよう盛り合わせるなど（例：個包装されている、仕切り等で分けられているなど容易に分けられるように盛り合わせる）
骨取り	除骨のみを行うなど（例：塩サバの骨抜き）
冷凍	輸送又は保存のための冷凍など
解凍	自然解凍等により、単に冷凍された食品を冷蔵若しくは常温の状態まで解凍したもの（例：冷凍ゆでだこを解凍する）
乾燥	輸送又は保存のための乾燥など
塩水漬け	輸送又は保存のための塩水漬けなど
加塩	既に塩味のついた食品を加塩など（例：塩鮭甘口にふり塩をし塩鮭辛口にする）

調味料等の軽微な添加	・少量の調味料を加えるなど（例：水煮にごく少量のしょうゆを加える） ・薬味を少量足すなど（例：大学芋にごまをまぶす）
希釈	濃度を下げるために、水等を追加するなど（例：濃縮果汁の濃度を調整するために、水を加える。（濃縮果汁を還元果汁まで希釈することを除く。））
添加物の添加	添加物を添加するなど（例：①ぶどうオイルにビタミンEを栄養強化の目的で添加する、②干しえびを着色する、③オレンジ果汁を着香する）
殺菌	容器包装前後に殺菌するなど（例：①ちりめんじゃこを加熱殺菌、②濃縮果汁を小分けする際に行う殺菌、③製品の固形物と充填液の両方を新たな容器に充填し加熱殺菌、④製品から固形物を取り出し新たな充填液を加えずに真空パック又はドライパックをして加熱殺菌）
結着防止	固まらないように植物性油脂を塗布するなど（例：レーズンへ植物性油脂を塗布する）
再加熱	揚げ直し、焼き直し、蒸し直しなど単なる加熱

- 輸入された製品について、上記に該当する実質的な変更をもたらす行為を国内で行った場合は、「実質的な変更をもたらす行為」が行われた国を原産国表示として記載します。
- 製造工程が2国以上にわたり、当該商品の重要な構成要素又は製造工程が複数あり、そのいずれの部分又は工程も重要性に優劣が付けられない場合で、それらが別々の国で行われるときは、消費者に誤認を与えないよう、それらの国を全て原産国として表示します。

3 食品表示法による原産国表示

- 加工食品にあっては、食品表示基準により、輸入品について全て原産国名を一括表示枠内に表示することになっています。
- 「輸入品」とは、
  ① 容器包装され、そのままの形態で消費者に販売される製品（製品輸入）
  ② バルクの状態で輸入されたものを、国内で小分けし容器包装した製品
  ③ 製品輸入されたものを、国内で詰め合わせた製品
  ④ その他、輸入された製品について、国内で「商品の内容について実質的な変更をもたらす行為」が施されていない製品
  を指します。
- 生鮮食品にあっても、同基準より、輸入品は原産国名を表示することとされています。ただし、農産物にあっては、一般に知られている地名を原産地として表示することができ、水産物にあっては、原産国名に水域名を併記することができます。

原産国表示

Q 513　原産国を実際に表示する義務があるのは誰ですか？

A　製品輸入したものは輸入者に、バルク状態で輸入したものを国内で小分け包装した場合はその者に、それぞれ表示義務があります。

　原産国の表示義務は、製品輸入したもの（容器包装され、そのままの形態で消費者に販売される製品）については、輸入者に表示義務があります。この場合の輸入者とは、輸入した製品の表示内容について日本国内で責任を持つ者となります。

　一方、バルクの状態で輸入したものを国内で小分け包装した場合は、小分け包装した者に表示義務がありますが、販売業者が当該製品の表示内容に責任を持つ旨合意がなされている場合には、当該販売業者が表示義務者となることもできます。ただし、この場合、別途、加工所の所在地及び加工者の氏名又は名称も表示することが必要です。

参考法令等➡「食品表示基準Q＆A」（加工-116）

原産国表示

Q 514　緑茶やインスタントコーヒー、清涼飲料水の原産国はどのようになりますか？また、詰め合わせ商品はどうですか？

A　「荒茶の製造」、「コーヒー豆の粉砕、抽出濃縮後の乾燥」、「希釈」が行われた国が、それぞれ原産国になります。

Qのものについては、公正取引委員会から示されている、「商品の原産国に関する不当な表示」をもって、原産国（実質的な変更をもたらす行為が行われた国）について、次のとおり見解が示されているので、これに従ってください。

原産国についての公正取引委員会見解

品目	原産国の判断
緑茶及び紅茶	荒茶の製造が行われた国
インスタントコーヒー	コーヒー豆の粉砕、抽出濃縮後の乾燥が行われた国 ※その後に混合された場合は、混合が行われた国
希釈した清涼飲料・果汁飲料	濃縮果汁を還元果汁まで希釈した場合等は希釈した国
詰め合わせ商品	その容器に詰め合わされた個々の商品の原産国

※インスタントコーヒーについては、レギュラーコーヒーとともに公正競争規約において、生豆生産国を表示することとされています。

参考法令等➡「食品表示基準Q＆A」（加工-156）

原産国表示

Q 515 水産物を洋上加工した場合の原産国はどうなりますか？

A 船籍の属する国が原産国となります。

　関税法施行令及び施行規則においては、「一の国又は地域の船舶において、一の国又は地域の船舶により公海並びに本邦の排他的経済水域の海域及び外国の排他的経済水域の海域で採捕された水産物のみを原料又は材料として生産された物品」については、「一の国又は地域において完全に生産された物品」とすることと規定されているので、Qのような場合の原産国は、その船籍の属する国となります。

参考法令等➡「食品表示基準Q＆A」（加工-150）

原産国表示

Q 516 外国産原料を使用して国内で製造した製品について、原産国を表示する必要がありますか？

A 国内で味付け等の加工を施した場合は、商品の内容に実質的な変更をもたらしたこととなり、原産国は日本となるため、原産国を表示する必要はありません。

❶　外国で製造した干しえびに国内で味付けした場合
　　味付け行為が商品の内容に実質的な変更をもたらしたこととなり、製品の原産国は日本となるため原産国を表示する必要はありません。また、製造業者欄には味付けした者を「製造者」として表示します。

❷　外国で製造した干しえびを単に国内で袋詰めした場合
　　製品の内容を実質的に変更する行為に当たらないため、干しえびを製造した国が製品の原産国となります。したがって、製品輸入された製品と同様に、干しえびの製造国を「原産国」として表示するとともに、袋詰めした業者を食品表示基準に従って「加工者」として表示します。

参考法令等➡「食品表示基準Q＆A」（加工-159）

原産国表示

Q 517 Ａ国産のいりごまとＢ国産のちりめんじゃこをＣ国で混合したような場合、原産国名はどうなりますか？

A A国産のいりごまとB国産のちりめんじゃこをC国で混合した場合は、混合したところが原産国となるため、C国が原産国となります（C国が日本である場合は、原産国名の表示は不要です。）。

参考法令等➡「食品表示基準Q&A」（加工-152）

原産国表示

Q 518 G国でインドとスリランカで製造された荒茶（インド産6割、スリランカ産4割）に少量のドライフルーツと香料を混合して日本に輸入した紅茶の原産国名はどのように表示したらよいですか？

A 紅茶の特性に対して実質的な変更をもたらす行為でなければ、紅茶の原産国は荒茶の製造国です。

Qの製品は、あくまで紅茶として製造されるものであり、消費者が製品に期待する特性は紅茶としての特性と考えられ、そのため本製品に行われるドライフルーツ、香料のブレンドは、その紅茶の特性に対して実質的な変更をもたらす行為には当たらないため、本製品の原産国名は荒茶の原産国である「インド、スリランカ」と表示することとなります。

ただし、本製品に使用されるドライフルーツの量が多く、その製品の特性が必ずしも紅茶といえないようなものに変化させる場合は、原産国名がG国となることも考えられます。

参考法令等➡「食品表示基準Q&A」（加工-148）

原産国表示

Q 519 製品の原産国について教えてください。また、「輸入された製品について、国内で商品の内容について実質的な変更をもたらす行為が施されていない製品」とはどのような製品ですか？

A

❶ 製品の原産国とは、「その商品の内容について実質的な変更をもたらす行為が行われた国」のことで、次のような行為は、「商品の内容についての実質的な変更をもたらす行為」に含まれません。
・商品にラベルを付け、その他標示を施すこと
・商品を容器に詰め、又は包装をすること
・商品を単に詰合せ、又は組合せること
・簡単な部品の組立てをすること
・単なる切断

427

- 輸送又は保存のための乾燥、冷凍、塩水漬けその他これに類する行為
- 単なる混合

❷　輸入した製品に上記に該当する行為を国内で行った場合であっても、製品輸入した製品と同様に、「実質的な変更をもたらす行為」が行われた国を原産国として表示する必要があります。

❸　なお、輸入品である加工食品について、基本的には「その商品の内容について実質的な変更をもたらす行為」が最後に行われた国が原産国となりますが、製品の製造工程が二国以上にわたる場合において、当該商品の重要な構成要素が複数あり、そのいずれの部分も重要性に優劣が付けられない場合は、それらの国を全て原産国として表示する必要があります。

参考法令等➡「食品表示基準Q＆A」（加工-155）

原産国表示

Q 520　中国から甲社がバルク輸入したうなぎ蒲焼きを甲社自らが加工せずに最終包装し販売した場合の原産国表示について教えてください。

A　単に小分け包装した場合は、原産国として中国を表示します。

❶　Qの製品は、国内で甲社がバルク製品を小分けし最終包装していますが、単に小分け包装した場合は、商品の内容について実質的な変更をもたらす行為に当たらないため、原産国として中国を表示します。

❷　なお、うなぎ蒲焼きのように１回製造された加工食品を単に小分け包装する場合、食品表示基準では、その工程が製品の内容を実質的に変更する行為に該当しないため加工と解されるので、輸入品であっても、加工者の表示が必要となります。

バルク製品を小分けした場合の表示例

名　　称	うなぎ蒲焼き
原材料名	うなぎ、しょうゆ、砂糖、ぶどう糖果糖液糖、米発酵調味料、水飴、うなぎエキス／酒精、加工デンプン、調味料(アミノ酸等)、着色料(カラメル、アナトー)、増粘多糖類、(一部に小麦・大豆を含む)
内容量	２尾
賞味期限	18．9．1
保存方法	10℃以下で保存してください。
原産国名	中国
加工者	甲社 名古屋市中区○○町○○-○

→ 輸入品を単に小分け包装した場合は、原産国名を表示する。

参考法令等➡「食品表示基準Q＆A」（加工-160）

原産国表示

Q 521 中国から甲社がバルク輸入したうなぎ蒲焼きを乙社がそのまま最終包装し、丙社が表示内容を含めて責任を持ち販売する場合の表示方法を教えてください。

A 原産国名を表示したうえで、「販売者」として丙社の住所及び氏名を表示し、さらに、加工者として乙社の住所等を表示します。

 Qの製品は、単に小分け包装をしているのみですので、原産国名として「中国」を表示したうえで、丙社が表示内容に責任を持つ旨乙社との間で合意がなされているので、丙社が当該表示内容に責任を持つことを前提として「販売者」として表示します。

❷ なお、この場合も、食品表示基準に基づき、「加工者」として乙社の住所及び氏名の表示が必要です。

バルク製品を小分けして、販売者が表示内容に責任を持つ場合の表示例

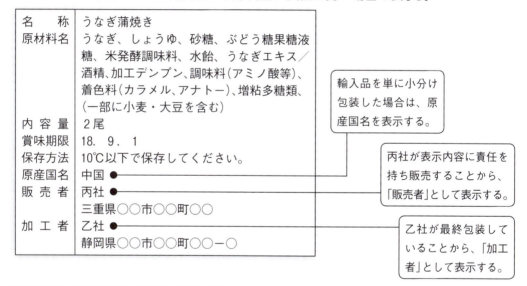

参考法令等 ➡「食品表示基準Q&A」（加工-161）

原産国表示

Q 522 甲社が国内で加熱調理したうなぎ蒲焼きを業務用としてバルク販売し、乙社が最終包装した場合の原産国の表示方法を教えてください。

A 国内製造品ですので原産国表示は不要ですが、原材料であるうなぎの原産地を表示します。

 Qの製品は、国内で「商品の内容について実質的な変更をもたらす行為」を行った商

品なので、製品の原産国表示は不要ですが、うなぎ蒲焼きの場合、うなぎ加工品の原料原産地表示により、国内製造品に原材料であるうなぎの原産地表示が義務付けられています。

❷ このため、原材料名の「うなぎ」の後に括弧を付して、原料であるうなぎの原産国を表示します。

❸ なお、この場合、乙社がバルク製品を小分けし最終包装しているため、乙社に表示義務があり「加工者」として住所及び氏名を表示します。

国内で製造したバルク製品を、小分けした場合の表示例

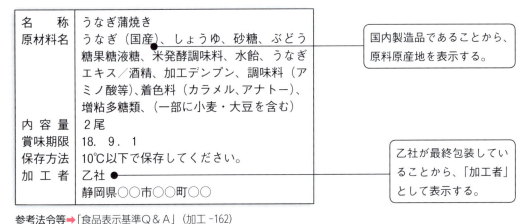

参考法令等 ➡「食品表示基準Q＆A」（加工－162）

原産国表示

Q 523 輸入した製品に国内で、次の例のような加熱殺菌や着色等を施した後、小分け包装する場合は、国内製造になりますか？

① 牛肉をスライスする場合
② 煮干魚類（ちりめんじゃこ）を加熱殺菌（蒸気殺菌）する場合
③ 干しえびを着色料で着色する場合
④ ぶどうオイルに栄養強化又は保存の目的でビタミンＥを添加する場合

A 製品の内容に実質的な変更をもたらしていなければ、国内製造に該当しません。

❶ 牛肉の原産国については、実際に牛が一番長く飼養されていた国をもって判断されるため、単に牛肉をスライスすることは、牛肉の品質に実質的な変更をもたらす行為とはいえないので、これをもって「国産品」と表示することはできません。原産国を表示してください。

❷ 国内での加熱殺菌行為が単に殺菌という目的である場合には、この行為により実質的な変更が、「ちりめんじゃこ」にもたらされていなければ輸入品扱いとなり、原産国の表示が必要となります。

❸ 「干しえび」として輸入したものを、国内で「干しえび」として販売する場合、着色が「干しえび」の本質に変更をもたらす行為でなければ、着色行為だけをもって内容の実質的変更が行われたと判断できないため輸入品扱いとなり、原産国の表示が必要となります。

❹ ビタミンＥを栄養強化又は保存（酸化防止）の目的で添加することは、実質的な変更をもたらす行為とは判断できないため国内製造には該当しません。原産表示が必要となります。

❺ ただし、牛肉をスライスする場合については、スライスが製造よりむしろ簡易な加工と解されるため、スライスした事業者を「加工者」として表示する必要があります。煮干魚類を加熱殺菌する場合については、加熱殺菌することが加工食品の製造に該当するため、加熱殺菌を行った事業者を表示責任者として「製造者」と表示する必要があります。

また、干しえびを着色料で着色する場合については、加工食品における着色行為が製造に該当するため、着色を行った事業者を「製造者」として表示する必要があります。ぶどうオイルに栄養強化又は保存の目的でビタミンＥを添加する場合については、添加物を添加する行為が製造に該当するため、添加物を添加した事業者を「製造者」として表示する必要があります。

参考法令等➡「食品表示基準Ｑ＆Ａ」（加工 -145）、（加工 -146）、（加工 -147）

原産国表示

Q 524 Ａ国産のホワイトチョコレートとＢ国産のアーモンドチョコレートをそれぞれバルクで輸入し、最終的には日本で１つの箱に詰め合わせる場合、原産国の表示はどのようになりますか？

A 製品に占める重量の割合の高い順に、Ａ国、Ｂ国の両方を原産国として表示してください。

輸入品についての原産国表示は、「その内容について実質的な変更をもたらす行為」が最後に行われた国を表示しますが、Ｑの場合は、商品が複数国で製造されており、当該商品それぞれが本質的な要素をもっていることから、そのいずれも重要性に優劣が付けられないため、消費者に誤認を与えないよう、それらの国を全て原産国として表示する必要があります。

参考法令等➡「食品表示基準Ｑ＆Ａ」（加工 -155）、（加工 -157）

索 引

あ

アミノ酸液　87
アルミマーク　305
アレルギー　105, 121
アレルギー表示（一括表示）　113
…（添加物）　102, 106
…の省略規定　107, 111
…の対象品目　105
…の表示方法　105
アレルゲンの情報提供　133
アレルゲンを含む食品の検査方法　133
安定剤　84

い

イーストフード　85
一括表示（アレルギー表示）　113
…の枠　33
…様式　21, 29
一括名　84, 90
一般飲食物添加物　82, 87
一般的な名称　37, 364
…（原材料名）　54
一般に知られている地名　354, 355, 424
遺伝子組換え　136
遺伝子組換え食品の表示方法　138
「遺伝子組換えでない」旨の強調表示　143
「遺伝子組換えでない」旨の任意表示　143
遺伝子組換え表示が不要となる加工食品　140
遺伝子組換え表示の対象品目　136
意図せざる混入（遺伝子組換え農産物）　146
医薬品医療機器等法　412
医薬品的な効能効果　413
医薬品の範囲に関する基準　413
「いわゆる健康食品」　411
…の表示指針　411
インストア　359
…加工　17
…加工用の食品　337

う

牛トレーサビリティ　296

え

栄養機能食品　400
栄養強化の目的で使用される添加物　85
栄養成分　270
栄養成分含有量の表示単位　276
栄養成分等の最小表示の位　278
栄養成分等の分析　290, 291
栄養成分表示　270
…（一定値による表示）　272
…（内訳表示）　272
…（下限値及び上限値による表示）　272
…の省略　271, 274
栄養表示基準における強調表示　273
栄養補助食品　411
エキス　53, 55, 57
L-フェニルアラニン化合物　84

お

大括り表示　176
「大括り表示」と「又は表示」の表示方法　180
「大括り表示」の表示方法　178
大括り表示＋又は表示　179
お客様問合せ先　26
送り状　335, 349, 392
主な原材料（遺伝子組換え）　138
卸売業者　340

か

解凍　358, 370
開封後の期限表示　240
開封後の賞味期限　25
拡大表記　107
加工行為の例　15
加工者　426
加工食品に該当する行為　11
加工助剤　85, 97, 98
加工年月日　25
「加工」の定義　12, 14
果汁の使用割合　46
カゼイン　131
紙マーク　306
ガムベース　85
かんすい　85
乾燥原料　54
甘味料　84
簡略名　83

き

規格基準型特定保健用食品　398
規格書　335, 349, 392
期限の設定　228, 234
期限表示　226
…設定のガイドライン　235
…の省略　227, 230
季節名（魚介類）　357
既存添加物　82
機能性関与成分　406
機能性表示食品　400
機能表示成分量　400
義務表示事項　21
キャリーオーバー　85, 98
牛トレーサビリティ　296
強化された旨の表示　273
凝固剤　85, 91

業者間取引における原材料名　343
業者間取引における表示義務　337
業者間取引の表示制度における表示項目と表示媒体　334
行政処分　7
強調表示（栄養表示基準）　273
業務用加工食品　333
…における原産国名　348
…における原料原産地名　346
…における添加物　345
…における内容量（計量法）　337
…における名称　342
…の義務表示事項　334
…の表示義務の対象　333
…の表示禁止事項　336
…の表示場所　334
業務用生鮮食品　390
…における原産地　393
…における名称　393
…の義務表示事項　390
…の表示禁止事項　392
…の表示場所　391
魚介類の名称のガイドライン　356
虚偽表示　418

く

国別重量順表示　149, 163
苦味料　85
グレース　369

け

景品表示法　412
計量単位　216
ゲル化剤　84, 95
健康食品　411
健康増進法　412
健康補助食品　411
原材料　29
…の表示順　53
原材料名　48
…（業務用加工食品）　343
原産国　422

…表示（業務用加工食品）　348
原産国名表示　363
原産地（水産物）　357
…（畜産物）　355
…（農産物）　354
原料原産地表示　149, 327
…（東京都条例）　152
…の対象原材料　154
…の対象品目（別表第16に掲げる品目）　151
…の例外表示　150
原料原産地名　149
…（業務用加工食品）　346
原料玄米の表示　377

こ

抗原性試験　130
香辛料　62, 63
…抽出物　63, 88
合成品　104
酵素　85
光沢剤　85
合理的な推定により得られた値　272
香料　85
「国内製造」とならない行為　187
固形量　218
個数　218
誇大表示　418
米トレーサビリティ　297
糊料　84
コンタミネーション　108, 123, 124

さ

材質表示　310
採水地の表示　46
酒類の表示　321
砂糖不使用　285
サプリメント　411
酸化防止剤　84
酸味料　85

し

シール等による訂正　29

識別マーク　304
試供品　20
実質的な変更をもたらす行為　423
疾病リスク低減表示　398
指定添加物　82
指定米穀等　297
社名の変更　254
修正アトウォーター法　292
シュガーレス　284
主たる飼養地　355
種名（魚介類）　357
酒類の表示　321
種類別　40
…名称　40
純米酢　55
常温保存可能品　228
上級　331
条件付き特定保健用食品　398
商号　255
使用上の注意　25, 240
消費期限　226
消費者からの問い合わせ　134
商品ブランド名　255
商品名　38, 41
消泡剤　91
使用方法　25
賞味期限　226
条例による表示事項　25
食塩相当量　272
食塩無添加　285
食品関連事業者　242
食品の表示違反　7
食品表示基準　5
食品表示法　5

す

水域名　357, 365
水産物　356
…の原産国　366, 426
スチールマーク　305
スペシャル　331

せ

生産水域名　357
生食用牛肉の表示　314

生鮮食品　354
…に該当する行為　11
製造者　243, 426
…と販売者の併記　250
製造所固有記号　230, 243, 323
…の届出　245, 269
…の変更・廃止　266
製造所所在地　242
製造地表示　184
製造年月日　25, 232
「製造」の定義　12, 14
成長名（魚介類）　357
製品輸入　425
精米改良剤　102
精米の表示　370
絶対表示　273
ゼラチン　132
セントラルキッチン　18

そ

痩身効果　414
相対表示　273
増粘剤　84, 89
増粘多糖類　83, 89, 95
その他香辛料　63

た

代替表記　107
代表者名　252
対面販売　10
高い旨の表示　273
多重容器包装　311
「たっぷり」　76
たんぱく加水分解物　57

ち

畜産物　355
地方名（魚介類）　357
着色料　84, 90, 93, 94
注意喚起表示（アルコール含有食品）　328
…（コンタミネーション）　124
…（生食用牛肉）　315
中間加工原料　66

調味料　85
…（アミノ酸等）　57, 92

つ

付け合わせ　66
詰め合わせ　29, 30, 71, 223, 234, 279, 425

て

低減された旨の表示　273
適切な摂取ができる旨の表示　273
添加物　82
…製剤　70, 85, 102, 129
…のアレルギー表示　102, 106
…の表示（業務用加工食品）　345
天然香料　82
添付品　31, 205, 212, 221, 388

と

同一の簡略名を持つ添加物の併用　89
同一の類別名を持つ添加物の併用　89
同種の原材料　60
豆腐用凝固剤　85
糖分ひかえめ　286
糖類の表示（栄養成分表示）　283
糖類のまとめ書き　61
糖類無添加　285
特色のある原材料　72, 73
…等の表示　50, 206, 208
特選　331
特定加工食品　117
特定牛肉　296
特定原材料　105
…等　105
…等の代替表記　107
…等を使用していない旨の表示　125
…に準ずるもの　105
…に準ずるものの表示　126

特定商品　216, 217
特定物象量　216, 217
特定保健用食品　399
…マーク　399
特別用途食品　3
特級　331
トランス脂肪酸の表示　287
鶏肉製品での卵のたんぱく質の検出　128

な

内容総量　218
内容量　216
…（生鮮食品）　354, 356, 358
…の省略　219, 224
…の数量表示　222
生食用牛肉の表示　314
軟化剤　85

に

苦味料　85
「にがり」表示　88
乳化剤　85
乳児用規格適用食品　320
乳児用食品の表示　319
乳糖のアレルギー表示　132
乳のアレルギー表示　115
乳又は乳製品を主原料とする食品　132

の

農産物　354
濃縮原料　54
納品書　335, 349
ノンシュガー　284

は

白菜エキス　102
バックヤード　16, 17
発色剤　84
罰則　7
販売者　242, 429
販売者名（生鮮食品）　354, 356, 358

ひ

pH 調整剤　85
低い旨の表示　273
日持ち延長効果　93
ピューレー　56
表示違反　7
表示可能面積　26, 359
表示対象　10
表示の根拠となる書類　349, 350
表示の様式　21
標準和名　364
…（魚介類）　357
漂白剤　84
微量な特定原材料等　128
品質保証期限　348
品名　40
品目　40

ふ

複合原材料　48, 65, 119
…における添加物の重量　64
…の分割表示　67, 68
含まない旨の表示　273
含む旨の表示　273
ふくらし粉　85
不使用　103
物質名　83
不当表示　418
プライスラベル　22, 33
プラマーク　306
ブランド名（魚介類）　357
分析機関名の表示　291
分別生産流通管理　139, 143
粉末　55

へ

ベーキングパウダー　85
ペースト　56
pH 調整剤　85
別記様式　21
PET マーク　305
別名　83

ほ

防かび剤　84, 101
法人名　252
膨脹（張）剤　85
法定計量単位　216
防ばい剤　84
ホームページアドレス　26
補給ができる旨の表示　273
保健機能食品　398
保存温度の変更　254
保存方法　228
…の変更　238
保存料　84

ま

又は表示　171
「又は表示」の表示方法　173
「○○風味」　78

み

味覚に関する表示　274
水揚港名　163, 357, 365
密封　216

む

無果汁　46
無添加　103
…強調表示　285
無農薬　385

め

銘柄畜産物等の産地名表示　356
名称　37
…（業務用加工食品）　342
…（酒類）　322
…（水産物）　356
…（生鮮食品）　354
…（精米）　370
…の使用制限を受ける品目一覧　37
…の表示箇所　38
…（弁当、惣菜）　42

メールアドレス　26

も

文字の色　34
文字の大きさ　23, 34
最も一般的な名称　54

や

屋号　255

ゆ

有機加工食品　382, 386
有機原材料　49
有機 JAS マーク　382, 384
有機食品　381
…の JAS　381
有機畜産物　381, 386
有機農産物　381, 386
優良誤認　418
輸入者　242
輸入品　35, 341, 348, 356

よ

容器包装　13, 19
養殖　358, 369
用途名併記　84

り

量目公差　216, 220

る

類別名　83
類別名称　49

わ

和牛　362
和名　354, 357
割合表示　50

食品表示基準対応　早わかり食品表示Q&A

2018年9月1日　発行

編　集	食品表示研究会
発行者	荘村明彦
発行所	中央法規出版株式会社

〒110-0016　東京都台東区台東 3-29-1 中央法規ビル
営　　業　TEL　03-3834-5817／FAX　03-3837-8037
書店窓口　TEL　03-3834-5815／FAX　03-3837-8035
編　　集　TEL　03-3834-5812／FAX　03-3837-8032
https://www.chuohoki.co.jp/

本文・装丁デザイン ‥ ケイ・アイ・エス 有限会社
印刷・製本　株式会社 太洋社
ISBN978-4-8058-5736-6
定価はカバーに表示してあります。

落丁本・乱丁本はお取り替えいたします。
本書のコピー、スキャン、デジタル化等の無断複製は、著作権法上での例外を除き禁じられています。また、本書を代行業者等の第三者に依頼してコピー、スキャン、デジタル化することは、たとえ個人や家庭内での利用であっても著作権法違反です。